# 临床分子诊断应用案例

**主　审**　杨正林　关　明　李金明

**主　编**　刘维薇　王　剑　杜鲁涛

**副主编**　曹　炬　杨季云　魏取好　王雪亮　王保龙

U0287205

科学出版社

北　京

# 内 容 简 介

分子诊断作为检验医学与临床医学研究和应用的一个专业领域，改变了疾病诊断与治疗的传统观念。从"首届临床分子诊断应用案例大赛"征集的近200个案例中精选62个优秀案例汇集成本书。全书分四篇：遗传篇，主要涉及分子诊断技术在遗传学领域的应用；感染篇，主要介绍分子诊断技术在感染性疾病中的应用；肿瘤篇，主要为分子诊断技术在肿瘤等相关疾病中的应用；药物基因篇，主要讲述分子诊断技术在基因检测及临床用药等方面的应用。

本书可供各级医疗机构检验医生和临床医生阅读参考，对疾病筛查、疾病诊断、风险评估、临床用药、疗效监测、预后判断等具有较强的指导意义，也适用于普通大众了解分子诊断在疾病诊治中的应用。

**图书在版编目（CIP）数据**

临床分子诊断应用案例 / 刘维薇，王剑，杜鲁涛主编 . —北京：科学出版社，2023.8
　　ISBN 978-7-03-076260-3

　　Ⅰ . ①临… 　Ⅱ . ①刘… ②王… ③杜… 　Ⅲ . ①分子生物学 – 实验室诊断　Ⅳ . ① R446

中国国家版本馆 CIP 数据核字（2023）第 162447 号

责任编辑：丁慧颖 / 责任校对：张小霞
责任印制：赵　博 / 封面设计：吴朝洪

科学出版社 出版
北京东黄城根北街 16 号
邮政编码：100717
http://www.sciencep.com

涿州市般润文化传播有限公司印刷
科学出版社发行　各地新华书店经销

*
2023 年 8 月第 一 版　开本：787×1092　1/16
2024 年 1 月第二次印刷　印张：21 1/2
字数：490 000
**定价：158.00 元**
（如有印装质量问题，我社负责调换）

# 主 编 简 介

**刘维薇** 教授，主任技师，博士生导师。上海中医药大学附属龙华医院检验科主任。美国国立卫生研究院和香港中文大学访问学者。主要从事分子诊断临床应用和慢性肠肝疾病的发病机制及其诊疗新策略的应用基础研究。入选上海市卫生健康领军人才、优秀学科带头人、"新优青计划"等。近五年以通信作者在 *Nature Metabolism*、*Gastroenterology*、*Cancer Research*、*Hepatology*、*Advanced Science* 等期刊发表多篇论文；作为课题负责人承担国家自然科学基金项目等8项；授权专利5项，已转化1项；参编著作5本；获上海医学科技奖二等奖1项。任上海市中西医结合学会检验医学专业委员会候任主任委员、上海市医学会检验医学专科分会常委、上海市医师协会检验医师分会委员、中华医学会检验医学分会青年学组委员、中国医师协会检验医师分会青年委员、中国中西医结合学会检验医学专业委员会委员等。

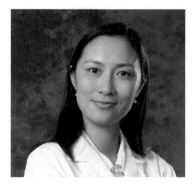

**王 剑** 博士，研究员，博士生导师。现任上海交通大学医学院附属国际和平妇幼保健院副院长、上海儿童医学中心特聘教授。主要从事遗传性疾病的分子诊断及致病机制研究，擅长罕见疑难病与出生缺陷的基因诊断、基因组数据解读、遗传咨询等。获上海市青年优秀学术带头人、上海市十佳医技工作者、曙光人才等荣誉称号。担任中华医学会检验医学分会青年学组委员、中华医学会儿科学分会罕见病学组委员等。以课题负责人承担国家级、市局级课题20多项，以第一作者或通信作者在 *The New England Journal of Medicine*、*Genetics in Medicine* 等国际医学期刊发表论文200余篇（包括SCI论文100余篇）。

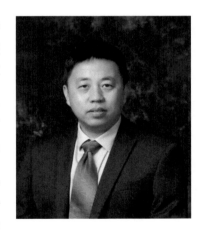

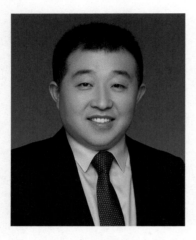

**杜鲁涛**　博士，山东大学教授、博士生导师。国家优秀青年科学基金获得者、泰山学者青年专家、齐鲁卫生与健康杰出青年人才、山东大学杰出中青年学者、齐鲁青年学者。现任山东大学齐鲁医院检验医学中心常务副主任、山东大学临床检验诊断学系副主任、山东省检验医学创新技术重点实验室主任，兼任中华医学会检验医学分会青年学组副组长，中国医师协会检验医师分会委员，山东省医学会检验医学分会委员兼秘书等。近年来主持国家重点研发计划项目课题1项，国家自然科学基金优秀青年科学基金项目1项、面上项目2项，山东省重大科技创新工程项目1项。以第一或通信作者（含共同）发表SCI论文38篇。第一发明人授权国家发明专利8项，获山东省科技进步奖一等奖1项（第三位）、二等奖1项（第一位）。

# 编审委员会

# 序 言

在临床医疗服务中，检验医学为疾病筛查、预防、诊断和管理提供了重要信息，是医疗水平整体提升的助推器。在"精准医学"和"个体化医疗"的大背景下，临床在肿瘤的早期诊断与精准治疗、感染性疾病病原体的快速诊断与治疗药物选择、遗传性疾病的诊断与预防等诸多领域提出了迫切需求。分子诊断作为检验医学与临床医学研究和应用的一个专业领域，改变了诊断与治疗的传统观念，为解决临床需求做出了突出贡献。

在后基因组时代，随着蛋白质组学研究的实施，功能基因组及其相关的表达产物与疾病关系的谜团被破解，分子诊断被赋予了新的外延：分子诊断的对象包括基因及其相关的表达产物。纵观分子诊断的发展历史，是其临床实际应用的发展史。从 Kan首次应用 DNA 杂交实现 α-地中海贫血的产前诊断、Saiki 首次利用 PCR 方法扩增人珠蛋白 DNA 并用于镰状细胞贫血的产前诊断，再到生物芯片技术、高通量测序、全基因组光学图谱等技术的应用；从治疗性诊断发展到疾病预防，这些学术成就在医学发展史上发挥了重要的作用。

然而，伴随分子诊断项目井喷式的出现，不少项目仍停留在实验室数据层面，未与疾病表型和诊断紧密相连，忽略了标本、数据背后的患者病情。因此，结合患者疾病探讨分子诊断技术在临床中的规范应用，分享经验显得尤为宝贵。鉴于此，2022年由中国生物物理学会临床分子诊断分会主办，检验医学新媒体、《国际检验医学杂志》联合承办了"首届临床分子诊断应用案例大赛"。通过全国征稿，经过初审、专家初评和复评三轮角逐，筛选出 62 个优秀案例，其中 22 个案例的作者进行了精彩的演讲汇报。为了更全面地记录此次大赛，邀请业内临床医学、遗传病学、检验医学专家共同对优秀案例精雕细琢，编排成该书。

相信随着分子生物学理论和技术的进一步发展，分子诊断将拥有更加广阔的应用前景。

杨正林

2023 年 1 月

# 前　言

　　近年来，不断涌现的检测新方法推动了分子诊断技术飞速发展，并已广泛应用于遗传性疾病基因检测、感染性疾病病原体检测、肿瘤性疾病变异基因和遗传易感性检测、药物代谢基因为主的精准用药等诸多领域。新型冠状病毒感染疫情更是将分子诊断在突发公共卫生事件中的作用推向了研究和应用的热点，使分子诊断技术受到前所未有的关注和重视，也将从事分子诊断的主体——临床分子诊断专业人员从幕后推向了台前。同时，随着精准医学的不断发展，临床分子诊断技术的应用需求也越来越广泛和普遍。

　　本书分四篇共62个案例：遗传篇21个案例，主要涉及分子诊断技术在遗传学领域的应用；感染篇21个案例，主要介绍分子诊断技术在感染性疾病中的应用；肿瘤篇15个案例，主要为分子诊断技术在肿瘤等相关疾病中的应用；药物基因篇5个案例，主要讲述分子诊断技术在基因检测及临床用药等方面的应用。本书案例内容丰富、实用性强，希望能为从事分子诊断工作的检验同仁提供参考。

　　由于本书编写难度大，编者水平有限，加之时间仓促，书中难免有疏漏与不足之处，敬请专家和广大读者批评指正。

中国生物物理学会临床分子诊断分会

《国际检验医学杂志》 检验医学新媒体

2023年1月

# 目　录

## 遗　传　篇

## 感　染　篇

## 药物基因篇

遗传篇

# 1　RNA-seq辅助诊断的黏多糖贮积症II型

汤婕，李牛，王剑

（上海交通大学医学院附属上海儿童医学中心遗传分子诊断科）

## 【案例介绍】

患者，男，3岁10个月，身高105cm，体重22kg，无头痛，无视物模糊，无多饮、多尿等不适，最初以"分泌性中耳炎，腺样体肥大"收治入院。主诉：手指伸不直，听力障碍（50dB），中耳炎。医生怀疑黏多糖贮积症（MPS）。既往有左侧慢性分泌性中耳炎及左侧咽鼓管功能不良史，曾行中耳炎置管、咽鼓管扩张术，腺样体已切除，睡眠轻度打呼噜。体格检查：神志清醒，特殊面容，体形匀称，视力尚可，有蒙古斑，心律齐，无心脏杂音，双肺（－），肝脾肿大，关节僵硬，腰椎$L_4$向前滑脱，克氏征阴性，巴氏征阴性，四肢肌张力正常，爪形手。

辅助检查：①脑磁共振（MR）检查示血管周围间隙增宽，两侧顶叶白质异常信号，脑室扩大；②心脏超声左室明显增大；③尿糖胺聚糖（GAG）检测（＋）；④艾杜糖醛酸-2-硫酸酯酶（I2S酶）活性（＋）：0nmol/（h·mL）；⑤*IDS*基因一代测序（Sanger测序）（－）；⑥RNA测序（RNA-seq）显示*IDS*基因表达转录本缺失8、9号外显子，且与基因*EOLA1*转录本发生融合。诊断为黏多糖贮积症II型（MPS II）。

## 【案例分析】

黏多糖贮积症II型（MPS II，也称为亨特综合征）是因编码I2S的*IDS*基因发生变异造成I2S酶缺陷，使分解不完全的硫酸皮肤素和硫酸乙酰肝素大量贮积于全身各脏器和组织中而致病。MPS II诊断需结合临床表现、影像学检查及多种检测结果对患儿进行综合诊断[1]，检测一般包括以下几项。①GAG检测：尿液检测判断黏多糖的积累情况。②I2S酶活性检查：对患者血浆、白细胞或皮肤成纤维细胞进行生化检测，是诊断的金标准（在进行酶学检查时需检测至少一个甚至多个硫酸酯酶，以排除其他硫酸酯酶缺乏症）。③基因检测：确定*IDS*基因致病变异以辅助临床诊断及遗传咨询。该病例临床表现符合MPS II表型，GAG检测和I2S酶活性检测都呈阳性，但Sanger测序未发现*IDS*基因存在可疑的有害变异。查阅文献发现少数患者存在*IDS*和其同源假基因*IDS2*（*IDSP1*）基因组水平的复杂重排[2]，可能是该患儿的致病原因；另一方面，也不能排除*IDS*基因深部内含子变异影响剪接。考虑到这两种情况都会对*IDS*基因的转录产生影响，在与临床医生沟通后，决定采用RNA-seq（RNA sequencing）更直观地分析患者*IDS*基因转录水平的改变。

RNA-seq结果表明该病例的*IDS*基因表达水平显著低于正常对照（$Log_2FoldChange$：

–1.60282，校正后的 $P$ 值：$8.07×10^{-7}$），且 *IDS* 转录本存在异常剪切事件（表1-1），同时对病例的转录本进行组装后发现其 *IDS* 转录本缺失8号、9号外显子（图1-1）。此外，RNA-seq 的融合基因检测结果也揭示了病例存在 *IDS-EOLA1*（*CXorf40A*）融合转录本（表1-2）。

表1-1　leafcutter检测病例与对照之间存在显著差异的前10个剪切事件

| 基因 | 基因组定位 | $N$ | $q$ | 注释 |
|---|---|---|---|---|
| *IDS* | chrX：148564745-148610904 | 39 | $2×10^{-55}$ | cryptic |
| *PCED1B-AS1* | chr12：47529728-47610167 | 75 | $2.87×10^{-6}$ | cryptic |
| *IL4R* | chr16：27353580-27373573 | 32 | $5.26×10^{-6}$ | cryptic |
| *UGP2* | chr2：64068366-64109600 | 15 | $5.26×10^{-6}$ | cryptic |
| *HMBS* | chr11：118955776-118959345 | 8 | $2.11×10^{-5}$ | cryptic |
| *RPL27* | chr17：41150432-41164214 | 19 | $4.1×10^{-5}$ | cryptic |
| *TOR1AIP1* | chr1：179877808-179886936 | 7 | $4.68×10^{-5}$ | cryptic |
| *MS4A7* | chr11：60131339-60167877 | 33 | $4.68×10^{-5}$ | cryptic |
| *PRMT1* | chr19：50189983-50191419 | 6 | $1.58×10^{-4}$ | cryptic |
| *CYTH4* | chr22：37695347-37705253 | 20 | $1.74×10^{-4}$ | cryptic |

注：267例异常剪切事件。$N$：集合中内含子数量；$q$：Benjamini-Hochberg法校正后的 $P$ 值；cryptic：隐蔽剪接。

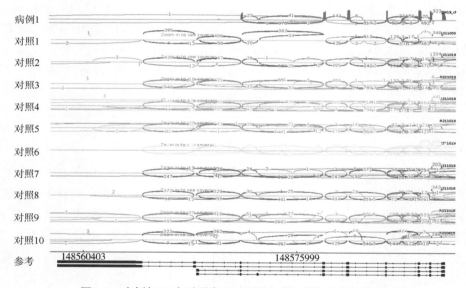

图1-1　病例与10个对照在 *IDS* 基因上表达剪切的生鱼片图

表1-2　STAR-fusion检测病例表达转录本的基因融合结果

| 参数 | 结果 |
|---|---|
| FusionName | *IDS-CXorf40A* |
| JunctionReadCount | 25 |
| SpanningFragCount | 6 |
| SpliceType | ONLY_REF_SPLICE |

续表

| 参数 | 结果 |
| --- | --- |
| LeftGene | IDS^ENSG00000010404.13 |
| LeftBreakpoint | chrX: 148571845: − |
| RightGene | CXorf40A^ENSG00000197620.6 |
| RightBreakpoint | chrX: 148623564: + |
| FFPM | 1.1568 |
| LeftBreakEntropy | 1.9656 |
| RightBreakEntropy | 1.7465 |
| annots | ["CCLE_StarF2019"," INTRACHROMOSOMAL[chrX: 0.01Mb]"," LOCAL_INVERSION: −: +: [6430]"] |

注：FusionName，融合基因名称；JunctionReadCount，包含跨剪切点读取的RNA-seq片段数量；SpanningFragCount，跨融合剪接点且包含比对到不同基因的读取对的RNA-seq片段数量；SpliceType，断点是否出现在参考转录本结构注释提供的参考外显子连接处；LeftGene和RightGene代表断点两侧的融合基因；LeftBreakpoint和RightBreakpoint代表断点两侧的剪接断点位置；FFPM，每百万总读取的融合片段数；LeftBreakEntropy和RightBreakEntropy代表断点两侧的15个外显子碱基的香农熵；annots，融合转录本的简短注释。

为验证RNA-seq数据的分析结果，设计了特异性引物，并采用逆转录-聚合酶链反应（RT-PCR）以检测患者cDNA的变化，验证结果表明，*IDS*基因转录本确实缺失8号、9号外显子，且证实了患者中存在*IDS-EOLA1*融合转录本，而健康个体中则不存在，这与RNA-seq分析结果一致（图1-2）。此外，患者的母亲没有融合转录本，这表明患者体内的变异是新发（*de novo*）的。

基于该例患儿*IDS*基因转录水平存在完整的8号和9号外显子缺失，而Sanger测序并未在基因组水平发现相应位置经典的剪接变异，我们推测该患儿*IDS*转录水平异常来源于基因组水平重排，实验室随即利用Lualdi等[2]开发的基于PCR的简便分析策略检测可能发生的重排。对患儿基因组DNA特定位置PCR扩增后行Sanger测序，结果发现该患儿存在*IDS2*-GAATC＞*IDS*-AGAGG重组位点变化（图1-3），证实*IDS*和*IDS2*之间发生了重排（A类）。

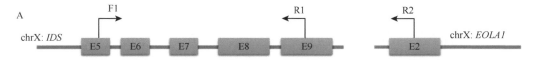

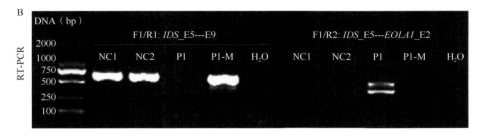

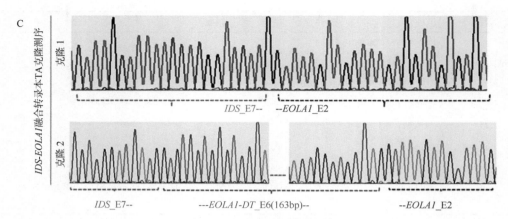

**图1-2 RT-PCR实验验证结果**

A. RT-PCR实验引物设计位置示意图；B. 来自患者（P1）、患者母亲（P1-M）及2个健康对照（NC1、NC2）的cDNA扩增结果；C. 两种融合转录本测序结果

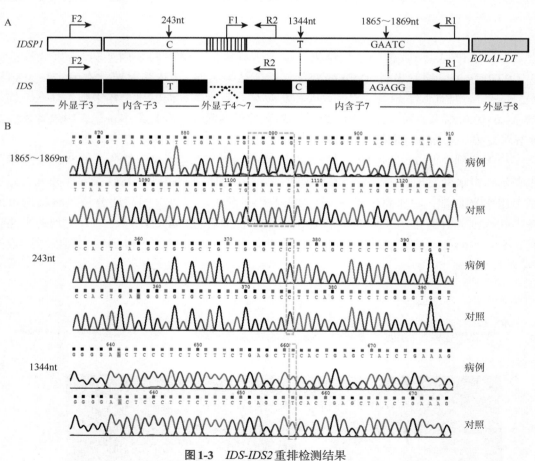

**图1-3 *IDS-IDS2*重排检测结果**

A. F1R1、F2R2两对引物设计示意图；B. 两对引物产物测序图

综上所述，从遗传学上对该患儿进行了MPS Ⅱ诊断，由于发生了常规测序无法检测到的*IDS-IDS2*复杂重排从而引起转录本水平8号和9号外显子的缺失，并与*EOLA1*发生了转录本融合事件，导致I2S酶失活，最终发病。上述分子诊断结果可为后续患儿家庭的遗传咨询、产前筛查及第三代试管婴儿等提供重要依据。

## 【案例拓展】

### 1. *IDS*基因与*IDS-IDSP1*重排检测

*IDS*基因位于X染色体q28区域，包含9个外显子。迄今为止，人类基因突变数据库已收录超过700个变异，其中一半为错义/无义变异。*IDS*基因附近约20kb处存在假基因*IDSP1*，二者在2、3号外显子和2、3、7号内含子区域高度同源。目前已知*IDS*和*IDSP1*之间可发生四种类型的重排（A～D型），其中A型只涉及7号内含子区域。基于*Eco*57Ⅰ、*Sac*Ⅰ、*Hinf*Ⅰ3种限制性内切酶的传统酶切法及基于PCR的Sanger测序法均可检出这4种已知类型重排，但无法检出潜在的新型重排，亦不能直接反映*IDS*基因转录水平的改变，而后者对基因组重排致病性的判定至关重要。

### 2. RNA-seq在临床诊断中的应用

RNA-seq即转录组测序，狭义上是指对mRNA进行高通量测序，以量化转录本等表达信息。RNA-seq通过提取所要研究的mRNA，将其反转录成互补DNA（cDNA）文库，在DNA小片段两端加上接头，利用高通量测序技术统计相关小片段数并计算出不同mRNA的表达量，精确地识别可变剪切位点及编码序列单核苷酸多态性，获得某一物种特定组织或器官在某一状态下几乎所有转录本的序列信息[3]，现已成为衡量RNA水平和定量转录本多样性的金标准。RNA-seq不仅可以在基因组表达区域内以单核苷酸分辨率检测潜在的基因组改变，还可以量化表达水平并捕获在基因组水平上未检测到的变异，包括替代转录本的表达。与大多数用于临床测量RNA的平台如微阵列和定量PCR（如qPCR）不同，RNA-seq从根本上说是一种开放平台技术，它允许对已知或预定义的RNA种类进行量化，具有许多潜在优势，包括增加表达检测的动态范围、检测不同类型变异（如单核苷酸变异、插入、缺失）、识别差异表达基因、评估遗传变异等位基因特异性表达，检测不同的转录亚型、剪接变体和嵌合基因融合等[4, 5]。

目前常用基因Panel和全外显子组测序（WES）数据检测孟德尔遗传病，但DNA测序诊断率仅为35%～50%[6]。而RNA-seq不仅具有检测新致病变异、分析等位基因特异性表达等优势，还可与基因组测序优势互补，拓展孟德尔遗传病传统的基因组诊断手段，帮助我们了解疾病基因型与表型的关系。通过在转录组范围内直接获取转录本丰度和序列，RNA-seq可以检测异常表达的基因、异常剪接的基因和单等位基因表达的罕见变异。此类事件的检测能够验证可能影响转录的临床意义未明变异（VUS），通过分析异常转录事件可重新解释VUS以及发现全外显子组测序未涵盖的致病变异。目前，RNA-seq已在多项研究中证实可将多种罕见疾病的诊断率提高8%～36%[7-10]。除了提高诊断率外，RNA-seq

还可以促进对变异的分子病理机制和基本遗传机制的理解。

## 【案例总结】

遗传检测可以为MPS Ⅱ患儿家庭的遗传咨询、产前筛查及三代试管婴儿提供重要依据。目前常用的Sanger测序可以有效检测*IDS*基因外显子上及附近的致病变异、剪切变异，但无法检测拷贝数变异及复杂重排。RNA-seq可以从表达转录水平直接获取基因的功能变化信息，识别异常水平表达基因、异常剪接基因/转录本、融合基因和单等位基因表达的罕见变异等，帮助鉴定潜在致病变异从而提高诊断率，并且不会过度增加经济或时间成本。在本案例中，使用RNA-seq从遗传学上对患儿进行了MPS Ⅱ诊断，由于发生了常规测序无法检测到的*IDS-IDS2*复杂重排从而引起转录本水平8号和9号外显子的缺失，并与*EOLA1*发生了转录本融合事件，导致I2S酶失活，最终发病。

当临床上发现患儿表型高度疑似MPS Ⅱ但Sanger测序检测结果为*IDS*阴性时，可以通过RNA-seq分析*IDS*基因是否存在表达异常、剪切异常或者转录本融合事件等，并从结果中识别或者鉴定出潜在病理变异，帮助临床诊断，为患儿家庭后续可能的试管婴儿计划提供遗传证据支持。需要注意的是，由于转录组的动态特性和组织特异性，RNA-seq分析呈现出高度复杂性，RNA-seq 的常规临床应用需要考虑不同的技术和生物学变量、稳健高效的计算工作流程、质量控制、足够的RNA原材料及测序深度。

### 参 考 文 献

[1] 中华医学会儿科学分会内分泌遗传代谢学组. 黏多糖贮积症Ⅱ型临床诊断与治疗专家共识[J]. 中华儿科杂志，2021，59（6）：446-451.

[2] Lualdi S，Regis S，Di Rocco M，et al. Characterization of iduronate-2-sulfatase gene-pseudogene recombinations in eight patients with mucopolysaccharidosis type Ⅱ revealed by a rapid PCR-based method[J]. Hum Mutat，2005，25（5）：491-497.

[3] Zhang H，He L，Cai L. Transcriptome sequencing：RNA-seq[J]. Methods Mol Biol，2018，1754：15-27.

[4] Mortazavi A，Williams BA，McCue K，et al. Mapping and quantifying mammalian transcriptomes by RNA-Seq[J]. Nat Methods，2008，5（7）：621-628.

[5] Byron SA，Van Keuren-Jensen KR，Engelthaler DM，et al. Translating RNA sequencing into clinical diagnostics：opportunities and challenges[J]. Nat Rev Genet，2016，17（5）：257-271.

[6] 肖慧，周文浩. 转录组测序在孟德尔遗传病临床诊断中的应用进展[J]. 中国当代儿科杂志，2020，22（10）：1138-1143.

[7] Kremer LS，Bader DM，Mertes C，et al. Genetic diagnosis of Mendelian disorders via RNA sequencing[J]. Nat Commun，2017，8：15824.

[8] Cummings BB，Marshall JL，Tukiainen T，et al. Improving genetic diagnosis in Mendelian disease with transcriptome sequencing[J]. Sci Transl Med，2017，9（386）：eaal5209.

[9] Lee H，Huang AY，Wang LK，et al. Diagnostic utility of transcriptome sequencing for rare Mendelian diseases[J]. Genet Med，2020，22（3）：490-499.

[10] Murdock DR，Dai H，Burrage LC，et al. Transcriptome-directed analysis for Mendelian disease diagnosis overcomes limitations of conventional genomic testing[J]. J Clin Invest，2021，131（1）：e141500.

# 2  *TECTA*基因同义变异导致常染色体隐性遗传性非综合征性耳聋

何一旻，姚如恩

（上海交通大学医学院附属上海儿童医学中心遗传分子诊断科）

【案例介绍】

患者，男，12岁，出生时新生儿听力筛查未通过，2岁时于当地医院就诊进行听力评估被诊断为耳聋。父母听力正常，非近亲结婚。患者无耳聋家族史，无其他导致耳聋的危险因素。2年前进行的全外显子组测序显示，患儿*TECTA*基因存在1个杂合无义突变（c.990C＞G，p.Tyr330*），来自父亲，根据美国医学遗传学与基因组学学会（American College of Medical Genetics and Genomics，ACMG）指南，归类为临床意义未明变异。因患者母亲再次妊娠，遂前往上海儿童医学中心遗传分子诊断科寻求产前诊断和遗传咨询方面的建议。听力学评估表明，患者为双侧感音神经性听力损失；进一步的遗传学分析发现，患者*TECTA*基因同时存在一个同义变异（c.2409G＞A，p.Ser803Ser），来自母亲，可影响mRNA剪接。因此，可明确患者为*TECTA*基因相关的常染色体隐性遗传性非综合征性耳聋。

听力检查与基因检测结果

## 1.听力学评估结果

双耳畸变产物耳声发射（DPOAE）无反应；听性脑干反应测试（ABR）显示左耳和右耳的阈值均为70dB nHL（图2-1A），听力图提示双侧感音神经性听力损失（图2-1B）。

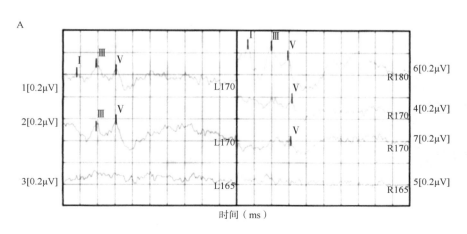

A

时间（ms）

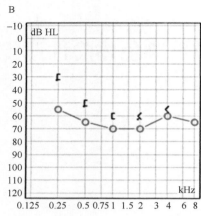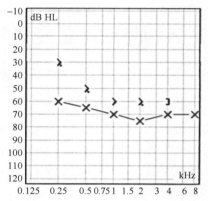

**图 2-1**　患者听力学评估结果

A.ABR显示左耳和右耳的阈值均为70dB nHL；B.听力图提示双侧感音神经性听力损失

### 2. 全外显子组测序

再次对患者进行全外显子组测序，结果显示，患者 *TECTA* 不仅存在1个已识别的杂合无义突变（c.990C＞G，p.Tyr330*），同时存在1个同义变异（c.2409G＞A，p.Ser803Ser），来自母亲。该同义变异在东亚人群中几乎不存在，且在所有人群中以低频率存在（0.004 37%），推测该变异可能产生新的隐匿剪接位点。

### 3. 转录分析

提取携带该同义变异的患者母亲和野生对照的外周血单个核细胞中的RNA进行转录分析。RT-PCR的结果显示，与野生对照样本相比，变异携带者的样本中可见扩增产物异常（图2-2B）。对该异常产物的进一步T-A克隆及Sanger测序表明，该变异激活了一个新的隐匿剪接位点，造成第10号外显子部分片段（长度43bp）的跳跃，形成异常的转录本NM_005422.4，导致翻译提前终止（p.Leu790GlyfsTer20）（图2-2C）。上述结果证明，同

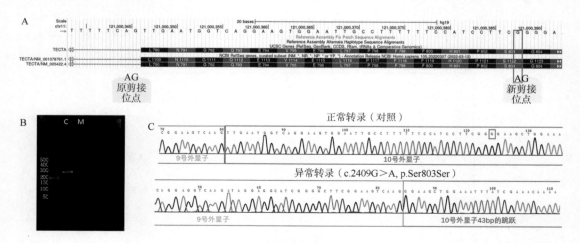

**图 2-2**　患者转录分析结果

A.隐匿剪接变异（c.2409G＞A，p.Ser803Ser）示意图；B.RT-PCR扩增产物电泳结果；C.电泳异常产物T-A克隆后的Sanger测序图

义变异（c.2409G＞A，p.Ser803Ser）可影响RNA的正常剪接，衍生异常的转录本。同时，采用SpliceAI预测算法对该变异进行分析，delta值为0.93，提示突变具有非常高的影响剪接的概率。

### 【案例分析】

*TECTA*基因编码产物为盖膜蛋白α，是组成盖膜的非胶原成分之一，其突变可导致非综合征性耳聋DFNA8/A12或DFNB21。其中，DFNB21与*TECTA*基因的截断变异密切相关，突变通常产生提前终止密码子，造成截断的蛋白产物或无义介导的*TECTA* mRNA降解，导致基因功能缺失[1]。而DFNA8/A12呈常染色体显性遗传，主要由*TECTA*基因错义变异而引起的高度保守的氨基酸替换导致[2]。

遗传病的致病基因突变鉴定可为产前诊断、遗传咨询和疾病预防提供必要的证据。而在临床实际应用过程中，隐性遗传性疾病中仅识别一个致病突变是阻碍遗传病基因诊断的因素之一，需要进一步调查和分析其他潜在的遗传变异才可得出最终结论。当前识别致病突变的工作流程中，同义突变往往因默认不影响编码蛋白质的氨基酸序列，被定义为良性或可能良性变异。然而，多个研究表明，并非所有的同义变异都是无害的，也可以影响多种生物学功能，包括转录、前信使RNA（pre-mRNA）剪接、mRNA折叠、翻译起始等，在疾病的发生、发展中发挥重要作用[3-5]。

本案例对12岁感音神经性听力损失患者进行了遗传学分析。全外显子组测序结果显示，患者*TECTA*基因不仅携带已识别的杂合无义突变（c.990C＞G，p.Tyr330*），同时还存在同义变异（c.2409G＞A，p.Ser803Ser），且该变异在人群中频率较低；转录实验分析表明，该同义变异可引入新的隐匿剪接位点，与SpliceAI预测算法结果一致。通过以上结果，该患者可明确诊断为*TECTA*基因变异导致的常染色体隐性遗传性非综合征性耳聋。

### 【案例拓展】

全外显子组测序（WES）是一种基于二代测序的技术，是利用序列捕获技术捕获全基因组外显子区域DNA，富集后进行高通量测序的基因组分析方法，用于研究编码蛋白质功能区域的遗传突变。检测流程可概括为样本采集、文库构建、生信分析及变异解读。目前，WES已经成为遗传性疾病实验诊断的主要技术，为产前诊断、遗传咨询和疾病预防提供必要的证据[6]。

随着WES在遗传病诊断中的应用日益广泛，也出现了许多新的问题值得关注，其中包括可导致剪接异常的同义变异的识别。同义突变导致的转录改变在部分情况下可被识别，但部分基因呈组织特异性表达而不易检出。此外，由于mRNA易降解，可导致mRNA的产量、纯度和完整性不足以进行cDNA序列分析。这些因素均造成了剪接变异识别的困难，尤其是剪接变异以同义变异的形式存在时更易被忽视。

目前已开发出多种软件工具可用于预测基因变异的剪接效应，研究证实，这些软件在遗传性疾病变异识别中具有较高的准确性和灵敏度，可在一定程度上弥补DNA测序检出率较低的缺点[7, 8]。SpliceAI软件是一种基于32个卷积的深度神经网络，可从mRNA前体序列对剪接位点进行准确预测[9]。本案例在1例非综合征性耳聋患者中鉴定出一个在人群中以低频率存在的TECTA同义变异，提示其他类似的同义变异可能存在于gnomAD数据库等人群数据库中。因此，笔者所在实验室采用SpliceAI进一步对数据库中其他TECTA基因同义变异进行分析，结果显示同义变异c.327C＞T、c.4923G＞A及c.4965C＞T的delta值均大于0.5，具有较高的概率影响剪接。其中，同义变异c.4965C＞T的供体获得delta值最高，为0.78。该变异位于原本的5′剪接供体位点上游仅11个碱基对的位置，具有较高的概率产生一个新的剪接供体，导致转录本中15号外显子的部分缺失，是一个潜在的剪接变异位点。这类具有较高概率影响剪接且在人群中以低频率存在的同义突变在基因检测中往往易被忽略，对这类变异的识别有助于提高遗传性疾病的诊断率。

## 【案例总结】

该案例提示：在未明确诊断的遗传疾病患者中，同义突变的分析有助于提高疾病的诊断率。笔者所在实验室在1例未明确诊断的耳聋患者中发现了同义变异通过产生隐匿剪接位点导致常染色体隐性遗传性非综合征性耳聋，拓展了疾病的变异谱，有助于更好地理解TECTA相关耳聋的遗传学病因。同时，其他类似的同义变异也可能存在于人群中，可能是隐性遗传性疾病的致病因素，采用软件预测工具如SpliceAI等可辅助剪接变异的识别。

### 参 考 文 献

[1] Del Castillo I，Morín M，Domínguez-Ruiz M，et al. Genetic etiology of non-syndromic hearing loss in Europe[J]. Hum Genet，2022，141（3-4）：683-696.

[2] Yasukawa R，Moteki H，Nishio SY，et al. The Prevalence and clinical characteristics of TECTA-associated autosomal dominant hearing loss[J]. Genes（Basel），2019，10（10）：744.

[3] Sauna ZE，Kimchi-Sarfaty C. Understanding the contribution of synonymous mutations to human disease[J]. Nat Rev Genet，2011，12（10）：683-691.

[4] Shen X，Song S，Li C，et al. Synonymous mutations in representative yeast genes are mostly strongly non-neutral[J]. Nature，2022，606（7915）：725-731.

[5] Walsh IM，Bowman MA，Soto Santarriaga IF，et al. Synonymous codon substitutions perturb cotranslational protein folding in vivo and impair cell fitness[J]. Proc Natl Acad Sci USA，2020，117（7）：3528-3534.

[6] 王剑，顾卫红，黄辉，等. 遗传病二代测序临床检测全流程规范化共识探讨（1）——遗传检测前流程[J]. 中华医学遗传学杂志，2020，37（3）：334-338.

[7] Anna A，Monika G. Splicing mutations in human genetic disorders：examples，detection，and confirmation[J]. J Appl Gene，2018，59（3）：253-268.

[8] Jaganathan K，Kyriazopoulou PS，McRae JF，et al. Predicting splicing from primary sequence with deep learning[J]. Cell，2019，176（3）：535-548.

[9] Ha C，Kim JW，Jang JH. Performance evaluation of spliceAI for the prediction of splicing of NF1 variants[J]. Genes（Basel），2021，12（9）：1308.

# 3 罕见出血性病例

冯厚梅，毛欣茹，李强，蔡贞，郑磊

（南方医科大学南方医院检验医学科）

【案例介绍】

患者，女，9岁，因"发现凝血异常3年，大腿进行性肿大伴疼痛近1个月，间断发热10余天"于2020年7月20日入院。

现病史：（2020-06-14）于床上跌落不慎摔伤右侧大腿，出现右侧大腿肿胀并伴疼痛。（2020-06-15）在外院查血小板功能偏低，凝血因子XIII（FXIII）活性中度降低，当地医院考虑为凝血因子XIII缺乏。（2020-07-07）患儿出现间断发热，热峰38℃，右侧大腿肿痛较前明显，无寒战、抽搐。外院治疗后疗效不明显。为求进一步治疗，（2020-07-20）至笔者所在医院就诊并收入院。

既往史：2017年5月因外伤导致右肾破裂，在外院行右肾切除术+腹腔探查术，术后仍有持续反复腹腔出血。2017年5月及2020年6月曾输注冷沉淀、红细胞悬液、血浆进行治疗。无药物过敏史。否认家族史。

体格检查：右大腿肿胀明显，皮温增高，肤色发灰，触诊偏硬，有触痛，双侧巴氏征阴性，脑膜刺激征阴性。患儿皮肤黏膜苍白，左上肢可见一处2.0cm×1.5cm瘀斑，双臂手肘处各有一小瘀点，无水肿，无黄染，无皮疹。右肋下1cm处可见长约12cm手术瘢痕，腹部可见3个大小约2cm×2cm圆形腹腔镜术后瘢痕。

## 入院检查

### 1. 影像学检查

CT提示右侧大腿慢性血肿，右侧膝关节肿胀并积液；单侧下肢彩超未见血栓形成。

### 2. 初步诊断

①凝血因子XIII缺乏症待查；②大腿血肿；③蛋白质-能量营养不良；④感染性发热；⑤右肾切除术后。

### 3. 实验室检查

（1）血常规：白细胞（WBC）14.27×10⁹/L↑，红细胞（RBC）2.39×10¹²/L↓，血红蛋白（HGB）71g/L↓，血小板（PLT）156×10⁹/L。

（2）感染二项：C反应蛋白（CRP）68.83mg/L↑，降钙素原（ProCT）0.193ng/mL↑，总胆红素（TBIL）63.1μmol/L↑，直接胆红素（DBIL）12.9μmol/L↑，间接胆红素

（IBIL）50.2μmol↑，其余肝、肾功能指标无明显异常。

（3）凝血常规：凝血酶原时间（PT）、活化部分凝血活酶时间（APTT）、凝血酶时间（TT）基本正常，纤维蛋白原（FIB）稍高，为4.08g/L（参考范围1.80～3.50g/L），D-二聚体（D-Dimer）205.70mg/L FEU（纤维蛋白原当量，参考范围0.00～0.55mg/LFEU），纤维蛋白（原）降解产物（FDP）630.2μg/mL（参考范围0.0～5.0μg/mL），D-二聚体和FDP升高明显。

（4）血栓弹力图提示：纤维蛋白原功能正常。

（5）凝血因子：（2020-06-15）外院查FⅩⅢ活性34.4%↓；（2020-06-19）FⅩⅢ活性33.1%↓（参考区间：70%～140%）。（2020-07-22）FⅧ活性188.7%↑，FⅨ活性130.6%↑，血管性血友病因子（vWF）活性80.9%，血管性血友病因子抗原（vWF：Ag）122%。

## 【案例分析】

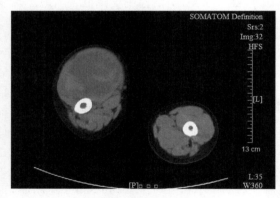

图3-1　患儿关节血肿CT图

患儿入院时的两大主要矛盾：感染与出血。入院后临床积极抗感染治疗，感染指标CRP从入院时70～80mg/L一路下降，至出院时已降至正常，感染得到了很好的控制和治疗。出血方面，一入院就积极查找病因并给予对症治疗。这里主要讨论此患儿的出血情况（图3-1）。

出血性疾病是由于遗传性或获得性的原因，导致机体止血、凝血活性减弱或纤溶活性增强，引起自发性或轻微外伤后出血难止的一类疾病。可以因血管壁异常、血小板异常、凝血因子异常、抗凝剂纤溶异常及其他如弥散性血管内凝血（DIC）等复杂机制等引起。出血性疾病的实验室诊断路径如图3-2所示。

从入院后检验结果可以看出，患儿内皮系统vWF抗原和活性正常；血小板系统PLT计数正常；凝血系统PT、APTT正常，FⅧ和FⅨ偏高或正常，两次查FⅩⅢ活性均在30%以上；纤溶系统FIB正常，血栓弹力图提示FIB功能正常，入院时D-二聚体和FDP异常升高，但在治疗过程中亦明显下降，入院后5天D-二聚体已降至13.14mg/L FEU；结合入院后的血小板计数（均在正常范围，无血小板减少）和凝血指标监测（凝血四项基本正常，FIB在3.5～4.5g/L，与入院时相差不大），高度怀疑患儿存在血小板功能异常。

为了评估患者的血小板功能，实验室建议临床医生对患者进行系列血小板功能相关检查，检查结果如下。

外周血涂片：血小板散在易见，形态无明显异常。PFA200血小板闭合时间检测（2020-07-23）：胶原/二磷酸腺苷（PFA/ADP）触发213s↑。胶原/肾上腺（PFA-EPI）触发＞293s↑，提示血小板功能异常。血块退缩试验（2020-07-30）：提示血小板收缩功能减弱。

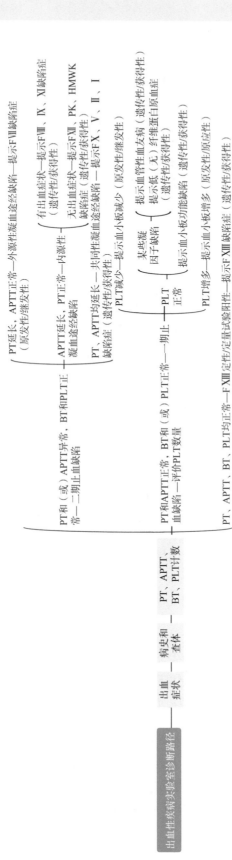

**图 3-2** 出血性疾病的实验室诊断路径

根据以上结果，此患儿是血小板无力症吗？血小板无力症是一种由血小板膜糖蛋白Ⅱb（GPⅡb）或Ⅲa（GPⅢa）基因缺陷导致此蛋白质异常，引起的遗传性出血性疾病，其特点为血小板形态和数量正常，血块收缩不良，聚集功能缺陷。

因此进一步做血小板无力症相关诊断试验：①流式细胞术检测GPⅡb/GPⅢa等相关指标，结果提示CD41、CD61、CD42b均正常。②检测血小板无力症相关基因，结果提示无明显异常。检验结果并不支持血小板无力症的诊断。

在患儿入院期间，临床医师与检验医师就此患儿的情况进行了充分的沟通。考虑到该患儿在2017年曾出现过术后反复出血的现象，因此沿着出血性疾病的实验室诊断思路进行分析的同时，为了排除遗传因素，外送了全外显子组测序。测序结果报告为，该患儿样本在*PLAU*及*C10orf55*基因疑似存在全基因重复变异（图3-3）。

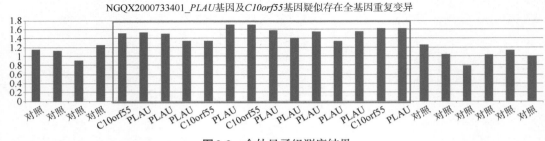

图3-3　全外显子组测序结果

结果解读：据报道，*PLAU*基因与魁北克血小板病（Quebec platelet disorder，QPD）相关。该病为常染色体显性遗传，理论上有一条染色体发生致病性变异即可致病。该患儿样本在*PLAU*基因及邻近的*C10orf55*基因疑似存在全基因重复变异，根据HGMDpro数据库资料：insertion 78kb incl entire gene and C10orf55已报道为致病性变异（DM，报道疾病：Quebec platelet disorder，PubMed_ID：20007542）。

结合患儿临床表现、出凝血检查结果、血小板检查结果及基因检查结果等，患儿最终确诊为魁北克血小板病。

## 【案例拓展】

魁北克血小板病（QPD）是一种先天性血小板疾病，是常染色体显性遗传的出血性疾病[1]。因最早被证实患此病的家系居住于加拿大魁北克省而得名。该病极为罕见，估计加拿大魁北克地区的患病率为1/220 000，加拿大的总体患病率为1/655 000[2]。该病在世界范围内更为罕见。

遗传学原因：该疾病患者10号染色体上存在*PLAU*基因[尿激酶型纤溶酶原激活物（u-PA）编码基因]和*C10orf55*基因的串联重复突变，上调了u-PA在巨核细胞中的表达。

*PLAU*基因的重复拷贝位于由强力巨核细胞特异性转录增强子控制的DNA区域，其表达明显增加[3, 4]。由此形成的血小板存在高水平的u-PA过表达，似乎可通过数种机制抑制正常止血。

（1）血凝块过早溶解：u-PA过表达及其在血小板活化时释放可促使血栓过早溶解。关于血小板特异性过表达u-PA转基因小鼠的研究表明，血小板局部释放u-PA导致的血凝块过早溶解是出血的主要原因[5]。

（2）血小板ＦⅤ低：血液中约20%的ＦⅤ存在于血小板α颗粒内，在血浆中保持平衡。在血小板活化期间，α颗粒携带的ＦⅤ和其他活性化合物释放，这些促凝因子在形成的血凝块内产生局部高浓度。

QPD患者由于血小板α颗粒内u-PA异常过表达，血小板ＦⅤ严重缺乏。u-PA将也存在于α颗粒中的纤溶酶原活化为纤溶酶，使血小板内储存的ＦⅤ和其他止血相关蛋白（如纤维蛋白原）降解[6]。

u-PA在QPD患者中的出血作用：①QPD血小板内含有大量u-PA；②u-PA主要以活性双链tcu-PA的形式存在；③过量的tcu-PA激活纤溶酶的生成从而导致了α颗粒的降解，形成特征性降解产物；④血小板内储存的u-PA释放到受伤部位的血块中，激活更多的纤溶酶产生，加速血块的降解从而导致延迟出血[7]。

QPD的临床特点是中至重度出血，通常发生在手术或创伤后12～24小时[8]。针对该病一个大型扩大家族的调查问卷中，受累家族成员常报告关节内出血、拔牙或深切后出血超过24小时、伤口愈合不良、月经出血过多、自发性血尿和大面积瘀斑[9]。

QPD的实验室检查如下。①PLT正常或轻度减少，WBC/RBC正常，PFA-100时间正常，BT正常或轻度延长，PT/APTT/Fib/DD正常，u-PA及相关复合物仅在血小板中升高，血栓弹力图正常。②血小板聚集试验：肾上腺素减低，胶原/ADP正常或减低，瑞斯托霉素正常。③特异的检测方法：免疫印迹（Western blot）检测α颗粒的降解及血小板内u-PA升高。④检测PLAU基因的重复突变。专门的实验室检查有助于确定诊断，包括分析血小板ＦⅤ、纤维蛋白原和u-PA[2]。基因检测结果可用于确诊[10]。

QPD的治疗：采用纤溶抑制剂，对预防和治疗QPD出血都很有效，如氨甲环酸或氨基己酸。不推荐使用血浆、血小板输注和去氨加压素治疗。

DNA测序即通过特定的方法确定某个体的DNA核苷酸的顺序。目前，DNA测序技术不仅推进了遗传学研究，也被用于各种遗传性疾病的检查，特别是利用全外显子组测序（WES）与全基因组测序（WGS）两种方法发现基因变异，被越来越多地应用于科学研究与临床诊断。这两种方法都基于一种能够快速且大量对DNA进行测序的技术，即二代测序（NGS）技术。

虽然全外显子组测序与全基因组测序能够发现更多的基因变异，但是有相当一部分的变异的意义是不明确的，并不是所有的基因变异都会影响健康，因此很难断定某些检测出的变异是否与患者的疾病、表型等相关。对于意义尚不明确的变异，需要紧密联合临床表现及相关实验室检查。

### 【案例总结】

本实验室对患儿的后续病情做了追踪。患儿多次到笔者所在医院复诊，明确血肿的消除情况（动态检查见大腿血肿在慢慢缩小），并一直在康复科治疗。患儿出院后又出现过两次右膝关节碰伤，关节肿大疼痛，检查见关节积血，给予氨甲苯酸注射后关节肿大明显好转，证实患儿QPD的诊断。追问患儿家族史，家族中曾有另一个小孩因出血性疾病死亡，但具体不详。

本案例中部分实验室检查结果与文献报道的QPD实验室检查有不符之处，分析可能原因如下：文献里QPD的实验室检查是QPD患者正常无出血的情况下的结果，本例患儿入院时已经有出血的症状，血小板必然参与到出凝血过程中，血小板中的u-PA释放入血，PFA血小板功能检查几乎不聚集，虽凝血系统检查正常但D-二聚体水平明显升高，对症治疗后患者出血现象得到纠正，D-二聚体代谢后迅速降低。

虽然本例患儿出血原因的最终确诊依靠DNA测序，但是常用的实验室检查也不能忽视，实验室检查可为临床提供鉴别诊断的依据以及确诊的方向，并监测临床治疗效果。分子诊断等新技术的应用使疾病的诊断更为精确，更利于一些罕见病的检出。

## 参 考 文 献

[1] Diamandis M，Paterson AD，Rommens JM，et al. Quebec platelet disorder is linked to the urokinase plasminogen activator gene（PLAU）and increases expression of the linked allele in megakaryocytes[J]. Blood，2009，113：1543-1546.

[2] Blavignac J，Bunimov N，Rivard GE，et al. Quebec platelet disorder：update on pathogenesis，diagnosis，and treatment[J]. Semin Thromb Hemost，2011，37（6）：713-720.

[3] Liang M，Soomro A，Tasneem S，et al. Enhancer-gene rewiring in the pathogenesis of Quebec platelet disorder[J]. Blood，2020，136（23）：2679-2690.

[4] Frontini M. Breaking barriers：quebec platelet disorder[J]. Blood，2020，136（23）：2603-2604.

[5] Kufrin D，Eslin DE，Bdeir K，et al. Antithrombotic thrombocytes：ectopic expression of urokinase-type plasminogen activator in platelets[J]. Blood，2003，102（3）：926-933.

[6] Kahr WH，Zheng S，Sheth PM，et al. Platelets from patients with the Quebec platelet disorder contain and secrete abnormal amounts of urokinase-type plasminogen activator[J]. Blood，2001，98（2）：257-265.

[7] Diamandis M，Veljkovic DK，Maurer-Spurej E，et al. Quebec platelet disorder：features，pathogenesis and treatment[J]. Blood Coagul Fibrinolysis，2008，19（2）：109-119.

[8] Tracy PB，Giles AR，Mann KG，et al. Factor V（Quebec）：a bleeding diathesis associated with a qualitative platelet Factor V deficiency[J]. J Clin Invest，1984，74（4）：1221-1228.

[9] McKay H，Derome F，Haq MA，et al. Bleeding risks associated with inheritance of the Quebec platelet disorder[J]. Blood，2004，104（1）：159-165.

[10] Paterson AD，Rommens JM，Bharaj B，et al. Persons with Quebec platelet disorder have a tandem duplication of PLAU，the urokinase plasminogen activator gene[J]. Blood，2010，115（6）：1264-1266.

# 4　全外显子组测序技术鉴定"2+0"型脊髓性肌萎缩症家系

高金爽[1]，张晓莉[2]，张琳琳[1]，于海洋[1]，宋丽颖[1]

（1.郑州大学第三附属医院检验科；2.郑州大学第三附属医院小儿神经内科）

## 【案例介绍】

患儿，女，8月龄，系第1胎第1产，胎龄40周剖宫娩出，围生期正常。其父母主诉：发现患儿发育落后5个月，2个月前因扶站、扶坐无力，至当地医院治疗，给予"鼠神经因子"治疗20天，无明显效果。现为求进一步治疗至笔者所在医院门诊，以"运动发育落后原因待查"收入院。家系中父母、祖父母、伯父均体健，否认近亲结婚史。

查体：双下肢无力，不能支撑体重，双下肢膝腱反射未引出。实验室检测：①心功能提示肌酸激酶（225U/L）轻度升高；②肌电图提示四肢呈广泛性神经源性损害（前角细胞病变可能性大）。临床初步诊断为脊髓性肌萎缩症（SMA）。

基因检测：患儿及父母行SMA基因分析，采用多重连接依赖探针扩增技术（MLPA）检测*SMN1*基因7、8号外显子拷贝数，结果发现患儿父亲拷贝数为2，母亲拷贝数为1，而患儿的拷贝数为0，即*SMN1*纯合缺失，结合临床表型确诊为SMA患者。根据结果推测患儿可能为*SMN1*基因新发缺失变异或患儿父亲为*SMN1*"2+0"型携带者。

为明确致病基因遗传方式以及指导家系生育，该家系的祖父、祖母和伯父要求进行SMA基因检测，同时家系三代共6位成员进行全外显子组测序（WES）。根据测序数据进行以下两方面的分析。

### 1. 家系成员*SMN1*拷贝数分析

家系三代成员检测发现，祖父、祖母和伯父的*SMN1*拷贝数分别为3、2、4。

### 2. 家系连锁分析

基于家系三代成员的WES数据，构建家系单体型。以*SMN1*基因为目标区域，在基因间及上下游选取家系中的杂合性单核苷酸多态性（SNP）位点，进行连锁分析，结果确定父亲和祖母均为"2+0"型携带者，同时也基本排除了患儿*SMN1*基因缺失的新生变异。

## 【案例分析】

SMA是一种常染色体隐性神经肌肉遗传病，发病率为1/10 000～1/6 000，人群携带率为1/35～1/60[1]。该疾病是由于5号染色体上的运动神经元存活基因1（SMN1）突变导致运动神经元存活蛋白功能缺陷，引起脊髓前角运动神经元进行性退化凋亡，最终导致骨骼肌萎缩、肢体麻痹、呼吸衰竭，甚至死亡[2]。

在一般人群中，5号染色体上SMN1基因可以有0～4个拷贝。大多数SMA携带者是携带一条1个拷贝SMN1基因的染色体，而另一条染色体上发生SMN1缺失，即"1+0"型。然而，在3.3%～8.5%的个体中[3]，其一条染色体上以顺式状态存在2个拷贝的SMN1基因，而另一条染色体上没有拷贝。这些个体的SMN1基因总拷贝数虽然为2，但仍是SMA致病基因的携带者，这种基因型被称为SMN1"2+0"型。常规的SMA基因检测技术，包括MLPA、实时荧光定量PCR、变性高效液相色谱法等，均不能有效检出SMN1"2+0"型[4, 5]，需结合连锁分析才能明确诊断。

已有研究验证发现，利用4个短串联重复微卫星序列（STR）位点可以实现SMA家系的连锁分析[6]，而通过法医学亲缘关系鉴定数据比对得出，3～4个SNP位点的综合分析相当于1个STR基因座检测结果[7]。因此，根据家系单体型分析结果，在目的基因上下游6Mb内分别筛选出祖母杂合性SNP位点12个，祖父杂合性SNP位点15个，以此进行连锁分析。

根据SNP位点可以发现，父亲和伯父分别遗传了祖母不同的染色单体，即母源染色体不同（表4-1）。另一方面，父亲和伯父的父源染色体来源一致（表4-2）。结合患儿和伯父的SMN1基因拷贝数确定，父亲携带的2个拷贝的SMN1基因来自祖父，而另一条携带0拷贝的等位基因遗传自祖母，且经由父亲传递给了患儿（图4-1）。同时，母亲也将0拷贝的SMN1基因传递给了患儿，最终导致了SMA。

**表4-1　根据祖母来源的SNP位点进行家系连锁分析**

| 距离SMN1位置 | 染色体位置 | 患儿_1 | 患儿_2 | 父亲_1 | 父亲_2 | 母亲_1 | 母亲_2 | 伯父_1 | 伯父_2 | 祖母_1 | 祖母_2 | 祖父_1 | 祖父_2 |
|---|---|---|---|---|---|---|---|---|---|---|---|---|---|
| 上游6Mb内 | 64273018 | A | A | A | A | A | G | G | A | A | G | A | A |
| 上游4Mb内 | 66459878 | C | C | C | C | C | C | G | C | C | G | C | C |
| 上游4Mb内 | 66480004 | T | C | T | C | C | C | C | C | T | C | C | C |
| 上游2Mb内 | 68710670 | G | T | G | T | T | T | T | T | G | T | T | T |
| 上游1Mb内 | 69497703 | A | G | A | A | G | A | G | A | A | A | G | A |
| 上游1Mb内 | 69790885 | G | T | G | T | T | T | T | T | G | T | T | T |
| 下游1Mb内 | 70308251 | T | T | T | T | T | T | T | T | T | T | T | T |
| 下游1Mb内 | 70800475 | T | C | T | C | C | C | T | C | T | C | T | T |
| 下游1Mb内 | 70858194 | T | C | T | C | C | C | C | C | T | C | T | T |
| 下游1Mb内 | 70930966 | G | A | G | G | A | G | A | G | G | A | G | G |
| 下游6Mb内 | 75884734 | G | A | G | A | A | A | A | A | G | A | A | A |
| 下游6Mb内 | 75960865 | T | C | T | C | C | C | C | C | T | C | C | C |

表4-2　根据祖父来源的SNP位点进行家系连锁分析

| 距离SMN1位置 | 染色体位置 | 父亲_1 | 父亲_2 | 伯父_1 | 伯父_2 | 祖母_1 | 祖母_2 | 祖父_1 | 祖父_2 |
|---|---|---|---|---|---|---|---|---|---|
| 上游4Mb内 | 66481777 | G | C | G | C | G | G | C | G |
| 上游4Mb内 | 67569746 | A | G | A | G | A | A | G | A |
| 上游2Mb内 | 68462438 | T | C | T | C | T | T | C | T |
| 上游2Mb内 | 68616331 | C | T | C | T | C | C | T | C |
| 上游2Mb内 | 68720419 | T | G | T | G | T | T | G | T |
| 上游2Mb内 | 68728544 | G | A | G | A | G | G | A | G |
| 上游2Mb内 | 68928618 | A | C | A | C | A | A | C | A |
| 下游2Mb内 | 71756670 | C | T | C | T | C | C | T | C |
| 下游4Mb内 | 72742882 | T | C | T | C | T | T | C | T |
| 下游4Mb内 | 72798845 | G | A | G | A | G | G | A | G |
| 下游4Mb内 | 73144845 | A | G | A | G | A | A | G | A |
| 下游6Mb内 | 74646255 | T | A | T | A | T | T | A | T |
| 下游6Mb内 | 74651084 | A | G | A | G | A | A | G | A |
| 下游6Mb内 | 74655451 | C | T | C | T | C | C | T | C |
| 下游6Mb内 | 74656539 | T | C | T | C | T | T | C | T |

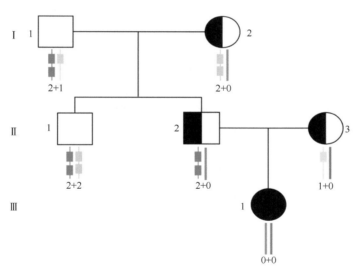

图4-1　家系SMN1基因分布情况

Ⅰ.祖父/祖母；Ⅱ.父亲/母亲；Ⅲ.患者。正方形表示男性；圆形表示女性；黑色圆形表示女性患者；一半黑色正方形表示男性携带者；一半黑色圆形表示女性携带者；不同颜色的竖线表示不同来源的染色体；不同颜色的长方形表示不同来源的SMN1基因拷贝

　　患儿祖父、祖母和伯父SMN1基因拷贝数分别为3、2和4，结合SNP位点连锁分析，说明伯父SMN1基因为"2+2"型且分别遗传自祖父和祖母，祖父的SMN1基因为"2+1"型，综上得出，祖母和父亲均为"2+0"型携带者。

【案例拓展】

*SMN1*"2+0"型是一种特殊类型的携带者，以MLPA、实时荧光定量PCR为代表的基因定量检测技术都无法实现"2+0"型和正常"1+1"型的鉴别。而对于*SMN1*纯合缺失突变的患者来说，若其亲本一方的拷贝数为2，则需要明确亲本是否为"2+0"型携带者，以排除患者的基因缺失为新发变异和生殖腺嵌合的可能，这对于家系SMA再发风险的评估至关重要。

对Ashkenazi犹太人群的研究显示，g.27134T＞G和g.27706_27707delAT两个多态性位点与"2+0"型携带者具有关联性[3]，但在我国SMA家系中缺乏人群特异性[8]，因此对于我国*SMN1*"2+0"型携带者的鉴别仍需要依赖连锁分析。

WES采用的是NGS技术原理，可覆盖人类2万多个基因的全外显子组及内含子边界内的单核苷酸变异（SNV）。基于WES的捕获芯片可以检出大量的SNP位点，适用于家系连锁分析，而且相较于价格高昂的全基因组SNP基因芯片检测，更适用于单基因遗传病的SNP检测和连锁分析。

SMA的发生是由于*SMN1*基因缺失或突变，而基因*SMN2*和*SMN1*高度同源，在序列上仅有5个碱基对的差异，因此既往认为WES是短读长的NGS数据分析，不能有效区分*SMN1*和*SMN2*。直到2017年Feng等[9]开发了基于短读长的NGS数据的SMA携带者检测方法，该方法利用两个基因外显子7上的c.840C＞T碱基差异，分析*SMN1*与*SMN2*的拷贝数比例，再结合两个基因的总拷贝数，最后得出受检者分别携带的*SMN1*和*SMN2*拷贝数。与MLPA相比，该方法的敏感度为100%，特异度为99.6%。在该方法的基础上，Chen等[10]扩大分析的靶向区域，利用全基因组测序数据，通过分析*SMN1/2*的测序深度和4个差异碱基对，准确识别*SMN1*和*SMN2*拷贝数。该方法经过12 747个样本鉴定，对SMA患者和携带者的检测准确率均为100%。2020年，Zhao等[11]通过改进实验操作和生物信息学分析流程，设计基于NGS技术的扩展型携带者筛查（Panel），选取*SMN1/2*上3个差异碱基对，完成对我国10 585对夫妇的SMA携带者筛查，该方法与qPCR检测SMA携带者和患者的符合率达100%。以上研究表明，基于NGS数据计算*SMN1*拷贝数的技术逐渐成熟和准确，以WES为代表的NGS技术将有更广泛的应用范围。

【案例总结】

SMA是由于*SMN1*基因缺失或突变致病，MLPA可以有效检测*SMN1*和*SMN2*基因拷贝数，但不能鉴别*SMN1*"2+0"型携带者及致病性点突变。而WES，不仅可以通过连锁分析判断出*SMN1*"2+0"型，而且可以实现大多数单基因遗传病的基因诊断以及携带者筛查，为患者家系提供更为精准、全面的疾病诊断和遗传咨询依据，对于*SMN1*疑为"2+0"型的携带者检测提供更多可选择的方法。

## 参 考 文 献

[1] Alías L，Bernal S，Calucho M，et al. Utility of two SMN1 variants to improve spinal muscular atrophy carrier diagnosis and genetic counselling[J]. Eur J Hum Genet，2018，26（10）：1554-1557.

[2] Mercuri E，Finkel RS，Muntoni F，et al. Diagnosis and management of spinal muscular atrophy：part 1：Recommendations for diagnosis，rehabilitation，orthopedic and nutritional care[J]. Neuromuscul Disord，2018，28（2）：103-115.

[3] Luo M，Liu L，Peter I，et al. An Ashkenazi Jewish SMN1 haplotype specific to duplication alleles improves pan-ethnic carrier screening for spinal muscular atrophy[J]. Genet Med，2014，16（2）：149-156.

[4] 胡荷宇，傅行礼，俞菁，等. 利用实时荧光定量PCR分析孕中期羊水细胞SMN1基因缺失[J]. 中华检验医学杂志，2016，39（6）：418-422.

[5] Su YN，Hung CC，Lin SY，et al. Carrier screening for spinal muscular atrophy（SMA）in 107，611 pregnant women during the period 2005—2009：a prospective population-based cohort study[J]. PLoS One，2011，6（2）：e17067.

[6] 曾光群，杨季云，张丁丁，等. 脊髓性肌萎缩症2个核心家系SMN1基因分析[J]. 中国实用神经疾病杂志，2015，18（23）：1-2.

[7] 蒋刈，戴朴，韩东一. 单核苷酸多态性在人类基因组学发展中的应用[J]. 中华耳科学杂志，2017，15（2）：239-244.

[8] 曹延延，程苗苗，宋昉，等. 脊髓性肌萎缩症SMN1基因2+0基因型携带者的家系研究[J]. 遗传，2021，43（2）：160-168.

[9] Feng Y，Ge X，Meng L，et al. The next generation of population-based spinal muscular atrophy carrier screening：comprehensive pan-ethnic SMN1 copy-number and sequence variant analysis by massively parallel sequencing[J]. Genet Med，2017，19（8）：936-944.

[10] Chen X，Sanchis-Juan A，French CE，et al. Spinal muscular atrophy diagnosis and carrier screening from genome sequencing data[J]. Genet Med，2020，22（5）：945-953.

[11] Zhao S，Wang W，Wang Y，et al. NGS-based spinal muscular atrophy carrier screening of 10，585 diverse couples in China：a pan-ethnic study[J]. Eur J Hum Genet，2021，29（1）：194-204.

# 5　双基因变异导致的甲基丙二酸血症合并同型半胱氨酸血症

刘怡[1]，马雪[2]，贺蕣萱[2]，宋金青[2]，李海霞[3]，马亮[1]，曹永彤[1]，杨艳玲[2]

（1.中日友好医院检验科；2.北京大学第一医院儿科；3.北京大学第一医院检验科）

【案例介绍】

患者，男，1个月27天，系第1胎，足月剖宫娩出，出生体重2600g。出生后2小时出现肌张力低下、反应差，于当地医院住院。

实验室检查：①贫血，血常规RBC $3.14×10^9$/L↓，Hb 100g/L↓，HCT 28.9↓，PLT $514×10^9$/L↑；②低血糖（2mmol/L↓）；③高乳酸血症（3.6mmol/L↑）；④高同型半胱氨酸血症（75μmol/L↑）；⑤蛋白尿，镜下血尿。高度提示遗传代谢病，进行代谢分析。血液氨基酸及酰基肉碱谱异常：游离肉碱降低（7.9μmol/L↓），丙酰肉碱增高（6.03μmol/L↑），丙酰肉碱/游离肉碱增高（0.76↑），甲硫氨酸降低（5.95μmol/L↓）。尿液有机酸谱异常：甲基丙二酸增高（4.5μg/mg肌酐↑）。眼底检查发现视网膜病变。根据患儿临床检验及血液、尿液代谢物分析结果，生化诊断为甲基丙二酸血症合并同型半胱氨酸血症。急性期静脉补液，输注左卡尼汀，肌内注射维生素$B_{12}$，纠正酸中毒，对症治疗，患儿病情好转。稳定期每周2次肌内注射维生素$B_{12}$，口服左卡尼汀、亚叶酸和甜菜碱，正常喂养，患儿智力发育和运动发育逐渐进步。

## 高通量测序（NGS）结果

### 1. 靶向捕获的基因Panel

患儿9个月时，采集乙二胺四乙酸（EDTA）抗凝血，提取基因组DNA，采用安捷伦靶向序列捕获，在Illumina Hiseq2500测序仪上对遗传代谢病相关基因进行高通量测序，检出的基因变异采用Sanger测序验证，并对患儿父母进行变异位点分析，明确变异来源（北京金准基因科技有限责任公司）。仅检出 *MMACHC* c.609G＞A（p.Trp203*）杂合变异（母源），为HGMD收录的与甲基丙二酸血症相关的已知致病变异[1]。

### 2. 全外显子组测序

患儿2岁时，采集外周血提取基因组DNA，使用IDT xGen Exome Research Panel试剂盒捕获全外显子区域，随后在Illumina Hiseq2500上进行测序。测序数据质量Q30比例大于80%，外显子目标区域测序深度中位值＞50×，95%目标区域测序深度＞20×，外显子丢失率＜0.2%。从原始数据中丢弃低质量读数后，将干净的测序读数与参考人类基因组

（hg19）对齐。GATK 软件获得的基因变异由 ANNOVAR 软件注释，并与 HGMD、内部数据库、1000 Genomes、ExAC 数据库和 gnomAD 数据库进行比较。筛选出的可疑变异进行 Sanger 测序和父母验证（北京优乐复生医学检验所）。此次检出患儿 *MMACHC* c.609G＞A（母源）和 *PRDX1* c.*2C＞T（父源）的双基因变异，见表 5-1 和图 5-1。

表 5-1　患儿 *MMACHC* 和 *PRDX1* 基因变异情况

| 基因（转录本） | 染色体位置 | 核苷酸变化 | 氨基酸变化 | 杂合性 | 测序深度 | 致病性 | 人群携带率 | 来源 |
|---|---|---|---|---|---|---|---|---|
| *MMACHC*（NM_015506） | Chr1：45974647 | c.609G＞A | p.Trp203* | Het | 176/385 | 致病（Pathogenic） | 10/246 224 | 母源 |
| *PRDX1*（NM_1202431） | Chr1：45976999 | c.*2C＞T | — | Het | 82/155 | 未明（VUS） | 1/241 660 | 父源 |

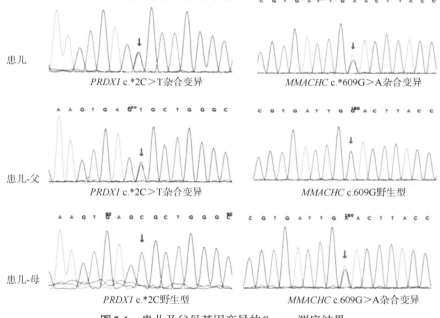

图 5-1　患儿及父母基因变异的 Sanger 测序结果

*PRDX1* c.*2C＞T 为 3′非翻译区（3′UTR）变异，按照美国医学遗传学与基因组学学会（ACMG）指南[2]分类为临床意义未明变异（VUS）。而近年文献报道过 *PRDX1* 剪接变异引起 *MMACHC* 基因"次级表观突变"，从而使 *MMACHC* 基因表达沉默，导致 epi-cbIC 型甲基丙二酸血症[3]。因此，进一步采用重亚硫酸盐扩增子测序（BSAS）对患者家系进行了 *MMACHC* 启动子区域的甲基化分析，结果显示患儿及其父亲的 *MMACHC* 基因存在中度甲基化，患儿母亲 *MMACHC* 基因未发生甲基化，间接证实了 *PRDX1* c.*2C＞T 引起患儿及其父亲 *MMACHC* 的"次级表观突变"，从而确诊患者为 epi-cbIC 型甲基丙二酸血症，见图 5-2、图 5-3。

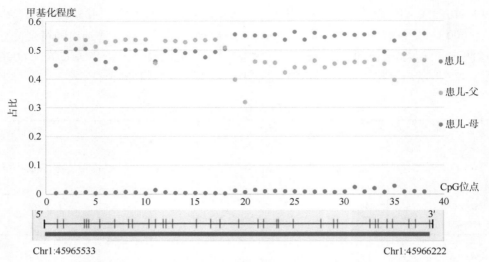

**图5-2** 患儿及父母*MMACHC*基因启动子区域CpG岛甲基化水平

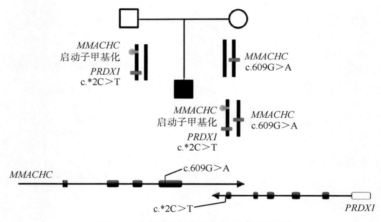

**图5-3** 患儿家系图及突变位点示意图

## 【案例分析】

甲基丙二酸血症是我国最常见的有机酸血症，70%的患者为甲基丙二酸血症伴同型半胱氨酸血症，可以通过血尿代谢物分析获得临床诊断或者生化诊断[4]。cbIC型甲基丙二酸血症（OMIM #27740）为甲基丙二酸血症伴同型半胱氨酸血症的主要亚型，是由于维生素B₁₂代谢障碍导致的遗传代谢病，为常染色体隐性遗传病，*MMACHC*（OMIM# 609831）变异是主要的致病原因。患者可在婴儿期至成年各个阶段发病，体内蓄积的有毒代谢物可造成全身多个脏器损害，甚至威胁生命。早期诊断、及时治疗，可减少后遗症，改善预后；而明确的基因诊断是指导家族成员的遗传咨询和下一胎产前诊断的关键[5]。

本例患者于2017年接受了靶向基因序列捕获的NGS分析，对包含甲基丙二酸血症在内的439个遗传代谢病相关基因的外显子及侧翼序列进行了测序分析，仅检出了*MMACHC* c.609G＞A杂合变异（母源），疑诊为cbIC型甲基丙二酸血症，基因诊断不明。

Guéant等[3]于2018年首次报道了3例epi-cbIC型甲基丙二酸血症，患者携带 *MMACHC* 和 *PRDX1* 双基因变异，且存在 *MMACHC* 基因的"次级表观突变"。*PRDX1* 基因座位于 *MMACHC* 基因下游，它们与 *MMACHC* 基因上游的 *CCDC163P* 基因构成一个相邻基因三联体。该基因三联体的转录方向有所不同，即 *CCDC163P*（反义转录）-*MMACHC*（正义转录）-*PRDX1*（反义转录），*MMACHC* 基因和 *CCDC163P* 基因之间为双向启动子区。当 *PRDX1* 基因发生某些变异时，转录终止信号丢失，反义转录产物异常延伸至双向启动子区，与RNA聚合酶碰撞，诱导CpG岛从头甲基化，即发生 *MMACHC* 基因的"次级表观突变"，沉默 *MMACHC* 基因的表达。该研究拓宽了cbIC型甲基丙二酸血症的致病机制和基因型[3]。随后，我们对患者再次进行了NGS检测，对全外显子组序列测序分析，与更新后的致病基因数据库进行比对，筛选出 *PRDX1* c.*2C＞T变异（父源），并证实了患者存在 *MMACHC* 甲基化（父源），从而确认患者为epi-cbIC型甲基丙二酸血症，明确了基因诊断。

【案例拓展】

高通量测序（NGS）已经广泛应用于遗传病的诊断。根据测序区域的由小到大，NGS可分为靶向捕获的基因Panel、全外显子组测序（WES）和全基因组测序（WGS）。对于诊断已经比较明确的单基因遗传病，可采用单基因测序；对于临床诊断基本明确、相关致病基因较多的遗传病，可采用基因Panel或WES；对于临床表现不典型的罕见遗传病，需采用WES或WGS进行基因诊断[6, 7]。

外显子占全基因组的1%～2%，却包含了85%的致病变异。WES将外显子区域序列捕获并且富集，可对大多数遗传病相关的已知变异进行检测。WES相比WGS更加经济、高效，虽然测序范围为WGS的1%，诊断阳性率仅比WGS低2%，相比基因Panel，WES诊断阳性率更高，检测范围更大[7, 8]。WES用于遗传病诊断的流程包括测序策略选择（先证者测序或家系测序）、样本准备和上机测序、数据处理、变异位点筛选及临床解读。筛选出的变异位点按照美国医学遗传学与基因组学学会（ACMG）指南进行致病性分类，找到能解释患者表型的基因变异，达到临床解读的目的。

以WES为例的NGS仍存在一些局限性[7, 9, 10]：①由于测序系统误差导致的高错误率，为短读长序列共有的问题；②靶向捕获方式的捕获效率问题，WES常不能覆盖全部外显子；③无法准确检出串联重复序列、大片段缺失，无法区分假基因；④用于遗传诊断的公共数据库存在人种不适用、基因型-表型信息不足及判定错误的问题。

【案例总结】

采用NGS能对核酸进行快速、高通量测序，适用于多种遗传病的基因诊断。根据疾病及相关致病基因的不同，可选用不同的基因分析策略，如基因Panel或WES。相比基因Panel，WES检测范围更大，诊断阳性率更高。对变异的筛选和致病性分析，需将测序数据与最新版的公共数据库进行比对，提高诊断阳性率。对于基因诊断不明的 *MMACHC* 杂合变异的cbIC型甲基丙二酸血症，除了排除大片段缺失外，还应扩大基因筛查范围，检测患者是否存在*MMACHC*和*PRDX1*双基因变异。明确的基因诊断有助于指导疾病治疗和预后，帮助患者家庭进行遗传咨询及产前诊断。

## 参 考 文 献

[1] Lerner-Ellis JP，Tirone JC，Pawelek PD，et al. Identification of the gene responsible for methylmalonic aciduria and homocystinuria，cblC type[J]. Nat Genet，2006，38（1）：93-100.

[2] Richards S，Aziz N，Bale S，et al. Standards and guidelines for the interpretation of sequence variants：a joint consensus recommendation of the American College of Medical Genetics and Genomics and the Association for Molecular Pathology[J]. Genet Med，2015，17（5）：405-424.

[3] Guéant JL，Chéry C，Oussalah A，et al. A PRDX1 mutant allele causes a MMACHC secondary epimutation in cblC patients[J]. Nat Commun，2018，9（1）：67.

[4] 刘怡，刘玉鹏，张尧，等. 中国1003例甲基丙二酸血症的复杂临床表型、基因型及防治情况分析[J]. 中华儿科杂志，2018，56（6）：414-420.

[5] Huemer M，Diodato D，Schwahn B，et al. Guidelines for diagnosis and management of the cobalamin-related remethylation disorders cblC，cblD，cblE，cblF，cblG，cblJ and MTHFR deficiency[J]. J Inherit Metab Dis，2017，40（1）：21-48.

[6] Wright CF，FitzPatrick DR，Firth HV. Paediatric genomics：diagnosing rare disease in children[J]. Nat Rev Genet，2018，19（5）：253-268.

[7] 魏豪，颜景斌. 全外显子组测序技术在新生儿遗传病诊断中的应用[J]. 国际儿科学杂志，2021，48（1）：9-13.

[8] van Ravenswaaij-Arts C，Martin DM. New insights and advances in CHARGE syndrome：diagnosis，etiologies，treatments，and research discoveries[J]. Am J Med Genet C Semin Med Genet，2017，175（4）：397-406.

[9] Rexach J，Lee H，Martinez-Agosto JA，et al. Clinical application of next-generation sequencing to the practice of neurology[J]. Lancet Neurol，2019，18（5）：492-503.

[10] Laehnemann D，Borkhardt A，McHardy AC. Denoising DNA deep sequencing data-high-throughput sequencing errors and their correction[J]. Brief Bioinform，2016，17（1）：154-179.

# 6 全外显子组测序技术结合体内外mRNA剪接实验协助轴后多指产前诊断

姚妍怡，曹璜，秦亚运

（湖北省妇幼保健院医学遗传中心）

【案例介绍】

孕妇，女，25岁，第1孕第0产（G1P0），因"超声异常"转诊到湖北省妇幼保健院医学遗传中心。孕妇及其丈夫非近亲婚配，否认家族遗传病史。孕妇12周NT筛查（颈后部透明带扫描）正常（NT=1.8mm），孕中期唐氏筛查为低风险。孕23周系统排畸超声提示胎儿双手、双足多指（趾），其他结构未见异常（图6-1）。孕24周行羊膜腔穿刺术产前诊断。抽取羊水20mL，分别行单核苷酸多态性微阵列（SNP-array）和家系全外显子组测序（trio-WES）。利用胎儿父母外周血RT-PCR和Minigene实验分别在体内、外检测新转录本序列。

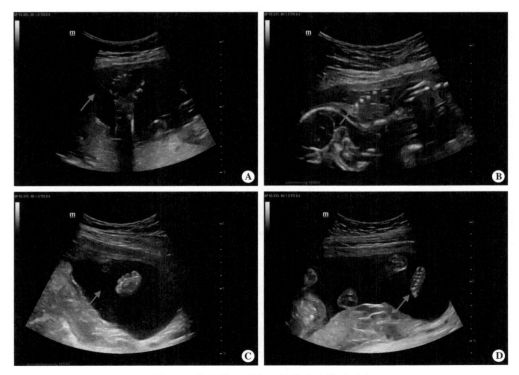

**图6-1** 胎儿的双手和双足均为多指（趾）
A.胎儿的右手为多指；B.胎儿的左手为多指；C.胎儿的右足为多趾；D.胎儿的左足为多趾

基因检测:

**1. SNP-array和家系全外显子测序结果**

SNP-array未检出致病性的拷贝数变异,而家系全外显子测序检出胎儿存在*KIAA0825*基因的两个剪接位点变异:c.-1-2A > T及c.2247-2A > G,分别来自胎儿的父亲和母亲,呈复合杂合状态。二代测序结果经Sanger测序进一步验证(图6-2)。

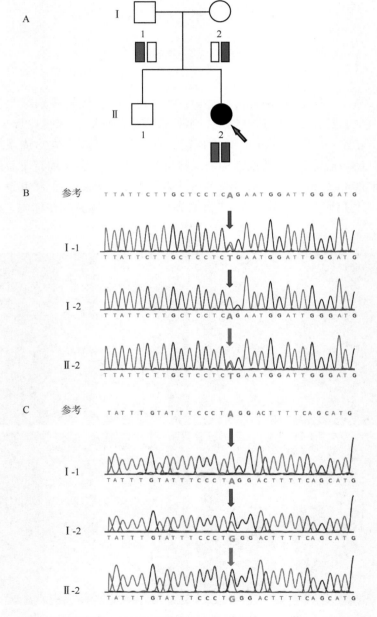

**图6-2**  胎儿的家系图及*KIAA0825*基因c.-1-2A > T及c.2247-2A > G的Sanger验证图

A. 胎儿的家系图;B. 胎儿及其父亲均携带*KIAA0825*基因c.-1-2A > T;C. 胎儿及其母亲均携带*KIAA0825*基因c.2247-2A > G

### 2. *KIAA0825* 基因 c.-1-2A＞T 对剪接的影响

多种剪接软件预测表明 c.-1-2A＞T 变异可能会破坏起始密码子上游的剪接受体位点，从而导致起始密码子的丢失。为了确认该剪接位点变异的致病性并检测转录产物，对胎儿杂合性父亲的外周血进行了 RT-PCR。父亲外周血 RT-PCR 结果发现了 2 个异常的可变剪接事件，包括外显子 3 的强跳跃（r.1_131del）和外显子 1 - 外显子 3 缺失（r.1_85del）。同时，进行了该位点的 Minigene 验证。首先构建野生型（wt）和突变型（mut）质粒，将两种质粒分别转染 HEK293T 和 HeLa 细胞。Minigene 实验结果显示野生型正常剪接，而c.-1-2A＞T 变异通过破坏 3 号外显子剪接受体位点而影响其剪接。这一事件导致 3 号外显子（r.1_70del）的 71 个核苷酸（nt）丢失（图 6-3）。

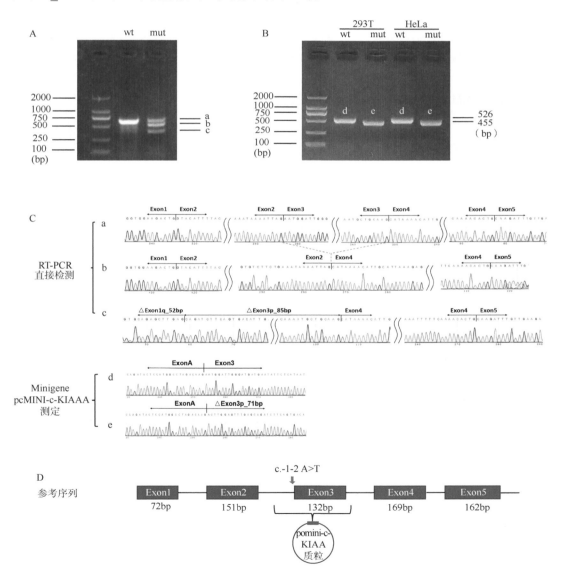

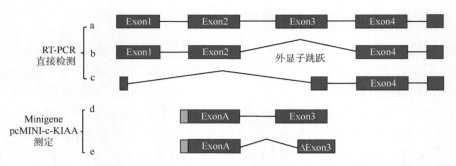

**图 6-3** *KIAA0825* 基因 c.-1-2A＞T 外周血 RT-PCR 及 Minigene 分析

A. 父亲外周血 RT-PCR 产物的电泳结果，对照野生型（wt）扩增条带标记为 a，父亲突变型（mut）扩增条带标记为 a、b、c；B. Minigene 检测的 RT-PCR 电泳结果，来自 wt 和 c.-1-2A＞T 构建的条带在 HeLa 细胞和 293T 细胞中分别标记为 d 和 e；C. 血液 RT-PCR 中 a、b、c 的切除条带和 Minigene 实验中 d、e 的切除条带对应的 Sanger 测序结果；D. 血液 RT-PCR 和 Minigene 实验中 Sanger 测序观察到的可变剪接事件示意图，来自父亲外周血的选择性剪接事件（mut）被标记为 a、b 和 c，来自 wt 和 Minigene 中的 c.-1-2A＞T 构造的选择性剪接事件被标记为 d 和 e；红色箭头表示变异位置。Exon，外显子

### 3. *KIAA0825* 基因 c.2247-2A＞G 对剪接的影响

多种剪接软件预测表明 c.2247-2A＞G 突变可能会破坏外显子 13 的剪接受体位点，从而导致外显子 13 剪接受体位点的丢失和外显子 13 跳跃。胎儿杂合子母亲外周血的 RT-PCR 产物与正常对照相比仅显示外显子 13 跳跃（r.2247_2357del）。同时，我们构建了野生型和突变型质粒，分别将两种质粒转染 HEK293T 和 HeLa 细胞。Minigene 实验显示，与野生型对照相比，c.2247-2A＞G 变异导致 2 个异常的可变剪接事件：外显子 13 跳跃（r.2247_2357del）和外显子 13 丢失了左侧 10 个核苷酸（nt）（r.2247_2256del）（图 6-4）。由于代表 10nt 丢失的条带非常弱，外显子 13 跳跃被认为是该变异所导致的主要结果。

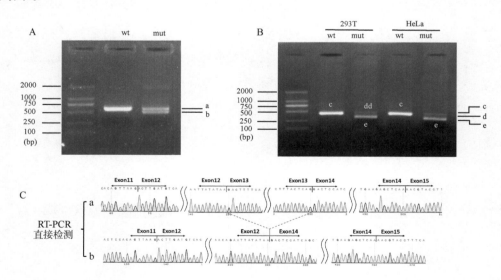

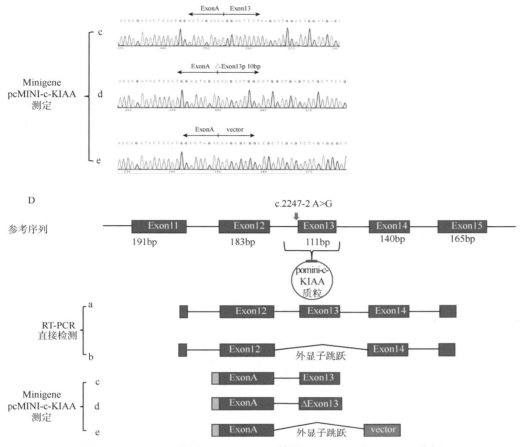

**图6-4** *KIAA0825* 基因 c.2247-2A ＞ G 外周血 RT-PCR 及 Minigene 分析

A. 母亲外周血 RT-PCR 产物的电泳结果，对照野生型（wt）扩增条带标记为 a，母亲突变型（mut）扩增条带标记为 b；B. Minigene 检测的 RT-PCR 电泳结果，来自 wt 和 c.-1-2A ＞ T 构建的条带在 HeLa 细胞和 293T 细胞中分别标记为 c、d 和 e；C. 血液 RT-PCR 中 a、b 的切除条带和 Minigene 实验中 c、d、e 的切除条带对应的 Sanger 测序结果；D. 血液 RT-PCR 和 Minigene 实验中 Sanger 测序观察到的可变剪接示意图，来自母亲外周血的选择性剪接（mut）被标记为 a、b，来自 wt 和 Minigene 中的 c.2247-2A ＞ G 的选择性剪接被标记为 c、d 和 e；红色箭头表示变异位置。Exon，外显子；vector，载体

## 【案例分析】

多指（趾）症可以分为综合征型、非综合征型，二者的预后不同[1]。对于非综合征型的多指（趾）患者来说，手术治疗一般会带来良好的预后。然而，对于综合征型多指（趾）患者来说，由于他们常伴有其他严重的并发症，预后通常很差[2]。通过超声和磁共振获得的宫内胎儿表型评估往往不够全面和准确，精确的基因诊断对于产科医生评估胎儿的预后、提供遗传咨询和决定最佳治疗方案是非常有价值的[3,4]。

目前多种产前诊断技术应用于探究胎儿结构畸形的潜在遗传学病因。经典的核型和染色体微阵列分析（CMA）可以检测非整倍体和拷贝数变异，为这些胎儿提供约40%的诊断率[5]，而产前 WES 可以提供额外10%～20%的诊断率，被推荐作为结构异常胎儿的二级产前检测[6]。在本研究中，染色体微阵列分析没有发现多指（趾）胎儿的任何染色体异常，而家系全外显子测序技术发现了 *KIAA0825* 的复合杂合变异。

KIAA0825 有两个异构体：一个长异构体有 1275 个氨基酸，一个短异构体有 324 个氨基酸。c.1-2A＞T 变异可同时影响两个异构体。Minigene 检测显示，c.-1-2A＞T 变异导致外显子 3 的 71 个核苷酸丢失（r.1_70del）。然而，杂合子父亲的血液 RT-PCR 显示，c.-1-2A＞T 变异产生了两个异常的剪接结果：外显子 3（r.1_131del）跳跃和外显子 1 到外显子 3（r.1_85del）缺失。*KIAA0825* 基因的起始密码子位于外显子 3 的 2nt 处。尽管血液 RT-PCR 和 Minigene 检测的结果并不一致，但两个测试都表明 c.-1-2A＞T 变异引起了异常剪接，导致了起始密码子的丢失。c.-1-2A＞T 属于一个典型的 ±1，2 剪接位点。破坏典型的 ±1，2 剪接位点通常被认为会导致无义效应，随后通过无义介导的 mRNA 降解（NMD）而不产生蛋白质[7]。然而，许多功能研究也表明，起始密码子缺失的变异可以在下游 ATG 或非 ATG 位点有力地重新启动，很可能导致截断蛋白的产生[8]。Supek 也报道了 NMD 的有效性在转录本编码区的 5′-最前面的 150nt 内降低，NMD 的效能在这一段内从 5′ 端逐渐增加到 3′ 端[9]。因此，根据预测软件（https：//web.expasy.org/translate/），笔者推测 c.-1-2A＞T 变异将在位于原始翻译起始位点（TIS）下游 336bp 的框内 ATG 密码子处重新启动，这可能导致产生一个缺乏 112 个氨基酸的 N 端截断多肽 [p.（Asn1_Glu112del）]。由于缺乏特异性抗体和 *KIAA0825* 在外周血中的低表达，笔者无法阐明 *KIAA0825* 的确切备用 TIS。

本研究中检测到的 c.2247-2A＞G 变异只影响到长异构体。该变异的 Minigene 检测分析和血液 RT-PCR 分析显示，该变异产生了替代剪接产物，主要导致第 13 号外显子跳跃（r.2247_2357del）。据预测，这种第 13 号外显子的框内缺失会逃避 NMD，并产生一个缺失 37 个氨基酸的截断多肽 [p.（Phe751_Thr787del）]。由于胎儿携带 *KIAA0825* 的复合杂合变异，笔者假设 c.-1-2A＞T 变异和 c.2247-2A＞G 变异会导致一个缺乏 N 端残基的截断肽链和一个有 37 个氨基酸的框内缺失的截断肽链，从而导致胎儿的多指（趾）表型。笔者推测，N 端残基 [p.（Asn1_Glu112del）] 和第 13 号外显子的 37 个氨基酸 [p.（Phe751_Thr787del）] 对 KIAA0825 的功能非常重要。

据估计，至少 50% 的致病变异是剪接变异。对剪接后的异构体进行功能分析，如 Minigene 检测和 RT-PCR，可以对高达 75% 的假定剪接变异进行重新分类[10]。c.-1-2A＞T 和 c.2247-2A＞G 变异属于特殊类型的 PVS1 无义变异。因此，当最初对这两个变异进行分类时，根据《ACMG 的遗传变异分类标准与指南》及《PVS1 标准的变异解读指南》，将这两个变异的 PVS1 标准从非常强降低到支持（c.-1-2A＞T）和强（c.2247-2A＞G），从而将它们分类为临床意义未明变异（VUS）[7]。为了进一步研究其致病性，笔者通过在 HEK293T 和 HeLa 细胞中的 Minigene 检测和对两个杂合子父母的血液 RT-PCR 检测这两个变异的替代剪接。通过体内外 mRNA 剪接实验证明这两个变异引起了异常剪接，把它们从 VUS 重新分类为可能致病变异。准确的变异解读对于疾病诊断、遗传咨询和产前咨询至关重要。

## 【案例拓展】

全外显子测序是目前临床应用频率最高的基因组测序方法之一，它是指利用序列测序技术将全基因组外显子区域 DNA 捕获并富集后进行高通量测序的基因组分析方法。全外显子测序不仅可以检测单核苷酸变异（SNV）和小片段插入/缺失突变（InDel），还可以检测出＞200kb/连续 3 个外显子的拷贝数变异（CNV）。近些年来全外显子测序的适用范围已逐渐从产后扩大到产前，成为诊断胎儿单基因病最重要的方法之一。

mRNA 前体的正确剪接是真核生物基因表达的关键步骤，剪接异常将会影响基因的表达量及其功能。据文献报道，15%～60% 的变异都是通过影响 mRNA 剪接致病。检测 mRNA 的可变剪接事件可以通过 RT-PCR 检测患者组织的 mRNA，然而当患者的组织无法取得或预测导致疾病的基因在可获得的组织（如血液、尿液）中表达量不高时，可以选择 Minigene 检测。Minigene 检测又称为 mRNA 异常剪接的体外验证实验，是针对突变位点是否影响 mRNA 剪接的细胞水平的验证。Minigene 检测结果和通过患者的组织进行 mRNA 检测的完全一致性高达 88%。体内外 mRNA 剪接实验结果可以协助将临床意义未明变异进一步分类，用来指导临床实践。

## 【案例总结】

本案例在一个多指（趾）胎儿中发现了两个新的 *KIAA0825* 剪接位点变异。通过对两个杂合子父母血液的 RT-PCR 检测，发现这两个变异影响了剪接，并且可能产生缺少 N 端残基 [p.（Asn1_Glu112del）] 和缺乏第 13 号外显子 37 个氨基酸的截断多肽 [p.（Phe751_Thr787del）]。家系全外显子测序技术结合体内外 mRNA 剪接实验协助产前诊断可明确胎儿多指（趾）的潜在病因，有助于评估胎儿预后，提供与复发风险相关的遗传咨询，并有助于未来的植入前遗传诊断和产前诊断。

### 参 考 文 献

[1] Umair M，Ahmad F，Bilal M，et al. Clinical genetics of polydactyly：an updated review[J]. Front Genet，2018，9：447.

[2] Ullah I，Kakar N，Schrauwen I，et al. Variants in KIAA0825 underlie autosomal recessive postaxial polydactyly[J]. Hum Genet，2019，138（6）：593-600.

[3] Hayat A，Umair M，Abbas S，et al. Identification of a novel biallelic missense variant in the KIAA0825 underlies postaxial polydactyly type A[J]. Genomics，2020，112（4）：2729-2733.

[4] Bilal M，Ahmad W. A Frameshift variant in KIAA0825 causes postaxial polydactyly[J]. Mol Syndromol，2021，12（1）：20-24.

[5] Monaghan KG，Leach NT，Pekarek D，et al. The use of fetal exome sequencing in prenatal diagnosis：a points to consider document of the American College of Medical Genetics and Genomics（ACMG）[J]. Genet Med，2020，22，（4）：675-680.

[6] Mone F，McMullan DJ，Williams D，et al. Evidence to support the clinical utility of prenatal exome sequencing in evaluation of the fetus with congenital anomalies：scientific impact paper No. 64 [February]

2021[J]. BJOG，2021，128（9）：e39-e50.

[7] Abou Tayoun AN，Pesaran T，DiStefano MT，et al. Recommendations for interpreting the loss of function PVS1 ACMG/AMP variant criterion[J]. Hum Mutat，2018，39（11）：1517-1524.

[8] Na CH，Barbhuiya MA，Kim MS，et al. Discovery of noncanonical translation initiation sites through mass spectrometric analysis of protein N termini[J]. Genome Res，2018，28（1）：25-36.

[9] Supek F，Lehner B，Lindeboom RGH. To NMD or not to NMD：nonsense-mediated mrna decay in cancer and other genetic diseases[J]. Trends Genet，2021，37（7）：657-668.

[10] Bournazos AM，Riley LG，Bommireddipalli S，et al. Standardized practices for RNA diagnostics using clinically accessible specimens reclassifies 75% of putative splicing variants[J]. Genet Med，2022，24（1）：130-145.

# 7 *TOE1*基因突变相关脑桥小脑发育不全7型

陈泓竹，李牛，王剑

（上海交通大学医学院附属上海儿童医学中心遗传分子诊断科）

## 【案例介绍】

患儿，女，5岁6个月，因"智力落后和发育迟缓"入院。现病史：患儿仅能说简单词语，不能成句；可扶站，但无法行走。患儿为一对非近亲婚配的健康夫妇第1胎第1产（图7-1A），孕37周时因胎位不正剖宫娩出，其出生身长、体重无异常。患儿2月龄可抬头，9月龄在帮助下可翻身、坐立；1岁半时可扶站，但仍不会走路，专科检查提示双眼斜视、智力发育相当于5月龄幼儿，其身高、体重和头围均在正常范围；患儿2岁时被诊断为脑发育不良并接受脑循环治疗，但效果不佳。患儿父母否认孕期疾病史，否认家族史，否认药物过敏史、食物过敏史，否认工业毒物、粉尘、放射性物质接触史。体格检查：头发浓密、眉毛密集、较大耳朵、高腭弓（图7-1B）；双下肢肌张力稍高，膝关节屈曲较僵硬，上肢肌张力低。无胸廓畸形，心律齐，无心脏杂音，双肺（–），腹软，双眼内斜，无肝脾肿大，脊柱无侧弯，无生殖系统畸形。韦氏学龄前儿童智力测验量表显示语言IQ为53，操作IQ为52，总IQ为47；脑电图检查显示轻度异常，双侧枕叶θ波异常。影像学检查：颅脑磁共振成像（MRI）显示侧脑室增大，小脑沟加深（图7-1C）。实验室检查：雌二醇、卵泡刺激素、黄体生成素、催乳素和睾酮水平正常。中度智力障碍。诊断：智力落后、语言发育落后、发育迟缓、脑发育不良。为明确诊断，抽取患儿及其父母外周血并提取基因组DNA后，行家系全外显子组测序（trio-WES）。

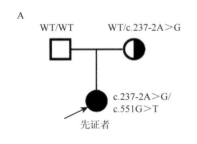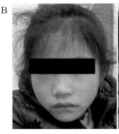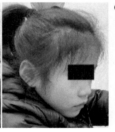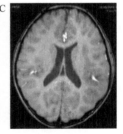

**图7-1 患儿基本信息**

A. 患儿家系图；B. 患儿的面部显示头发浓密、较大耳朵的特征；C. 颅脑MRI显示患儿侧脑室增大，小脑沟加深

## 基因检测

### 1. *TOE1*基因复合杂合变异的鉴定

使用Agilent公司SureSelect XT Human All Exon V6试剂盒进行测序文库构建，Illumina

公司 NovaSeq 6000 System进行上机测序；测序原始数据经SoftGenetics公司NextGENe®软件比对、转换后上传至LifeMap公司TGex™在线软件进行变异的过滤、注释和分析。在去除gnomAD等对照数据库中等位基因频率大于1%的常见变异以及经多种软件（如PolyPhen-2、MutationTaster和MaxEntScan）预测的良性变异后，以发育迟缓、智力落后和脑发育不良的临床特征为筛选指标进一步分析候选变异。分析结果显示患儿*TOE1*（NM_025077.4）基因中存在一处杂合剪接变异（c.237-2A＞G）和一处杂合错义变异（c.551G＞T，p.Arg184Leu）。Sanger测序证实剪接变异来源于母亲，而在父亲体内这两个等位基因都是野生型，提示错义变异p.Arg184Leu是新生（*de novo*）变异（图7-2）。

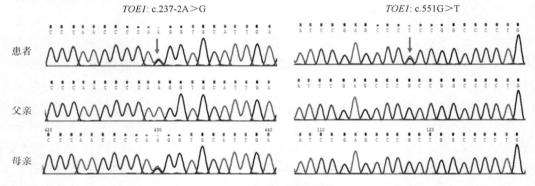

**图7-2　Sanger测序结果**

该患者*TOE1*基因中存在两种突变：c.237-2A＞G和c.551G＞T，p. Arg184Leu（NM_025077.4）；红色箭头表示变异的碱基

为了进一步明确患儿体内*TOE1*基因的两处杂合变异是顺式（*cis*）还是反式（*trans*），采用PCR技术从患儿基因组DNA样本中扩增了一段包含这两个位点的*TOE1*基因片段，并进行TA克隆测序（图7-3A和B）。测序结果显示两个变异位于不同的链上（图7-3C），表明错义变异p.Arg184Leu发生在患儿父源DNA单链。至此，可确定患儿体内c.237-2A＞G和c.551G＞T，p.Arg184Leu变异处于反式（*trans*），即患儿体内存在*TOE1*基因复合杂合变异。

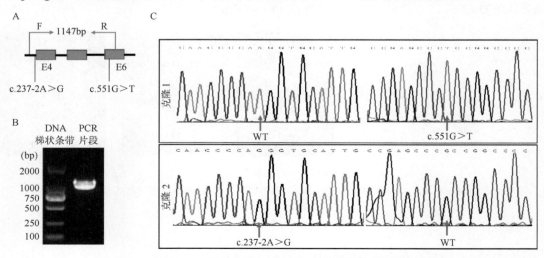

**图7-3　错义变异p.Arg184Leu的来源鉴定**

A. 引物设计的示意图；B. 电泳分析患儿基因组DNA的1174bp PCR产物；C. PCR产物的克隆测序显示每个克隆只携带一个变异，表明患儿体内的2个变异处于反式而非顺式

### 2. *TOE1* 变异的致病性分析

c.237-2A＞G变异位于*TOE1*基因的3号内含子，其在对照人群中频率极低（gnomAD：0.0008%）且未见既往病例报道；根据美国医学遗传学与基因组学学会以及分子病理学协会（ACMG/AMP）指南对遗传变异的临床解释[1]，该变异被归类为致病性变异（PVS1+PM2+PM3）。c.551G＞T（p.Arg184Leu）变异位于*TOE1*的6号外显子中，未见gnomAD等对照数据库收录，也未见既往病例报道；序列分析表明，184位的氨基酸残基位于Asp-Glu-Asp-Asp（DEDD）结构域内，是*TOE1*的突变热点区域（图7-4A）；保守性分析表明Arg184在各物种中高度保守（图7-4B）；蛋白质3D结构分析提示精氨酸突变为亮氨酸，可能会破坏TOE1蛋白质二级结构中β折叠的正确形成（图7-4C）。此外，多种在线软件均预测p.Arg184Leu变异会损害TOE1功能，包括SIFT（"致病性"，得分=0.01）、PolyPhen-2（"可能致病性"，得分=0.89）、MutationTaster（"致病性"，得分=0.87）、ClinPred（"致病性"，得分=0.96）和CADD（"致病性"，得分=24）。因此，c.551G＞T，p.Arg184Leu变异被归类为可能致病性变异（PM1+PM2+PM3+PP3）。

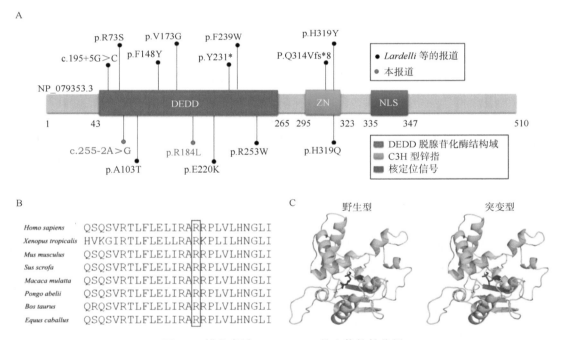

**图7-4** 错义变异p.Arg184Leu的生信软件分析

A. TOE1蛋白结构，具有Asp-Glu-Asp-Asp（DEDD）结构域、C3H型锌指（ZN）结构域和核定位信号（NLS）结构域；已报道的变异与本研究中的两个变异位置用不同颜色的圆点标记；B. 种属氨基酸序列比对，红框表示Arg184残基高度保守；C. 野生型和突变型（p.Arg184Leu）的TOE1蛋白预测结构

### 【案例分析】

该患儿经临床评估后被诊断为发育迟缓、语言发育落后、智力落后和肌张力障碍，激素水平检测未见异常，影像学检查显示患儿具有较轻的脑畸形表型，表现为侧脑室扩

大，小脑沟回加深。鉴于患儿存在显著的先天性发育障碍但同时缺乏特征性临床表型，采用基因测序是这类疾病最有效的诊断方法；trio-WES并结合TA克隆检测结果表明患者携带 *TOE1* 基因复合杂合变异：c.237-2A＞G和c.551G＞T（p. Arg184Leu）。文献报道显示，*TOE1* 突变可导致脑桥小脑发育不全7型（PCH7）；PCH7是一类具有较强临床异质性的常染色体隐性神经退行性疾病，其主要特征是严重的小脑和脑桥发育不全或萎缩。受累患者通常表现为小脑体积明显减少伴小脑萎缩或发育不全、小头畸形、智力落后、发育迟缓、性腺功能减退和肌张力减退[2]。该患儿脑部畸形较轻的可能原因：①错义变异 p.Arg184Leu保留了部分TOE1蛋白功能；②三维结构分析表明大多数 *TOE1* 基因错义变异仅影响DEDD结构域表面的氨基酸残基，而非RNA结合区域内的残基，因此可能不会影响其催化功能[3]。虽然脑部结构性畸形较轻，但该患儿表现为较为严重的发育迟缓。总之，本研究报道了一例因 *TOE1* 基因复合杂合变异导致的轻型PCH7，进一步表明这类疾病具有较强的临床异质性，并提示其临床诊断困难。

### 【案例拓展】

神经系统遗传病种类繁多且大多较为罕见，具有高度的遗传异质性和临床异质性，临床诊断具有一定的难度。早期对遗传病的诊断主要基于临床资料与实验室生化检测等，在有特定表型时，可根据表型确定疾病，从而选择对致病基因的检测方法。如脊髓肌萎缩症，可采用多重连接探针扩增技术或高分辨实时荧光定量PCR技术对 *SMN1* 基因7号和8号外显子进行拷贝数检测[4]。但在临床表型无指向性且生化检测无明显异常时，NGS往往是最有效的诊断策略。目前，临床常用的NGS技术包括全基因组测序（WGS）、WES、靶向基因测序（基因Panel）等，其中WES因可同时检测点突变及拷贝数变异且测序成本已下降到较为理想的水平，即兼顾临床有效性和较好的测序成本，已发展为遗传性疾病检测的首选方法。此外，WES亦是现阶段鉴定新致病基因的有效策略[5]。需要指出的是，尽管NGS技术已发展为包括神经系统遗传病在内的先天性疾病的一线检测方法，但Sanger测序作为变异验证的金标准，在遗传学诊断中的作用仍不可替代。对于某些受同源假基因干扰较多的特殊基因（如 *CYP21A2* ）的检测，NGS技术作用有限，仍依赖Sanger测序。

另一方面，分子诊断实验室要准确把握候选变异致病性的评估。就本案例而言，测序结果表明c.551G＞T（p.Arg184Leu）变异并不遗传自父母，意味着它和c.237-2A＞G变异可能来自患者两条不同的染色单体，亦可能来自同一条染色单体，作为一种常染色体隐性遗传病，其发病一般需要两条染色单体均存在有害突变。因此，实验室需要采用其他分子手段（如TA克隆测序）进一步分析变异来源，为使用ACMG/AMP指南评估变异致病性提供依据。

NGS在极大提升罕见病诊断能力的同时，也导致发现的临床意义未明变异（VUS）数量不断增加，这在罕见神经发育障碍中尤为显著。受限于神经细胞功能评估的复杂性以及患者神经系统组织取材困难，临床实验室常规难以开展VUS致病性评估的功能实验。此时，实验室可考虑其他新技术、新方法以提高分子诊断效率。例如，最近有研究表明，可采用全基因组DNA甲基化芯片构建可视化的诊断模型以鉴别诊断42种神经系统遗传病[6]，另外还有基于机器学习算法与影像学检查相结合分析神经退行性疾病的相关方法[7]。

## 【案例总结】

本文总结了1例通过基因测序明确*TOE1*复合杂合变异导致非典型PCH7的患儿，本患儿存在的临床特征，包括发育迟缓、语言发育落后、智力落后和肌张力障碍均符合PCH7的诊断，但其未表现出明显的脑部结构异常，与经典PCH7有较大不同。本案例不仅进一步揭示了PCH7的临床复杂性，也提示NGS技术在罕见神经发育障碍临床诊断中的应用价值，同时也强调了准确评估变异致病性的重要性。

### 参 考 文 献

[1] Richards S，Aziz N，Bale S，et al. Standards and guidelines for the interpretation of sequence variants：a joint consensus recommendation of the American College of Medical Genetics and Genomics and the Association for Molecular Pathology[J]. Genet Med，2015，17（5）：405-424.

[2] Nuovo S，Micalizzi A，Romaniello R，et al. Refining the mutational spectrum and gene-phenotype correlates in pontocerebellar hypoplasia：results of a multicentric study[J]. J Med Genet，2022，59（4）：399-409.

[3] Lardelli RM，Schaffer AE，Eggens VR，et al. Biallelic mutations in the 3′ exonuclease TOE1 cause pontocerebellar hypoplasia and uncover a role in snRNA processing[J]. Nat Genet，2017，49（3）：457-464.

[4] Xu Y，Song T，Wang X，et al. Copy number assessment of SMN1 based on real-time PCR with high-resolution melting：fast and highly reliable testing[J]. Brain Dev，2022，44（7）：462-468.

[5] Adams DR，Eng CM. Next-generation sequencing to diagnose suspected genetic disorders[J]. N Engl J Med，2018，379（14）：1353-1362.

[6] Aref-Eshghi E，Kerkhof J，Pedro VP，et al. Evaluation of DNA methylation episignatures for diagnosis and phenotype correlations in 42 mendelian neurodevelopmental disorders[J]. Am J Hum Genet，2020，106（3）：356-370.

[7] Myszczynska MA，Ojamies PN，Lacoste AMB，et al. Applications of machine learning to diagnosis and treatment of neurodegenerative diseases[J]. Nat Rev Neurol，2020，16（8）：440-456.

# 8　*TOP3A*基因突变导致进行性眼外肌麻痹伴线粒体DNA缺失

姚如恩，王剑

（上海交通大学医学院附属上海儿童医学中心遗传分子诊断科）

## 【案例介绍】

患儿，男，11岁2个月，因"乏力2年余，扩张型心肌病、心功能不全"于2022年2月9日入院。患儿2年余前平地行走后易感乏力、疲劳，食欲欠佳，未予重视，约1年半前发现听力明显下降，至上海五官科医院安装助听器。1年余前家属自觉其生长发育落后，且双眼无神，遂至当地医院就诊，诊断为生长激素缺乏，予注射生长激素治疗，并至笔者所在医院行基因检查示*ACTG1*基因变异（c.377C＞T杂合，母亲携带，不确定致病意义）。

患儿9岁时突发声音嘶哑，在当地医院间断治疗1个月，无好转。2021年6月至当地医院行喉镜检查示左声带麻痹；胸部CT示心脏体积增大，心脏超声检查示全心扩大，心功能减退，脑钠肽（BNP）5370.0pg/mL，肌酸激酶同工酶（CK-MB）30.2ng/mL，肌酸激酶（CK）1113.7U/L，肌红蛋白254.9ng/mL，在当地医院住院治疗10天，予米力农强心、地高辛缓解心室率、卡托普利改善心肌重构、磷酸肌酸营养心肌等治疗，出院后口服地高辛、氯化钾、卡托普利。半年前来笔者所在医院门诊就诊。查体示：发育落后，消瘦，无外观畸形，无特殊面容，眼睑稍下垂，双耳可见助听器。辅助检查：心电图示窦性心律，左室高电压，右房大，P-R间期正常高限，T波变化；心脏超声示左房、左室增大，左心收缩功能减低，右室舒张功能欠佳[射血分数（EF）40.83%]，但心室壁未见变薄，可能存在心肌肥厚，肺动脉高压（轻度）。于笔者所在医院心内科住院治疗10天，予"地高辛、呋塞米、螺内酯、美托洛尔"等对症支持治疗，再次完善全外显子组测序（WES）。

### 基因检测

#### 1. 全外显子组测序鉴定*TOP3A*基因复合杂合突变

使用Agilent公司SureSelect XT Human All Exon V6试剂盒进行测序文库构建，Illumina公司NovaSeq 6000 System进行上机测序；测序原始数据经SoftGenetics公司NextGENe®软件比对、转换后上传至LifeMap公司TGex™在线软件进行变异的过滤、注释和分析。在去除gnomAD等对照数据库中等位基因频率大于1%的常见变异以及经多种软件（如PolyPhen-2、MutationTaster和MaxEntScan）预测的良性变异后，以听力异常、心血管系统异常及肌肉系统异常为筛选指标进一步分析候选变异。分析结果提示患者*TOP3A1*基因存在错义突变c.1643G＞A（p.Arg548Gln）和剪接位点突变c.2021+2dupT，Sanger测序证实突变分别遗传自父亲和母亲（图8-1）。

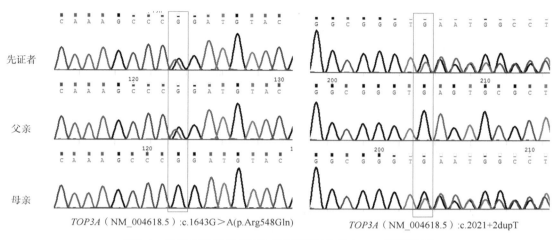

**图8-1** 受检者及父母*TOP3A*基因突变位点Sanger测序验证

### 2. *TOP3A*基因突变致病性分析及线粒体基因组拷贝数的影响

受检者携带的错义突变*TOP3A*（NM_004618.5）：c.1643G＞A（p.Arg548Gln），为人群低频率突变，东亚人群未见携带，gnomAD Exomes频率为0.000 051 7，大部分软件预测结果突变有害程度较高，REVEL评分0.606，PolyPhen-2预测Deleterious（Supporting）（0.98）。根据美国ACMG/AMP指南对遗传变异的临床解释[1]，该变异被归类为临床意义未明变异（VUS）（PM2+PP3）。另一剪接位点突变*TOP3A*（NM_004618.5）：c.2021+2dup，未在gnomAD Exomes数据库收录，可能会影响mRNA剪接加工，根据变异分类指南，该变异同样被归类为临床意义未明变异（VUS）（PVS1+PM2）。TOP3A活性的丧失会破坏线粒体基因组（mtDNA）的分离[1]，从而导致线粒体网络中mtDNA类核分离。*TOP3A*突变可引起与mtDNA缺失和分离受损相关的线粒体病[2]，致病性的*TOP3A*基因突变会导致患者mtDNA缺失，检测发现线粒体拷贝数下降。进一步针对受检者外周血基因组中的线粒体基因进行qPCR检测判断线粒体基因拷贝数，发现受检者及父母均有不同程度的线粒体基因组拷贝数降低（图8-2）。

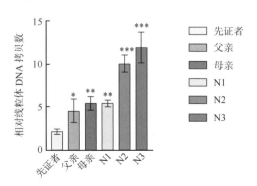

**图8-2** qPCR检测结果提示先证者及其父母线粒体基因组拷贝数不同程度降低

N，正常对照者

## 【案例分析】

患儿以"扩张型心肌病、心功能不全"等症状就诊，眼睑下垂症状不明显，1年余前基因检查示*ACTG1*基因变异（c.377C＞T杂合，母亲携带，不确定致病意义），半年前于笔者所在医院门诊就诊过程中查体发现双眼睑下垂，完善全外显子组基因测序提示*TOP3A*基因变异，文献资料显示*TOP3A*基因变异可引起"进行性眼外肌麻痹伴线粒体DNA缺失、生长发育受限"等疾病。患者临床症状与*TOP3A*基因变异导致的"进行性眼外肌麻痹伴线粒体DNA缺失、生长发育受限"高度相符，但基因突变位点致病性尚不明确，通过进一步检测线粒体拷贝数提供功能学证据，帮助进一步判断变异位点致病性，最终进行诊断。

*TOP3A*基因变异导致的"进行性眼外肌麻痹伴线粒体DNA缺失、生长发育受限"病例目前仅成年女性一例[1]，且患者的表型不典型，同时可能因年龄不同显现出严重程度不同的表型。进行性眼外肌麻痹还可见于多种神经系统疾病，如费希尔（Fisher）综合征、眼肌型重症肌无力、眼肌型肌营养不良、痛性眼肌麻痹综合征（Tolosa-Hunt syndrome）等，但Fisher综合征和痛性眼肌麻痹综合征多为急性起病，常伴复视，Fisher综合征还可表现为小脑共济失调等表现，而痛性眼肌麻痹综合征表现为不对称性痛性眼肌麻痹，眼肌型重症肌无力可出现任何类型的眼肌麻痹，但病程较短，复视主诉突出，且症状具有波动性和疲劳性。

进行性眼外肌麻痹是线粒体脑肌病的一种常见类型，其眼部表现有时是该病最早或唯一表现，患者多因眼外肌麻痹而到眼科就诊，很容易出现误诊和漏诊。

## 【案例拓展】

如果线粒体DNA的基因突变以侵犯骨骼肌为主，称为线粒体肌病，如果同时累及中枢神经系统，则称为线粒体脑肌病。线粒体脑肌病是一组由于线粒体功能缺陷引起的多系统疾病，以中枢神经和肌肉系统病变为主，多表现为肌力低下、易疲劳、小脑失调、耳聋、痴呆、代偿性高乳酸血症等。根据临床表现，将线粒体脑肌病分为肌阵挛癫痫伴破碎红纤维综合征（MERRF），线粒体脑肌病合并乳酸血症及卒中样发作（MELAS），Kearns-Sayre综合征（KSS），慢性进行性眼外肌麻痹（CPEO），神经源性肌软弱、共济失调并发色素性视网膜炎（NARP）和Leigh综合征（LS）等几种。进行性眼外肌麻痹是线粒体脑肌病较为常见的类型，主要表现为进行性眼睑下垂和眼球运动障碍，部分可伴有肢体肌无力、视网膜色素变性、耳聋、糖尿病、心脏传导障碍和内分泌异常等，任何年龄均可发病，但30岁以前起病多见，多为散发，亦有家族性报道[3]。

Walker等在1996年发表了线粒体脑肌病的诊断标准，该标准含主要诊断指标和次要诊断指标，并根据不同的满足情况，做出明确诊断和可能诊断[4]。

主要诊断指标：

（1）符合线粒体脑肌病各综合征的临床表现（如KSS和CPEO、MELAS、MERRF等）。

（2）肌活检RRF＞2%。

（3）有以下一种或多种呼吸链酶活性受抑制的表现：① 生化或极谱法描记的呼吸链复合物活性＜20%；② 50 岁以下肌活检细胞色素 C 氧化酶COX（－）、肌纤维＞2%；③ 50 岁以上肌活检COX（－）、肌纤维＞5 %。

（4）发现相关的核内基因组 DNA（nDNA）或mtDNA异常。

次要诊断指标：

（1）完全的线粒体脑肌病的临床表现。

（2）至少以下一种提示肌肉中线粒体异常的表现：① 30～50 岁肌活检破碎红纤维（RRF）在1%～2%；② 30 岁以下肌活检出现RRF；③电镜下见广泛线粒体异常。

（3）至少一种呼吸链功能受抑制的表现：①生化或极谱法描记的呼吸链复合物活性在20%～30%；②用免疫方法证实呼吸链复合物表达减少。

（4）发现可能相关的mtDNA异常。

（5）一种或多种氧化磷酸化受损的表现：①脑脊液或血中乳酸、丙酮酸和（或）丙氨酸增高；②若疑为KSS，脑脊液蛋白质增高；③PET或$^{31}$P-MRS证实肌肉或脑代谢降低；④最大氧分压、平均氧分压或乳酸阈值降低。

符合2个主要诊断指标或1个主要诊断指标及 2 个次要诊断指标的即为明确线粒体脑肌病；符合1个主要诊断指标及1个次要诊断指标或 3 个次要诊断指标的为可能线粒体脑肌病。

近年研究已证实，线粒体脑肌病中的MELAS、KSS、MERRF均有mtDNA突变。CPEO骨骼肌细胞mtDNA的片段缺失范围在3.0～8.5kb/2.5～7.7kb。由此可见，mtDNA缺失突变为CPEO 的主要病因，其次为点突变。

四肢肌肉活检组织常规免疫组织化学染色诊断CPEO的阳性率约为75%，其余仍需进行线粒体DNA分析。由于线粒体DNA片段缺失或点突变，线粒体大量增生聚集，以Gomori 三色染色膜下线粒体堆积红染（破碎红纤维）、SDH过度表达（破碎蓝纤维）及对应的COX染色阴性为主要表现，且后两者对诊断的敏感度更高。

本病治疗的根本是基因治疗或补充所缺少的载体。常规治疗是应用大剂量维生素$B_1$、维生素$B_2$、维生素$B_6$、辅酶$Q_{10}$、能量合剂ATP、辅酶A等静脉滴注。目前尚无针对性药物治疗，对于引起视轴遮挡的肌源性上睑下垂，以额肌悬吊术缓解上睑下垂为主要治疗手段[5]。

### 【案例总结】

患儿以"扩张型心肌病、心功能不全"等症状就诊，眼睑下垂症状不明显。目前已知的*TOP3A*基因致病性变异较少，通过重分析全外显子组测序数据发现患儿携带*TOP3A*基因上的未曾报告的错义突变及非经典剪接突变，并进一步检测患儿及家系成员发现线粒体拷贝数异常，结合临床表型明确诊断。

# 参 考 文 献

[1] Nicholls TJ，Nadalutti CA，Motori E，et al. Topoisomerase 3α is required for decatenation and segregation of human mtDNA[J]. Mol Cell，2018，69（1）：9-23.

[2] Wu L，Davies SL，North PS，et al. The Bloom's syndrome gene product interacts with topoisomerase Ⅲ [J]. J Biol Chem，2000，275（13）：9636-9644.

[3] Moraes CT，Ricci E，Bonilla E，et al. The mitochondrial tRNA（Leu（UUR））mutation in mitochondrial encephalomyopathy，lactic acidosis，and strokelike episodes（MELAS）：genetic，biochemical，and morphological correlations in skeletal muscle[J]. Am J Hum Genet，1992，50（5）：934-949.

[4] Nakamura M，Nakano S，Goto Y，et al. A novel point mutation in the mitochondrial tRNA（Ser（UCN））gene detected in a family with MERRF/MELAS overlap syndrome[J]. Biochem Biophys Res Commun，1995，214（1）：86-93.

[5] Montagna P，Gallassi R，Medori R，et al. MELAS syndrome：characteristic migrainous and epileptic features and maternal transmission[J]. Neurology，1988，38（5）：751-754.

# 9 46，XX男性性反转综合征

罗庆，徐灵玲，严一，唐敏，李宝林，刘靳波

（西南医科大学附属医院医学检验部）

【案例介绍】

患者，男，25岁，因婚后1年未育就诊。

查体：身高160cm，外生殖器阴茎6cm，勃起12cm，双侧睾丸质地稍软，体积各约2mL。乳腺稍发育。

实验室检查：患者精液检查间隔1周检测3次，结果均提示无精子症。精液检查：精液量约3mL，pH 7.2，淡黄，稀薄，离心沉渣未见精子。性激素检测结果见表9-1。TORCH优生五项检测：单纯疱疹病毒1型、单纯疱疹病毒2型、巨细胞病毒、风疹病毒、弓形虫抗体，均阴性。抗精子抗体测定，阴性。

表9-1 性激素检测结果

| 检测项目 | 检测值 | 正常参考值 |
| --- | --- | --- |
| 雌二醇（pg/mL） | 14.23 | 0～75 |
| 黄体生成素（mIU/mL） | 12.16 | 1.7～11.2 |
| 卵泡刺激素（mIU/mL） | 42.23 | 2.1～18.6 |
| 垂体泌乳素（ng/mL） | 7.15 | 3.6～16.3 |
| 睾酮（ng/dL） | 71.81 | 262～870 |

B超检查：双侧睾丸体积偏小，实质回声欠均匀：右侧睾丸大小约2.1cm×1.5cm×0.9cm，左侧睾丸大小约2.1cm×1.5cm×1.1cm。左侧精索静脉曲张：左侧精索静脉走行迂曲，内径增宽，最大约0.22cm，右侧精索静脉未见曲张声像。未见子宫及卵巢等女性器官（图9-1）。

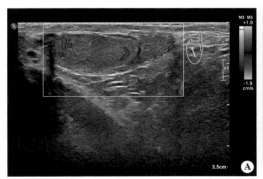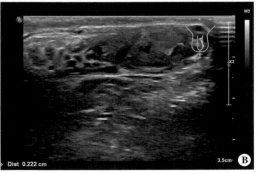

图9-1 B超检查结果

A. 睾丸；B. 精索静脉曲张

染色体检查：检验科医生与临床医生沟通后建议患者进行Y染色体微缺失检测。应用PCR法检测 *SRY* 基因及 *AZF* 基因6个位点，包括AZFa区SY84、SY86，AZFb区SY127、SY134，AZFc区SY254、SY255，结果显示患者 *SRY* 基因存在，*ZFX/ZFY* 基因存在，AZFa、AZFb、AZFc区位点均缺失（图9-2）。

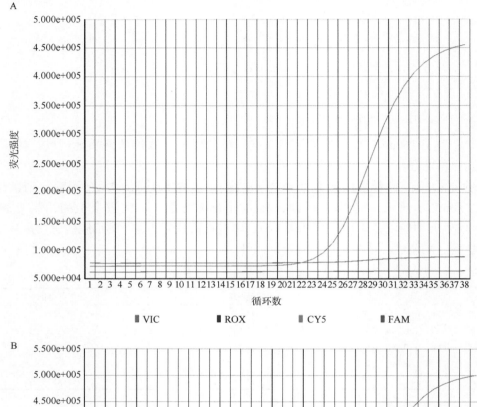

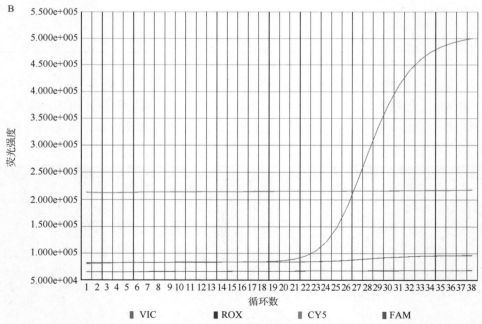

**图9-2** Y染色体微缺失检测

A. FAM：SRY 对照，VIC：sY84 AZFa，ROX：SY127 AZFb，CY5：sY255 AZFc；B. FAM：ZFX/ZFY对照，VIC：sY86 AZFa，ROX：sY134 AZFb，CY5：sY254 AZFc

随后进行了外周血染色体检查，患者染色体核型为46，XX（图9-3）。

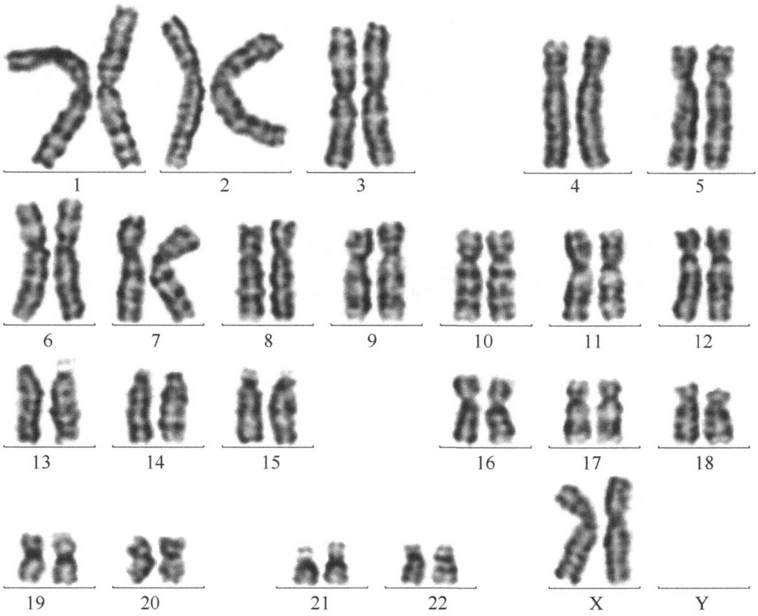

**图9-3**　染色体核型分析

荧光原位杂交（fluorescence *in situ* hybridization，FISH）检测发现，患者染色体中存在两条X染色体，无Y染色体。而本应存在于Y染色体的 *SRY* 基因易位至其中一条X染色体末端（图9-4）。

**【案例分析】**

本例患者社会性别男性，婚后性生活正常，因原发性不育就诊。患者身高偏矮（160cm），双侧睾丸体积偏小（各约2mL），精液检查显示无精子。血清性激素检测提示患者黄体生成素、卵泡刺激素水平均异常升高，睾酮水平降低，表现为原发性睾丸生精功能

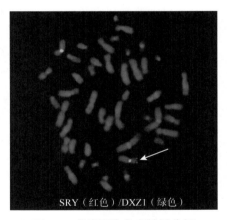

**图9-4**　荧光原位杂交结果分析

障碍。外周血染色体核型分析为46，XX。Y染色体微缺失检测显示：AZFa、AZFb、AZFc区位点均缺失，*SRY* 基因阳性，*ZFX/ZFY* 存在。因男性化表型与女性核型的不一致，临床诊断为46，XX男性性反转综合征（sex reversal syndrome，SRS）。

46，XX男性性反转综合征是一种具有高度临床异质性的疾病，发生率约为1/20 000[1]。成人男性以睾丸发育不良和第二性征发育不全为主要临床表现，通常以婚后不育或性功能障碍就诊。该疾病患者无正常Y染色体，存在不同程度的性腺发育异常，如睾丸发育不良、隐睾、阴茎发育异常、尿道下裂等，需与克氏综合征、真两性畸形、低促性腺功能减退等疾病相鉴别。男性SRS患者，精液检查表现为无精子症。精子的发生和成

熟是一个动态持续的过程。男性精子发生的基因主要存在于Y染色体长臂，因此Y染色体长臂的缺失将导致无精子症[2]。

SRS可能的发病机制有以下几种[3-4]：①*SRY*基因易位假说：父系精子在减数分裂中发生X染色体短臂（Xp）-Y染色体短臂（Yp）末端异常交换，导致含*SRY*基因的X型精子形成；②靶基因变异假说：无*SRY*基因存在，但是X染色体或常染色体上存在的基因变异可以诱导睾丸发育；③嵌合体假说：46，XX男性患者的某些细胞中包含Y染色体，但是在外周血检测中未被发现。通过FISH检查发现该患者*SRY*基因阳性，*SRY*基因易位到X染色体的短臂末端，可以明确本例患者属于第一种*SRY*基因易位假说。*SRY*基因编码性别决定区域Y蛋白，是人类性别决定的主要调控基因，其存在使胎儿具有双向分化潜能的生殖嵴向睾丸方向发展[5]。临床上，约80%的46，XX男性性反转综合征由X染色体和Y染色体间的易位所致[6]，但也有部分患者*SRY*基因检测阴性，说明尚存在其他基因参与了人类的性别决定[7]。

因此，46，XX男性性反转综合征患者生精功能障碍，不需再实施睾丸活检或显微取精等有创检查，建议其选择供精助孕。

## 【案例拓展】

FISH技术是利用荧光标记的特异核酸探针与细胞内相应的靶DNA分子或RNA分子杂交，通过在荧光显微镜或共聚焦激光扫描仪下观察荧光信号，来确定与特异探针杂交后被染色的细胞或细胞器的形态和分布，或者结合了荧光探针的DNA区域或RNA分子在染色体或其他细胞器中的定位。主要操作步骤：①样品的固定；②样品的制备和预处理；③预杂交；④探针和样品变性；⑤用不同的探针杂交以检测不同的靶序列；⑥漂洗去除未结合的探针；⑦检测杂交信号，进行结果分析。目前FISH技术被广泛应用于：基因定位，如着丝粒重复序列、染色体端粒；染色体结构研究，如非整倍体、染色体重组等；另外，在病原微生物诊断、产前诊断、绘制基因图谱、癌症基因的检测和判断等方面也发挥着重要作用。

## 【案例总结】

本病例因原发性不育就诊，经病史、精液、生化、B超、细胞及分子遗传学等检查，诊断为无精子症、46，XX男性性反转综合征。由于该病的临床特征异质性较大，需通过以上辅助检查与梗阻性无精子症相鉴别，避免睾丸活检或显微取精等有创穿刺检查，同时后续辅助生殖技术建议直接选择供精助孕，减少患者医疗负担。

参 考 文 献

[1] Ergun-Longmire B，Vinci G，Alonso L，et al. Clinical，hormonal and cytogenetic evaluation of 46，XX males and review of the literature[J]. J Pediatr Endocrinol Metab，2005，18（8）：739-748.

[2] Maan AA，Eales J，Akbarov A，et al. The Y chromosome：a blueprint for men's health？[J]. Eur J Hum

Genet，2017，25（11）：1181-1188.

[3] Margarit E，Coll MD，Oliva R，et al. SRY gene transferred to the long arm of the X chromosome in a Y-positive XX true hermaphrodite[J]. Am J Med Genet，2000，90（1）：25-28.

[4] Dauwerse JG，Hansson KB，Brouwers AA，et al. An XX male with the sex-determining region Y gene inserted in the long arm of chromosome 16[J]. Fertil Steril，2006，86（2）：463. e1-e5.

[5] Reddy PP，Papenhausen PR，Suh YM，et al. XX sex reversal：molecular analysis of the SRY/ZFY regions[J]. J Urol，1997，158（3 Pt2）：1305-1307.

[6] Ghieh F，Mitchell V，Mandon-Pepin B，et al. Genetic defects in human azoospermia[J]. Basic Clin Androl，2019，29：4.

[7] Yue F，Zhang H，Xi Q，et al. Molecular cytogenetic analysis and genetic counseling：a case report of eight 46，XX males and a literature review[J]. Mol Cytogenet，2019，12：44.

# 10　12号染色体异源父源单亲二倍体导致 *MYF5* 基因纯合变异

李倩倩，朱晓帆，孔祥东

（郑州大学第一附属医院遗传与产前诊断中心）

## 【案例介绍】

患者，男，8岁，出生时即右上眼睑下垂，1岁时，通过眼运动神经磁共振成像确诊；6岁时，接受眼睑修复手术，术后上眼睑下垂症状显著改善，此外，于当地医院被诊断为脊柱侧弯；7岁时，通过数字X线摄影（DR）在他院被确诊为脊柱侧弯和畸形性肋骨发育不全伴融合异常，但未发现脊椎异常；8岁时，DR结果显示脊柱侧弯程度显著加重。为进一步确证患者的遗传学致病因素，患者父母以"孕19周，双眼睑下垂合并脊柱侧弯患儿生育史"为主诉于2020年12月20日至笔者所在医院进行遗传咨询。

**1. 基于核心家系的家系全外显子组测序（trio-WES）**

根据标准说明书，使用Illumina文库构建和捕获试剂盒构建DNA文库，文库经质控（包括浓度与片段大小）检测合格后，采用NovaSeq 6000测序仪进行150bp双端测序（read 1：151bp，index 1：8bp，index 2：8bp，read 2：151bp）；利用Efficient Genosome Interpretation System（EGIS，Sierra Vast Bio-Medical）进行测序片段定位（reads mapping，指将测序得到的DNA片段定位于基因组）、变异识别（calling）及变异注释（annotation）；PCR结合Sanger测序进一步验证候选基因变异位点。

trio-WES结果显示，患者携带 *MYF5* 基因（NM_005593.3）c.191delC（Ala64Valfs*33）纯合变异（reference allele/alternative allele，ref/alt：0/78），父亲为杂合变异携带者（ref/alt：40/32），母亲则为野生型，且经Sanger测序证实（图10-1）。推测患者c.191delC（Ala64Valfs*33）纯合变异可能由父源单亲二倍体导致。因此，调取变量调用格式（VCF）数据，通过AilisNGS®（https://www.ailifeus.com/#/products/ngs）在线预测单亲二倍体的存在。预测结果提示，患者两条12号染色体可能均来自父亲，即12号染色体异源父源单亲二倍体（iUPD12pat），见图10-1。

**2. 生物信息学分析**

通过MultAlin（http://multalin.toulouse.inra.fr/multalin/multalin.html）预测c.191delC（Ala64Valfs*33）的保守性，结果显示，c.191delC（Ala64Valfs*33）在物种间高度保守（图10-2A）。

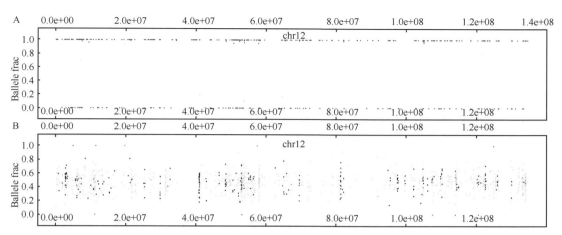

图 10-1　在线预测单亲二倍体（UPD）

A. 患者 UPD 预测结果；B. 父亲 UPD 预测结果

### 3. 免疫印迹

人类上皮性宫颈癌细胞（HeLa 细胞）培养于 DMEM 完全培养基，培养条件为 5% $CO_2$、37 ℃。扩增 *MYF5* 基因全长编码区片段，并克隆至 p3×FLAG-CMV-10 载体（p3×FLAG-CMV-10-MYF5-WT），采用定点突变方法构建突变质粒（p3×FLAG-CMV-10-MYF5-MU）。HeLa 细胞于 12 孔细胞培养板培养 24 小时后，分别转染 2μg p3×FLAG-CMV-10-MYF5-WT、p3×FLAG-CMV-10-MYF5-MU 与 p3×FLAG-CMV-10，继续培养 48 小时后收取细胞，按照标准步骤提取蛋白进行免疫印迹实验。结果证实，较野生型 MYF5，突变型 MYF5 蛋白被截短，且表达量下调 69.14%（ *P* ＜ 0.01 ）（图 10-2B、C）。

### 4. 全基因组单核苷酸多态性微阵列分析（genome-wide SNP array）

全基因组单核苷酸多态性微阵列分析实验流程与数据分析方法详见 Bruno 等研究[1]。logR 比值和 B 等位基因频率（BAF）分析结果证实，AilisNGS® 在线预测的 UPD 确实为 iUPD12pat（12p13.33—q24.33），该区域包括 *MYF5* 基因的父源变异位点，根据国际人类细胞基因组命名体系（ISCN 2016），被命名为 [GRCh37/hg19]12p13.33q24.33（413，635-133，272，968）×2hmz（纯合性）（图 10-2D、E）。

## 【案例分析】

眼外肌麻痹伴肋骨和脊椎异常（EORVA）呈常染色体隐性遗传，以先天性非进行性眼外肌麻痹及上眼睑下垂为特征，在儿童时期发展为斜颈及脊柱侧弯。此外，患者表现为肋骨发育不全或肋骨缺失伴融合异常。EORVA 由 *MYF5* 基因纯合变异导致[2]。MYF5 是 Myc 样碱性螺旋 - 环 - 螺旋（Myc-like basic helix-loop-helix）转录因子家族的一员，在肌肉分化过程中扮演重要角色[3]。目前，仅报道过来自 3 个家庭的 5 例患者[2]。本案例是第 1 例由 iUPD12pat 导致的 EOVAR 患者。已报道的 EORVA 病例与本病例存在相似临床表型，如眼外肌麻痹、肋骨和椎体异常等。

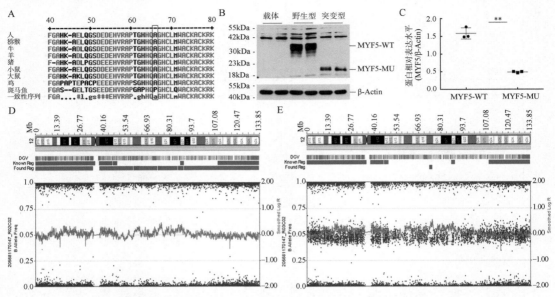

**图10-2** c.191delC（Ala64Valfs*33）功能学研究及分析结果

A.c.191delC（Ala64Valfs*33）在物种间高度保守（黑色方框）；B.免疫印迹实验检测野生型MYF5与突变型MYF5蛋白表达情况；C.蛋白表达定量分析；D.患者全基因组单核苷酸多态性微阵列分析结果；E.父亲全基因组单核苷酸多态性微阵列分析结果

大多数EORVA病例（包括该病例）表现为单侧或双侧上眼睑下垂[2, 4]。此外，EORVA患者可能表现出运动发育迟缓，但本患者运动发育正常；所有EORVA患者认知能力均在正常水平。即使本患者已接受眼睑下垂重建手术，但仍需定期临床观察，以追踪临床症状的进行性。

【案例拓展】

随着高通量测序技术的发展，科学研究与临床医学领域的遗传学检测范围不断扩大，检测速度不断加快。目前，DNA测序技术不仅推进了遗传学研究，而且被用于各种疾病的临床检查，尤其WES与WGS技术被越来越多地应用于科学研究与临床诊断。

WES是指利用序列捕获技术将全基因组外显子区域DNA捕获并富集后进行高通量测序的基因组分析方法，用于研究编码蛋白质功能区域的遗传变异。人类外显子组区域仅占全基因组序列的1%左右，但包含85%的致病变异，尤其编码区基因变异可导致严重后果。WES具有以下优点：①相较于WGS，成本更低，周期更短；②对研究样本队列的遗传变异具有更大优势，相较于核型分型、拷贝数变异测序（CNV-seq）、Sanger测序通量更高，对单基因遗传性疾病的遗传变异检出率更高，更接近于正确的诊断结果。

【案例总结】

首先，运用trio-WES技术，发现疑似EORVA患者存在MYF5基因纯合变异，父亲为杂合变异携带者，母亲为野生型；其次，Ailis NGS® 在线预测 UPD 的可能性；最后，采用全基因组单核苷酸多态性微阵列分析进一步证实患者 *MYF5* 纯合变异由 iUPD12pat 导致。本案例将丰富 *MYF5* 基因变异谱，且进一步证实 UPD 与隐性遗传性疾病的发生密切相关。此外，在临床工作中，当基因检测结果与遗传模式不一致时，应首先考虑 UPD 的可能。

## 参 考 文 献

[1] Bruno DL，White SM，Ganesamoorthy D，et al. Pathogenic aberrations revealed exclusively by single nucleotide polymorphism（SNP）genotyping data in 5000 samples tested by molecular karyotyping[J]. J Med Genet，2011，48（12）：831-839.

[2] Di Gioia SA，Shaaban S，Tüysüz B，et al. Recessive MYF5 mutations cause external ophthalmoplegia，Rib，and vertebral anomalies[J]. Am J Hum Genet，2018，103（1）：115-124.

[3] Wang Y，Schnegelsberg PN，Dausman J，et al. Functional redundancy of the muscle-specific transcription factors Myf5 and myogenin[J]. Nature，1996，379（6568）：823-825.

[4] Traboulsi EI，Lee BA，Mousawi A，et al. Evidence of genetic heterogeneity in autosomal recessive congenital fibrosisof the extraocular muscles[J]. Am J Ophthalmol，2000，129（5）：658-662.

# 11 无创产前基因检测20三体高风险胎儿20号染色体单亲二倍体

王朝红，唐俊湘，叶登美，黄道奇，李景然，夏媛媛，许晓红，朱健生

（安徽省妇幼保健院遗传中心）

## 【案例介绍】

孕妇，女，29岁，身高162cm，体重56.4kg，G1P0，自然受孕，无不良孕产史及家族遗传病史，无异体输血、异体细胞治疗、干细胞治疗史，无工业毒物、粉尘、放射性物质接触史，意识清醒，精神状态良好；夫妻双方及双方父母均非近亲结婚，因"唐氏筛查21三体综合征临界风险"就诊。

检查结果：①超声：孕$13^{+1}$周，NT值0.4mm；②母体血清学筛查：孕$16^{+4}$周，21三体综合征临界风险（1/395）；③无创产前基因检测（NIPT）：孕$17^{+6}$周，检测区域及精度范围内20号染色体数目增多，提示20三体高风险；④羊水染色体核型分析：孕$20^{+4}$周，核型结果46，XX；⑤羊水染色体微阵列（芯片）分析（CMA）：20号染色体存在大片段杂合性缺失（LOH），分别为20p12.3p11.1区域20.91Mb，20q11.21q13.33区域29.06Mb；⑥基因芯片家系连锁分析提示胎儿为父源UPD（20）（20号染色体单亲二倍体）。

胎儿染色体检测：

（1）NIPT检测：ARtech的EDTA-$K_2$+核酸保护剂真空采血管采血5mL，磁珠法提取血浆游离DNA、文库构建和纯化后，使用Illumina NextSeq 550AR基因测序仪对孕妇的血浆样本进行测序及数据分析。检测结果显示，检测区域及精度范围内20号染色体数目增多，提示20三体高风险。

（2）羊水染色体核型分析：超声引导下抽取羊水，每管8mL，共2管，离心弃上清，留取约0.5mL细胞悬液，37℃、5%$CO_2$培养，收获、消化及染色后，莱卡GLS-120全自动染色体核型扫描仪扫描捕获核型，400条带水平分析5个、计数30个分裂象。核型结果显示：46，XX（图11-1）。

（3）CMA检测：羊水样品4℃、1000g离心10分钟，提取基因组DNA，根据Affymetrix CytoScan 750K阵列（ThermoFisher，MA，USA）的说明检测染色体微阵列。对于单核苷酸多态性（SNP）阵列分析，按照CytoScan 750K阵列（ThermoFisher，MA，USA）的说明筛选DNA，平均探针间距离为100kb。数据采用GenChip™扫描仪3000系统采集，并使用染色体分析套件软件进行分析。检测结果：20号染色体存在大片段杂合性缺失，分别为20p12.3p11.1区域20.91Mb，20q11.21q13.33区域29.06Mb（图11-2）。

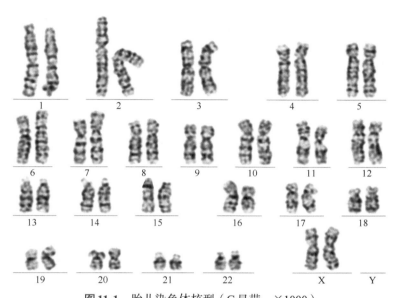

**图11-1** 胎儿染色体核型（G显带，×1000）

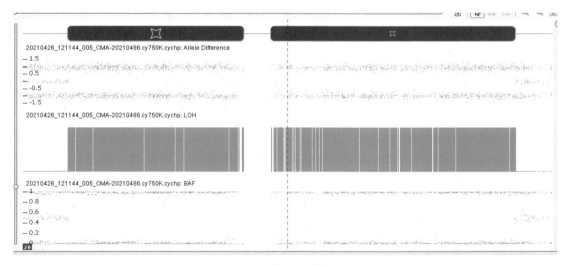

**图11-2** 胎儿CMA结果截图

（4）CMA家系连锁分析：夫妻双方在检测范围内未发现有染色体拷贝数的异常变化，结合羊水样本胎儿结果，家系分析提示胎儿20号染色体为父源UPD（20），20p12.3p11.1和20q11.21q13.33区域为单亲同二体，20p13p12.3和20q13.33q13.33区域为单亲异二体（图11-3）。

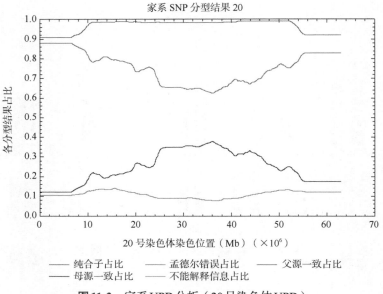

**图11-3** 家系UPD分析（20号染色体UPD）

## 【案例分析】

NIPT是基于高通量测序的产前筛查新技术，通过检测孕妇外周血中胎儿游离DNA，评估胎儿染色体非整倍体异常风险，对21、18、13三体综合征具有高灵敏度和高特异性，已广泛应用于临床[1, 2]。最近的研究表明，除21、18、13三体综合征外，NIPT对其他染色体非整倍体和染色体拷贝数变异也有很好的提示作用[3, 4]。该案例因唐氏筛查21三体综合征临界风险就诊，NIPT提示20三体高风险，羊水染色体核型分析结果正常，CMA家系连锁分析提示胎儿20号染色体为父源单亲二倍体[UPD（20）]，NIPT与胎儿染色体结果不一致。

1980年Engel[5]首次提出单亲二倍体（UPD）概念，指2条同源染色体均来源于父亲或母亲一方，其发生率约为0.029%。UPD发生机制可能为三体挽救、配子互补、有丝分裂错误或单体自救等[6]，UPD的主要类型如下[7]。①单亲异二体：受累个体从同一亲本继承两条同源染色体，精子或卵子在减数分裂Ⅰ期不分离，Ⅱ期正常，合子出现三体型，三体挽救所导致。②单亲同二体：受累个体从同一亲本继承一条同源染色体的两个相同副本，精子或卵子在减数分裂Ⅰ期正常，Ⅱ期不分离，合子出现三体型，三体挽救所导致。③部分性单亲同二体/异二体：减数分裂时同源染色体的非姐妹染色单体发生了联会交叉互换，然后在减数分裂Ⅰ期不分离，出现着丝粒区域的单亲异二体，远端单亲同二体现象；减数分裂Ⅱ期不分离，出现着丝粒区域的单亲同二体，远端单亲异二体现象。

染色体三体挽救机制是造成UPD的主要原因，挽救过程中可能出现胎盘和胎儿细胞染色体不一致现象，如胎盘滋养层细胞的三体或三体嵌合，胎儿全部的二体细胞，即限制性胎盘嵌合（CPM）。UPD的主要不良后果[8]：某条染色体杂合性缺失，由杂合子变为纯合子，增加单基因隐性遗传病患病风险；存在印记基因的6、7、11、14、15、20号染色体，基因表达中存在亲本起源或印记的差异，可出现临床表型异常；CPM所导致的胎盘功能不全，容易出现胎儿宫内生长受限、出生低体重、畸形甚至早产、死产等。

NIPT检测的孕妇外周血中胎儿游离DNA，主要来自胎盘的滋养层细胞[9]，胎盘滋养层的三体细胞导致孕妇外周血中胎儿游离DNA剂量的改变，这是本例NIPT假阳性的原因。UPD不改变染色体的剂量和结构，胎儿是全部的二体细胞，因此本例羊水的胎儿染色体核型分析结果正常，但UPD可以通过基于SNP的CMA技术进行检测[10]。SNP主要指在基因组水平上由单个核苷酸的变异所引起的DNA序列多态性，CMA包含大量针对SNP的寡核苷酸探针，可以检测等位基因的杂合性，但只能检测到单亲同二体，因此本例患者羊水CMA提示20p12.3p11.1和20q11.21q13.33区域存在大片段杂合性缺失。通过CMA家系连锁分析确定胎儿20号染色体为父源UPD（20），20p12.3p11.1和20q11.21q13.33区域为单亲同二体，20p13p12.3和20q13.33q13.33区域为单亲异二体。父源性UPD（20）与甲状旁腺激素抵抗、遗传性骨营养不良、皮下骨化、喂养行为困难、生长异常等有关，临床症状主要为抽搐或癫痫发作、生长发育异常等。

## 【案例拓展】

1997年，Lo等[11]首次证实孕妇外周血中存在胎儿游离DNA，为利用母体血浆胎儿游离DNA进行无创产前基因检测打开了新篇章。母体血浆游离DNA包括母体和胎儿两部分，胎儿游离DNA主要由胎盘的滋养层细胞释放，孕早期其浓度随着孕周的增加而增多[12]，孕7周就可以在孕妇的外周血血浆中稳定地检测到胎儿游离DNA，孕12周可达10%左右，孕20周浓度最高，可达25%左右，随后进入平台期，分娩后2小时即可迅速被机体清除，具有妊娠特异性，且不受上次妊娠结果的影响。NIPT是利用高通量测序平台，对母体外周血血浆中的游离DNA片段（包含胎儿游离DNA）进行测序，结合生物信息学分析，将测序序列与人类参考基因组比对，通过计算游离DNA片段的剂量改变，从而得出胎儿患染色体非整倍体等疾病的风险。常用的高通量测序平台有Illumina、Ion Torrent和BGI等，本案例使用Illumina测序平台，采用边测序边合成的方法，桥式PCR和末端可逆性末端终结是其核心技术，具有文库构建简单、无须PCR环节、测序通量大和错误率低等优点，被广泛应用于分子生物学和医学等多个领域[13]。

2008年，Chiu等[14]首次将高通量测序技术应用于产前基因筛查，2010年Lun等[15]运用高通量测序技术成功地在产前检测出1例21三体综合征，使NIPT技术应用于产前筛查成为可能。2012年，边旭明等[16]提出NIPT是一种近乎诊断水平的筛查手段，主要适用于血清学筛查临界风险、有介入性产前诊断禁忌证、习惯性流产及体外受精（IVF）和错过血清学筛查时间等情况的孕妇。2016年，美国医学遗传学与基因组学学会（ACMG）指出，NIPT是21、18、13三体综合征敏感度和特异性最高的筛查方法[17]。目前，NIPT已广泛应用于临床，且随着高通量测序技术的改进、发展以及生物信息分析能力的提高，NIPT在其他染色体非整倍体异常和染色体拷贝数变异检测领域也有着很好的应用前景[3, 4]。

## 【案例总结】

本案例由于胎儿三体挽救机制，出现了限制性胎盘三体嵌合和胎儿单亲二倍体的情况，故NIPT提示20三体高风险，CMA家系连锁分析提示胎儿UPD（20），NIPT虽与胎儿染色体结果不一致，但仍起到了很好的警示作用。这也提示我们，发现NIPT异常胎儿，最好行介入性产前诊断确认，尤其是涉及印记基因6、7、11、14、15、20号的染色体数目增多时，可能还需结合CMA家系连锁分析排除单亲二倍体可能。

总之，NIPT检测母体血浆游离DNA包括母体和胎儿两部分，胎儿游离DNA主要由胎盘的滋养层细胞释放，可因母体染色体异常、母体肿瘤、限制性胎盘嵌合、胎儿低比例嵌合、胎儿游离DNA浓度低、测序数据量不足和方法学局限性等原因，出现假阳性和假阴性结果。NIPT为高精确度筛查，若提示高风险，孕妇需进行介入性产前诊断，以金标准核型分析为参考，并采用CMA等分子生物学技术辅助诊断。

### 参 考 文 献

[1] Minear MA，Lewis C，Pradhan S，et al. Global perspectives on clinical adoption of NIPT[J]. Prenat Diagn，2015，35（10）：959-967.

[2] Song Y，Liu C，Qi H，et al. Noninvasive prenatal testing of fetal aneuploidies by massively parallel sequencing in a prospective Chinese population[J]. Prenat Diagn，2013，33（7）：700-706.

[3] Wang C，Tang J，Tong K，et al. Expanding the application of non-invasive prenatal testing in the detection of foetal chromosomal copy number variations[J]. BMC Med Genomics，2021，14（1）：292.

[4] Liang D，Cram DS，Tan H，et al. Clinical utility of noninvasive prenatal screening for expanded chromosome disease syndromes[J]. Genet Med，2019，21（9）：1998-2006.

[5] Engel E. A new genetic concept：the uniparental disomy and its potential effect，the isodisomy（author's transl）[J]. J Genet Hum，1980，28（1）：11-22.

[6] Webster A，Schuh M. Mechanisms of aneuploidy in human eggs[J]. Trends Cell Biol，2017，27（1）：55-68.

[7] Benn P. Uniparental disomy：origin，frequency，and clinical significance[J]. Prenat Diagn，2021，41（5）：564-572.

[8] Yu C，Tian Y，Qi L，et al. Prenatal diagnosis and genetic counseling of a uniparental isodisomy of chromosome 8 with no phenotypic abnormalities[J]. Mol Cytogenet，2022，15（1）：18.

[9] Pan M，Li FT，Li Y，et al. Discordant results between fetal karyotyping and non-invasive prenatal testing by maternal plasma sequencing in a case of uniparental disomy 21 due to trisomic rescue[J]. Prenat Diagn，2013，33（6）：598-601.

[10] Eggermann T. Prenatal detection of uniparental disomies（UPD）：intended and incidental finding in the era of next generation genomics[J]. Genes（Basel），2020，11（12）：1454.

[11] Lo YM，Corbetta N，Chamberlain PF，et al. Presence of fetal DNA in maternal plasma and serum[J]. Lancet，1997，350（9076）：485-487.

[12] Devaney SA，Palomaki GE，Scott JA，et al. Noninvasive fetal sex determination using cell-free fetal DNA：a systematic review and meta-analysis[J]. JAMA，2011，306（6）：627-636.

[13] 郭志远，侯东霞，王杰，等. 无创产前基因检测技术的临床应用及研究进展[J]. 内蒙古医学杂志，2021，53（2）：180-183.

[14] Chiu RW，Chan KC，Gao Y，et al. Noninvasive prenatal diagnosis of fetal chromosomal aneuploidy by

massively parallel genomic sequencing of DNA in maternal plasma[J]. Proc Natl Acad Sci U S A，2008，105（51）：20458-20463.

[15] Chiu RW，Sun H, Akolekar R，et al. Maternal plasma DNA analysis with massively parallel sequencing by ligation for noninvasive prenatal diagnosis of trisomy 21[J]. Clin Chem，2010，56（3）：459-463.

[16] 边旭明. 胎儿染色体非整倍体的无创DNA产前检测[J]. 实用妇产科杂志，2013，29（5）：330-333.

[17] Gregg AR，Skotko BG，Benkendorf JL，et al. Noninvasive prenatal screening for fetal aneuploidy，2016 update：a position statement of the American College of Medical Genetics and Genomics[J]. Genet Med，2016，18（10）：1056-1065.

# 12 *TBX6*基因移码变异及其亚等位基因变异导致胎儿脊椎肋骨发育不全

朱晓帆，高值，孔祥东

（郑州大学第一附属医院遗传与产前诊断中心）

## 【案例介绍】

孕妇，30岁，因"孕18周，超声发现胎儿脊柱发育异常"于笔者所在医院门诊就诊。孕妇孕18周于笔者所在医院门诊查超声示：胎儿胸腰段脊柱生理性曲度异常，胸11椎体左侧可显示，右侧未见明显显示（胸11椎体半椎体畸形待排）。孕20周于笔者所在医院门诊复查超声示：胎儿脊柱呈串珠样排列，腰段椎管增宽，胸腰段脊柱生理性曲度异常，胸11椎体左侧可显示，右侧未见明显显示（胸11椎体半椎体畸形待排）。孕23周再次复查超声示：胎儿胸腰段脊柱生理性曲度异常，胸11椎体左侧可显示，右侧未见明显显示（考虑胸11椎体半椎体畸形）。胸10、12椎体稍偏移，胸12椎体之间可见低回声缝隙，胸8椎体回声不均匀，椎体间似可见低回声缝隙，腰1椎体稍小，脊髓圆锥位于$L_3$水平下缘（图12-1）。经详细的遗传咨询后，孕妇选择行羊水穿刺胎儿染色体核型分析及CNV-seq检测，检测结果均未见异常。为排除单基因疾病，与患者及其家属沟通后进一步行家系三人全外显子组测序（简称外显子组测序，WES），结合Sanger测序，最终检测结果显示胎儿为*TBX6*基因移码变异和亚等位基因变异（-T-C-A-单倍型）导致的脊椎肋骨发育不全5型患者。经详细的遗传咨询后，孕妇及其家属选择终止妊娠。

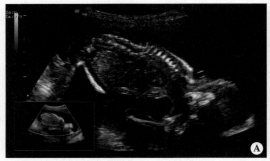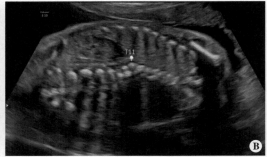

**图12-1 胎儿孕中期超声检查图像**

A. 孕20周胎儿超声图像；B. 孕23周胎儿超声图像

### 1. 家系三人外显子组测序

使用QIAamp DNA提取试剂盒（德国Qiagen）从胎儿羊水及父母外周血中提取胎儿及

其父母的基因组DNA并通过荧光定量PCR反应排除母体污染。

使用Enzyme Plus Library Prep Kit和Fast Library Prep Kit试剂盒（中国北京艾吉泰康有限公司）构建DNA文库，然后使用AIExome Human Exome Panel V2 Plus和TargetSeq One Hyb &Wash试剂盒（中国北京艾吉泰康有限公司）捕获外显子编码区域和剪接区域以及线粒体基因组。随后，应用NovaSeq 6000平台（美国Illumina公司）对捕获的文库进行测序，平均测序深度超过100×，20×覆盖度超过98%。使用上海瀚垚生物医学科技有限公司开发的亿解基因数据解读系统进行变异筛选、注释及解读。根据美国医学遗传学与基因组学学会（ACMG）指南判断变异的致病性。

通过家系三人外显子组测序，检测到胎儿携带*TBX6*基因的一个杂合变异[NM_004608.3：c.994delG（p.Glu332fs*106）]，变异遗传自表型正常的胎儿父亲。

### 2. Sanger测序验证

通过Sanger测序对该位点进行验证，证实胎儿及父亲携带该变异，胎儿母亲未携带该变异（图12-2）。

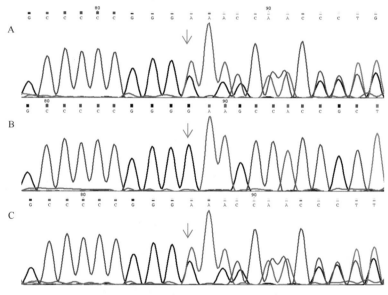

**图12-2** *TBX6*基因c.994G Sanger测序结果

A. 胎儿携带*TBX6*基因c.994delG（p.Glu332fs*106）杂合变异；B. 胎儿母亲为正常野生型；C. 胎儿父亲携带*TBX6*基因c.994delG（p.Glu332fs*106）杂合变异

### 3. *TBX6*基因亚等位基因单倍型检测

通过Sanger测序对胎儿及其父母的*TBX6*基因亚等位基因进行检测，即3个单核苷酸多态性（single-nucleotide polymorphism，SNP）位点rs2289292、rs3809624和rs3809627的碱基组成。检测结果见图12-3。

SNP1: rs2289292          SNP2: rs3809624          SNP3: rs3809627

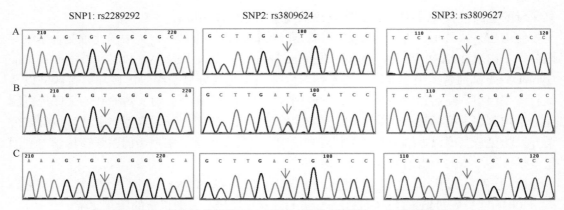

**图12-3**　胎儿及父母的 *TBX6* 基因亚等位基因的 Sanger 测序结果

A. 胎儿中SNP位点碱基组成为-T-C-A-；B. 胎儿父亲中SNP位点碱基组成为-T/C-C/T-A/C-；C. 胎儿母亲中SNP位点碱基组成为-T-C-A-

### 4. 变异解读及致病性分析

*TBX6* 基因 c.994delG（p.Glu332fs*106）为移码变异，会导致蛋白翻译提前终止，引起蛋白功能改变；该变异在人类外显子组整合数据库（ExAC）、参考人群千人基因组（1000G）、人群基因组突变频率数据库（gnomAD）中没有发现。根据ACMG指南，该变异初步评级为疑似致病性变异。该家系中，胎儿超声表现为脊柱发育畸形，胸11椎体半椎体畸形，与 *TBX6* 基因变异导致的脊椎肋骨发育不全5型的表型较为相符，但胎儿父亲表型正常。既往研究显示，*TBX6* 基因无效突变（无义变异、移码变异及影响 *TBX6* 基因的16p11.2缺失）与其亚等位基因变异（3个SNP位点组成的-T-C-A-单倍型）复合杂合状态是一种新的致病模式[1]。该病例家系分析提示胎儿分别携带 *TBX6* 基因移码变异和亚等位基因变异（-T-C-A-单倍型）构成复合变异，胎儿父亲仅存在 *TBX6* 基因移码变异，胎儿母亲仅存在 *TBX6* 基因亚等位基因变异（图12-4）。因此，考虑胎儿 *TBX6* 基因移码变异和亚等位基因变异（-T-C-A-单倍型）构成的复合变异是导致此例胎儿脊柱发育异常的原因，而仅携带 *TBX6* 基因移码变异的胎儿父亲表型正常。

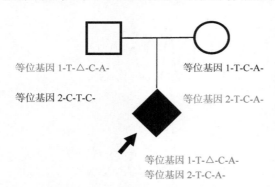

等位基因 1-T-△-C-A-
等位基因 2-C-T-C-

等位基因 1-T-C-A-
等位基因 2-T-C-A-

等位基因 1-T-△-C-A-
等位基因 2-T-C-A-

**图12-4**　该病例的家系图

△为WES检测到的 *TBX6* 基因上的移码变异；-T-C-A-：*TBX6* 基因亚等位基因变异（由3种常见SNP位点rs2289292、rs3809624和rs3809627 碱基组成的非参考等位基因）。受累胎儿的等位基因1的移码变异遗传自父亲，等位基因2中的 *TBX6* 基因亚等位基因变异遗传自母亲

## 【案例分析】

本案例中的孕妇孕中期经超声检查发现胎儿脊柱发育异常，考虑胸11椎体半椎体畸形，胎儿羊水染色体核型分析及CNV-seq检查结果正常。为明确病因，进一步行家系外显子组测序分析，结果显示胎儿携带 *TBX6* 基因的一个杂合变异 [NM_004608.3：c.994delG（p.Glu332fs*106）]，变异遗传自表型正常的胎儿父亲。已知 *TBX6* 基因变异与脊椎肋骨发育不全5型有关，是一种罕见的常染色体显性遗传或者隐性遗传性疾病，表现为不同程度的脊椎和肋骨异常，主要特征包括侏儒症、椎体融合、半椎体畸形、脊椎侧弯、后肋骨融合、肋骨数量减少和其他肋骨畸形。该病例中胎儿表现为脊椎发育不良，与文献中表型相符，但携带相同变异的胎儿父亲表型正常，与常规的常染色体显性/隐性遗传方式不符，给变异解读带来了困难。

检索数据库和文献发现，张锋领导的实验室[1]报道了先天性脊椎侧弯群体中 *TBX6* 基因无效突变和亚等位基因的复合遗传方式：当一个患者的一条染色体存在 *TBX6* 基因无效突变且另一条染色体存在 *TBX6* 基因亚等位基因变异（3个SNP位点的碱基组成的 -T-C-A- 单倍型）时，该患者将会发病。该遗传方式为进一步明确胎儿 *TBX6* 基因变异与超声表型的相关性提供了新的思路。根据文献中提到的遗传模式，笔者设计了3个SNP位点的引物，对胎儿及其父母进行这些位点的Sanger测序，结合Sanger测序结果、外显子组测序结果及家系分析，最终发现胎儿的 *TBX6* 基因移码变异和亚等位基因变异（ -T-C-A- 单倍型）构成的复合变异是导致该病例中胎儿脊柱发育异常的原因，而胎儿及其父亲 *TBX6* 基因亚等位基因的差异解释了其表型差异。

## 【案例拓展】

重大结构性出生缺陷可影响大约3%的新生儿，约占新生儿死亡病因的20%。当检测到胎儿结构性异常时，常规方法如染色体核型分析、染色体微阵列分析（CMA）和低通量基因组测序（CNV-seq）被作为一线检测手段。其中，约30%可以通过染色体核型分析发现病因，另外通过CMA或CNV-seq可以额外发现4%～6%的染色体拷贝数变异[2, 3]。然而，仍有60%以上的结构异常胎儿不能通过常规检测手段明确病因。

外显子组测序（WES）是近年来快速发展起来的一种单基因遗传病检测技术，其利用序列捕获技术将全基因组外显子区域（约180 000个外显子，包含20 000多个基因）DNA捕捉并富集后进行高通量测序，较传统的核型分析及CMA检测，外显子组测序分辨率高且检测范围广，可以检测单个碱基变异及微小缺失/插入[4]。随着测序技术的发展及变异解读能力的提升，外显子组测序正广泛应用于产前和产后领域以诊断常规基因检测手段难以解决的罕见孟德尔遗传病[5]。其中，在产前领域，外显子组测序主要被推荐用于结构异常胎儿的遗传学病因检测，研究显示，对核型及CMA检测阴性的结构异常胎儿进一步行外显子组测序可提高6.2%～80%的诊断率[6-8]。同时，除了可以提供高的诊断率，也有较多的数据支持外显子组测序在产前领域的重大临床影响，如对产前管理、分娩管理、新生儿管理、复发风险咨询和生殖决策的影响等[9, 11]。

## 【案例总结】

外显子组测序检测范围广泛，涵盖了约20 000个基因的编码区和部分剪切区以及线粒体基因，对常规检测手段无法明确病因的结构异常胎儿的病因诊断具有重要价值。*TBX6*基因变异导致的脊椎肋骨发育不全5型遗传方式多样，其中*TBX6*基因无效变异与亚等位基因变异导致的复合变异是重要的遗传方式之一，对于遗传自表型正常的父母的*TBX6*基因杂合变异患者，应结合Sanger测序或其他检测手段分析是否同时存在*TBX6*基因亚等位基因变异。

### 参 考 文 献

[1] Wu N，Ming X，Xiao J，et al. TBX6 null variants and a common hypomorphic allele in congenital scoliosis[J]. N Engl J Med，2015，372（4）：341-350.

[2] Committee on G and the Society for Maternal-Fetal Medicine. Committee opinion No. 682：microarrays and next-generation sequencing technology：the use of advanced genetic diagnostic tools in obstetrics and gynecology[J]. Obstet Gynecol，2016，128（6）：e262-e268.

[3] Zhang S，Lei C，Wu J，et al. A Retrospective study of cytogenetic results from amniotic fluid in 5328 fetuses with abnormal obstetric sonographic findings[J]. J Ultrasound Med，2017，36（9）：1809-1817.

[4] Yang Y，Muzny DM，Reid JG，et al. Clinical whole-exome sequencing for the diagnosis of mendelian disorders[J]. N Engl J Med，2013，369（16）：1502-1511.

[5] Mone F，Quinlan-Jones E，Ewer AK，et al. Exome sequencing in the assessment of congenital malformations in the fetus and neonate. Arch Dis Child Fetal Neonatal Ed，2019，104（4）：F452-F456.

[6] Best S，Wou K，Vora N，et al. Promises，pitfalls and practicalities of prenatal whole exome sequencing[J]. Prenat Diagn，2018，38（1）：10-19.

[7] Drury S，Williams H，Trump N，et al. Exome sequencing for prenatal diagnosis of fetuses with sonographic abnormalities[J]. Prenat Diagn，2015，35（10）：1010-1017.

[8] Lord J，McMullan DJ，Eberhardt RY，et al. Prenatal exome sequencing analysis in fetal structural anomalies detected by ultrasonography（PAGE）：a cohort study[J]. Lancet，2019，393（10173）：747-757.

[9] Petrovski S，Aggarwal V，Giordano JL，et al. Whole-exome sequencing in the evaluation of fetal structural anomalies：a prospective cohort study[J]. Lancet，2019，393（10173）：758-767.

[10] Dempsey E，Haworth A，Ive L，et al. A report on the impact of rapid prenatal exome sequencing on the clinical management of 52 ongoing pregnancies：a retrospective review[J]. BJOG，2021，128（6）：1012-1019.

[11] Tolusso LK，Hazelton P，Wong B，et al. Beyond diagnostic yield：prenatal exome sequencing results in maternal，neonatal，and familial clinical management changes[J]. Genet Med，2021，23（5）：909-917.

# 13　单基因全长测序明确苯丙酮尿症新基因型

袁二凤，张琳琳，高金爽，于海洋，郭亚清

（郑州大学第三附属医院检验科）

## 【案例介绍】

患儿，男，出生17个月，因出生时诊断"经典型苯丙酮尿症"来笔者所在医院进行基因诊断。家族史：父母均体健，有一姐姐，3岁，体健，否认家族中有遗传病及传染病病史。体格检查：先证者（患儿）出生诊断"经典型苯丙酮尿症"后嘱无苯丙氨酸（Phe）特殊奶粉治疗，特食后血Phe浓度下降，智力及体格发育可。实验室检查：新生儿疾病筛查提示外周血Phe升高，浓度为28.1mg/dL；液相色谱分析显示尿液新蝶呤（neopterin，N）和生物蝶呤（biopterin，B）浓度正常（N：6.22mmol/Cr，B：2.54mmol/Cr，B%：29%）。基因检测：①2018年6月，于笔者所在医院进行二代测序（NGS）基因Panel检测，结果仅显示先证者携带 *PAH* 基因NM_000277.1：c.611A＞G：p.Tyr204Cys杂合变异；多重连接依赖探针扩增技术（multiplex ligation-dependent probe amplification，MLPA）检测未发现 *PAH* 基因存在片段缺失重复；②2018年8月于外院行全外显子组测序（WES）结果同基因Panel检测结果，仅检出c.611A＞G杂合变异；③2021年进行 *PAH* 基因全长测序，先证者检出 *PAH* 基因c.611A＞G和c.1199+502A＞T复合杂合变异（图13-1），遂明确患儿苯丙酮尿症基因型。

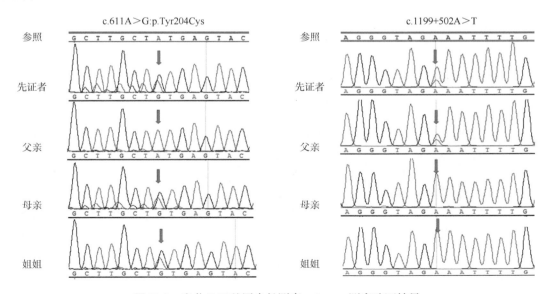

**图13-1**　患儿 *PAH* 基因全长测序、Sanger测序验证结果

【案例分析】

苯丙酮尿症（phenylketonuria，PKU）（OMIM # 261600）是由苯丙氨酸羟化酶（phenylalanine hydroxylase，PAH）缺陷所致的一种常染色体隐性遗传病。PKU是最常见的先天性氨基酸代谢疾病，全球新生儿患病率为 1 : 10 000[1]。中国《高苯丙氨酸血症的诊治共识》根据治疗前最高的血 Phe 浓度，将PKU分为经典型PKU[cPKU，≥1200μmol/L（20mg/dL）]和轻度PKU（mPKU，360～1200μmol/L）[2]，经典型 PKU 占PKU病例的95%以上。基因分析是PKU患者早期病因诊断、治疗指导和产前诊断的有效手段。

目前，临床上 *PAH* 基因变异检测普遍采用的分子遗传学分析方法包括二代测序基因Panel、MLPA 和 Sanger 测序。二代测序基因Panel通过对所有外显子和侧翼区域进行测序可识别87%～96%的PKU患者[3]，MLPA可鉴定的外显子缺失/重复占 *PAH* 基因致病性的2%～3%[4]。约5%具有典型临床症状的PKU患者，测序和MLPA分析仅发现了一个有害突变（杂合子）或没有突变，其基因型仍然未知。

对PKU相关遗传变异分类的分析发现17.9%的 *PAH* 的致病性变异发生在内含子或非翻译区[1]。虽然上述常规的分子遗传学分析手段可以检测到这些区域，但仅包含少数已知的变异体，并不能覆盖所有深内含子、5′非翻译区（5′-UTR）和3′-UTR等变异。

本病例患儿首次行基因Panel检测，二代测序质控合格，患儿仅检出母源性 *PAH* 基因c.611A＞G单杂合变异。MLPA检测未发现 *PAH* 基因存在片段缺失重复（图13-2）。后续患儿家属于外院进一步行WES，同样仅检出c.611A＞G单杂合变异。患儿仅检出单杂合变异，分析主要原因：①基因Panel及WES均无法100%覆盖 *PAH* 基因所有目标区域；②无法检测到 *PAH* 基因深内含子区及调控区的突变。考虑到本案例患儿血 Phe 浓度为28.1mg/dL，

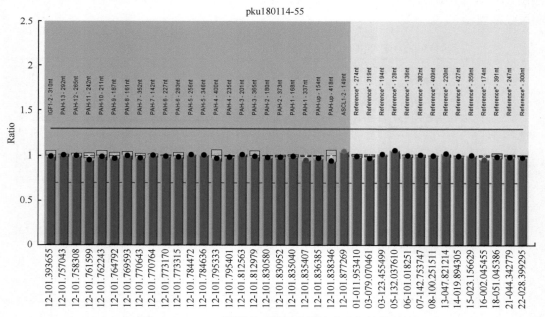

**图13-2**　MLPA检测 *PAH* 基因片段缺失重复结果图

为经典型PKU患者，上述技术仅检出*PAH*基因c.611A＞G单杂合变异，实验室高度怀疑该患儿*PAH*基因深内含子、5′-UTR和3′-UTR区域很可能存在罕见的可疑致病位点。

2021年实验室研发了*PAH*基因全长测序，该检测中Panel覆盖*PAH*基因深内含子、5′-UTR和3′-UTR区域等非编码区。与患儿家属沟通后对患儿储存样本进行*PAH*基因全长测序。全长测序结果提示患儿存在母源性*PAH*基因c.611A＞G杂合变异，同时检出父源性*PAH*基因c.1199+502A＞T杂合变异。Jin等[5]近期报道的功能实验证实，c.1199+502A＞T突变体可发生异常剪接。在笔者后期发现的33例仅检出单杂合变异的PKU患者中，有19例患者检出了c.1199+502A＞T变异，因此该变异评级被归为致病性。最终明确了该患儿家系苯丙酮尿症基因型（图13-3）。

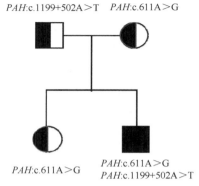

图13-3 患儿家系图

## 【案例拓展】

PKU的临床表型有轻重之分，具有高度的异质性。文献荟萃分析显示，在2325个*PAH*基因变异中，97%的*PAH*基因缺陷为SNV、InDel微小突变，大片段缺失或重复变异占1%～3%，还有约2%的基因变异不明确，可能位于外显子测序不覆盖的区域[4, 6]。

目前针对PKU的相关基因SNV、InDel突变的检测，常规采用基因Panel技术。基因Panel首先设计覆盖目的基因区域的捕获探针，用已设计的捕获试剂盒捕获目标基因后利用二代测序仪进行高通量测序[7]。该技术能够实现目标基因的外显子及调控区的突变检测，可分析部分基因外显子水平的缺失重复。其局限性在于覆盖基因数目有限，无法识别新基因（漏检）；不覆盖深内含子及调节元件可疑致病变异。基因Panel可用于靶向分析与特定表型相关的一组基因相关变异，多应用于代谢内分泌性疾病、神经肌肉疾病、血友病等相关基因变异序列检测。

WES检测技术是将全外显子区域DNA捕捉并富集后进行高通量测序，测序原理同基因Panel。WES覆盖人类2万多个蛋白质编码基因的外显子组区域及剪切边界20bp范围内的基因序列，除有基因Panel检测效能外，可用于分析基因内连续≥2个外显子缺失/重复变异、染色体拷贝数变异（CNV）、染色体数目异常等，还可鉴定疾病相关新致病变异[7]。WES检测较基因Panel测序深度低，成本较高，且不能覆盖100%的外显子区域，对碱基高度重复区域、富含GC区域准确性低，无法覆盖深内含子等非编码区。目前，临床上WES检测技术广泛应用于大部分单基因遗传病的基因诊断。

全基因组测序（WGS）是对人类所有基因组信息（包括蛋白质编码区及非编码区）进行测序，能够识别所有基因组信息，适用于检测SNV、InDel、CNV、倒位、易位、重排、融合、UPD，可精准读取重复区域，可检测结构变异和转座因子（TE）插入、线粒体基因组变异等。WGS覆盖面广、检测基因变异类型全，但成本过高限制了其在临床中的应用[8]。WGS可分析深内含子变异，考虑其成本高，目前极少应用于PKU的相关

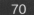 

基因检测。

基于上述检测技术的优缺点，笔者所在实验室推出*PAH*基因全长测序，设计了覆盖*PAH*基因全部序列的捕获探针（MyGenostics GenCap Enrichment Technologies），使用Illumina HiSeq X Ten测序仪进行测序。通过人工筛选出深内含子和非翻译区的SNV，筛选标准如下：①位于距离外显子＞20bp的内含子、5′-UTR或3′-UTR区域；②在PubMed数据库有可靠的致病性报道；③在ClinVar和HGMD数据库中无良性证据；④gnomAD数据库中等位基因频率小于5%，最终分析筛选出患儿携带的*PAH*基因深内含子新变异。*PAH*基因全长测序可检出外显子区域及剪接位点变异，还可检测深内含子区、5′-UTR、3′-UTR等非编码区域变异，同样可分析*PAH*基因单外显子缺失重复。值得注意的是，只有WGS和单基因全长测序可检测到上述所有变异。不同测序技术检测*PAH*基因变异效能比较见表13-1。

表13-1    不同测序技术检出*PAH*基因变异类型比较

| 变异类型 | 分子遗传学检测方法 |
| --- | --- |
| 外显子和侧翼内含子区域SNV/InDel | Sanger测序、基因Panel、WES、WGS、单基因全长测序 |
| 深内含子区域SNV/InDel | WGS、单基因全长测序 |
| *PAH*基因缺失/重复 | MLPA、基因Panel（部分）、WES（部分）、WGS、单基因全长测序 |

有研究证实，深内含子变异通过影响mRNA加工而导致不同的疾病，如*F8*基因所致的血友病、*SERPING1*基因导致的遗传性血管性水肿等，近年来检出多例深内含子致病变异案例[9, 10]。因此，基于单基因全长测序检测全面、快速、低成本、准确度高的优点，该测序技术可广泛拓展应用于PKU、血友病等疾病患者的基因诊断。

## 【案例总结】

PKU作为最常见的先天性氨基酸代谢疾病，其相关致病基因的致病机制十分复杂，目前仍有约2%的基因变异不明确，可能位于深内含子等非编码区。针对本案例中经典型PKU患儿仅检出*PAH*基因单杂合变异，笔者所在实验室推出了单基因全长测序，最终明确了患儿苯丙酮尿症基因型。

*PAH*基因全长测序是基于一系列包含外显子区、侧翼序列、深内含子等非翻译区的独特引物的检测技术。该检测技术所用的时间和经济成本与常规基因Panel相同，但检测范围更广，对于单个基因或组合基因，仅有WGS具有相同的检测效能。本案例展示，单基因全长测序可以在PKU患者中实现快速、高效且低成本的基因诊断。由此，该技术可以在PKU、血友病、范科尼贫血等单基因遗传疾病中实施，以提高疾病的基因诊断率，帮助患者实现基因诊断、产前诊断。

## 参 考 文 献

[1] van Spronsen FJ，Blau N，Harding C，et al. Phenylketonuria[J]. Nat Rev Dis Primers，2021，7（1）：36.

[2] 杨艳玲，叶军. 高苯丙氨酸血症的诊治共识[J]. 中华儿科杂志，2014，52（6）：420-425.

[3] Vela-Amieva M，Alcántara-Ortigoza MA，Ibarra-González I，et al. An updated PAH mutational spectrum of phenylketonuria in Mexican patients attending a single center：biochemical，clinical-genotyping correlations[J]. Genes（Basel），2021，12（11）：1676.

[4] Liu N，Huang Q，Li Q，et al. Spectrum of PAH gene variants among a population of Han Chinese patients with phenylketonuria from northern China[J]. BMC Med Genet，2017，18（1）：108.

[5] Jin X，Yan Y，Zhang C，et al. Identification of novel deep intronic PAH gene variants in patients diagnosed with phenylketonuria[J]. Hum Mutat，2022，43（1）：56-66.

[6] 黄尚志，宋昉. 苯丙酮尿症的临床实践指南[J]. 中华医学遗传学志，2020，37（3）：226-234.

[7] 柳小珍，李莹莹，杨丽萍. 全外显子组测序和目标序列靶向捕获测序在遗传性视网膜变性基因诊断中的差异[J]. 北京大学学报（医学版），2020，52（5）：836-844.

[8] Nisar H，Wajid B，Shahid S，et al. Whole-genome sequencing as a first-tier diagnostic framework for rare genetic diseases[J]. Exp Biol Med（Maywood），2021，246（24）：2610-2617.

[9] Hujová P，Souček P，Grodecká L，et al. Deep intronic mutation in SERPING1 caused hereditary angioedema through pseudoexon activation[J]. J Clin Immunol，2020，40（3）：435-446.

[10] Dericquebourg A，Jourdy Y，Fretigny M，et al. Identification of new F8 deep intronic variations in patients with haemophilia A[J]. Haemophilia，2020，26（5）：847-854.

# 14　遗传自外祖父的X连锁肝糖原累积病诊断

李萍[1]，陈少强[1]，李菁[1]，许涛[2]，谢小兵[1]

（湖南中医药大学第一附属医院：1.医学检验与病理中心；2.急诊外科）

【案例介绍】

　　患儿1，男，6岁，2年前开始出现身材矮小，腹部膨隆，肝大、肝功能异常，轻度空腹低血糖。患儿曾在2岁时在外院行肝穿刺活检，肝组织在显微镜下可见肝细胞透明变性和肝细胞糖原丰富，初步考虑糖原累积综合征。

　　患儿2，男，4岁，与患儿1为同胞兄弟，2岁多开始出现体重、身高增长不佳，肝大、肝功能异常，症状类似其哥哥，未做其他检查。为求进一步明确诊断就诊于笔者所在医院医学检验与病理中心基因诊断室。

【案例分析】

　　调阅患儿的既往检查结果，患儿1在2岁时的肝穿刺活检（图14-1）结果显示：光镜下见肝细胞水肿，炎症细胞浸润，糖原染色PAS（＋），肝细胞轻度损害；电镜下可见肝细胞糖原丰富、密集，线粒体聚集核周及细胞膜，余细胞器减少。抽血做生化检查。患儿1：葡萄糖（Glu）3.84mmol/L↓（参考范围：3.89～6.11mmol/L），肌酸激酶同工酶（CK-MB）29U/L↑（参考范围：≤25U/L），低密度脂蛋白（LDH）358U/L↑（参考范围：109～245U/L），羟丁酸脱氢酶（HBDH）248U/L↑（参考范围：72～182U/L），高密度脂蛋白（HDL）0.58mmol/L↓（参考范围：1.1～1.74mmol/L）。患儿2：CK-MB 36U/L↑（参考范围：≤25U/L），HBDH：194U/L↑（参考范围：72～182U/L），HDL 0.68mmol/L↓（参考范围：1.1～1.74mmol/L），Glu 3.76mmol/L↓。兄弟俩肾功能及其他抽血指标未见明显异常。

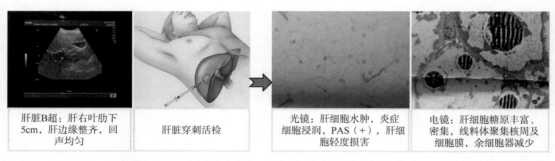

肝脏B超：肝右叶肋下5cm，肝边缘整齐，回声均匀　　肝脏穿刺活检　　光镜：肝细胞水肿，炎症细胞浸润，PAS（＋），肝细胞轻度损害　　电镜：肝细胞糖原丰富、密集，线料体聚集核周及细胞膜，余细胞器减少

**图14-1　先证者（患儿1）腹部B超及肝穿刺活检检查**

　　2例患儿临床症状和体征非常相似，起病年龄相仿，结合患儿1的肝穿刺结果，初步

考虑两位患儿均患有糖原累积病（glycogen storage disease，GSD）。GSD 是糖原分解过程中一系列酶学活性降低所导致的遗传代谢性疾病，临床表现多样，分型有多种，且不同分型患者的治疗方案和预后均有不同。因此为进一步明确患者 GSD 分型，需要进一步进行分子诊断及家系分析。

### 1. 全外显子组测序分析

采用高通量测序技术对先证者（患儿 1）进行全外显子组测序分析。突变筛选条件：①筛选出人群频率＜1% 的罕见突变；②在筛选后的变异中，进一步筛选出在氨基酸水平有影响的突变（移码突变、整码突变、错义突变、无义突变、剪切区域突变）；③进一步筛选出临床表型相关突变。

### 2. Sanger 测序验证突变位点

结果显示：位于 Xp22.2—p22.1：*PHKA2* 基因（NM_000292.2），存在 exon32：c.G3373A：p.E1125K，半合子（母源）（图 14-2～图 14-4）。*PHKA2* 基因为磷酸化酶激酶肝脏 -α 亚基的编码基因，该基因 p.E1125K 半合子所致的疾病为糖原累积病Ⅸ a 型，又称 X 连锁肝糖原累积病（X-linked liver glycogenosis，XLG）[1-4]。该突变位点已被列入人类基因突变数据库（HGMD），美国医学遗传学与基因组学学会（ACMG）致病性评级为可能致病变异（PM2_Supporting+PP1_Strong+PP3+PP4）。PM2_Supporting：该变异在正常人群中未收录。PP1_Strong：家系中 5 名受影响的患者均检测到该变异，5 名未受影响的成员未检测到该变异。PP3：SIFT、PolyPhen-2、Align-GVGD 等多种软件预测该变异有害。PP4：该变异相关疾病与患者的症状和家族史高度符合。

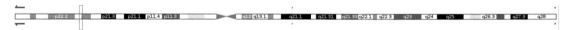

**图 14-2　X 染色体及 *PHKA2* 基因示意图**

红框为 *PHKA2* 基因所在位置：Xp22.2—p22.1：18，892，300-18，984，598

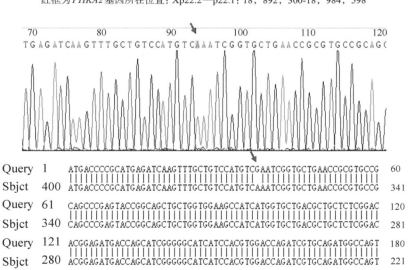

**图 14-3　exon32：c.G3373A：p.E1125K 突变位点（箭头所指）及 Blast 比对结果**

```
                   *R    Y*   R   *R   *RR RYY    *YRY*YS YRYW    YR *Y **R
cDNA seq.       4021  AAGTTTGCTGTCCATGTCGAATCGGTGCTGAACCGCGTGCCGCAGCCCGAGTACCGGCAG  4080
Coding seq.     3355  AAGTTTGCTGTCCATGTCGAATCGGTGCTGAACCGCGTGCCGCAGCCCGAGTACCGGCAG  3414
Amino acid seq. 1119  -K--F--A--V--H--V--E--S--V--L--N--R--V--P--Q--P--E--Y--R--Q-  1138
```

**图14-4** exon32：c.G3373A：p.E1125K突变位点

G碱基是密码子第一位，由GAA改变为AAA，氨基酸由谷氨酸（E）变为赖氨酸（K）；Coding，编码；Amino acid，氨基酸

**3. 家系分析**

（1）绘制家系图：对患儿进行家系成员调查分析，收集家系成员的身高、体重、血生化指标、腹部B超等信息，绘制家系图（图14-5）。

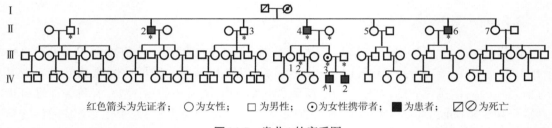

红色箭头为先证者；○为女性；□为男性；⊙为女性携带者；■为患者；⧄⊘为死亡

**图14-5** 患儿1的家系图

*表示做了Sanger测序的家系成员

（2）Sanger测序验证家系成员：对患者家系进行c.G3373A：p.E1125K突变位点测序验证，家系中共有6位成员检测到该突变位点。

2017年患儿家系成员中5位患儿的祖父辈的体检结果显示，家系中患儿的3位外祖父辈（Ⅱ2、Ⅱ4、Ⅱ6）同样含有c.G3373A：p.E1125K突变位点，且身高均低于平均成年男性身高，被诊断为XLD。

**4. 患儿跟踪随访**

通过以上分子诊断技术可确诊2例患儿均为糖原累积病Ⅸa型，又称X连锁肝糖原累积病，该型GSD会导致患儿肝糖原分解受阻、肝大、肝功能异常，体格发育迟缓，尽早诊断，及早给予营养支持可明显减轻患者的生长发育迟缓现象。结合文献[5-7]调研，在治疗方面，有学者建议给予生玉米淀粉1.75～2.2g/（kg·次）凉开水冲服作为加餐，每隔6小时服用1次，两餐间服用，以维持机体葡萄糖内环境的稳定。以同样饮食干预手段对两位患儿进行治疗，目前已跟踪患者2年，患儿的血糖、肝功能及腹部B超有明显改善。该随访将会一直持续到患儿成年。

## 【案例拓展】

GSD是糖原分解过程中一系列酶学活性降低所导致的遗传代谢性疾病，临床表现多样，可累及肝脏、骨骼肌、心肌，有时甚至累及中枢神经系统和泌尿系统。根据酶学特

征分为不同的亚型，各型的发病时间、临床表现及预后都有所不同。糖原合成和分解过程所需的酶至少有8种，按照缺陷的酶及临床表现，可将GSD分为以下类型：0型（受累基因：*GYS1*、*GYS2*），Ⅰa型（*G6PC*），Ⅰb、c、d型（*SLC37A4*）Ⅱa型（*GAA*），Ⅱb型（*LAMP2*），Ⅲa、b型（*AGL*），Ⅳ型（*GBE1*），Ⅴ型（*PYGM*），Ⅵ型（*PYGL*），Ⅶ型（*PFKM*），Ⅸa型（*PHKA2*），Ⅸb型（*PHKB*），Ⅸc型（*PHKG2*），Ⅸd型（*PHKA1*），Ⅹ型（*PGAM2*），Ⅺ型（*SLC2A2*），Ⅻ型（*ALDOA*），ⅩⅢ型（*ENO3*），ⅩⅣ型（*PGM1*），ⅩⅤ型（*GYG1*）。其中，以Ⅰ型最为多见。以肝脏受累为主的有Ⅰ、Ⅲ、Ⅵ、Ⅸ型，以肌肉受累为主的有Ⅱ、Ⅴ、Ⅶ型。为缩小分型范围及更好地评估患者糖代谢、脂代谢以及糖原异常累积对神经肌肉、心脏和肾脏等器官的受累程度，建议患者在异常肝功能检测结果的基础上，定期复查血糖、血脂、血乳酸、心肌酶谱及肾功能等指标。

对于GSD，其临床表现和体征并不特异，肝穿刺活检是诊断GSD必不可少的重要手段，病理检查确认是糖原累积病，还需要分子诊断技术进一步分型，因为不同的分型，其治疗和预后会大相径庭，比如，GSDⅡ型是由于酸性麦芽糖酶（*GAA*基因编码）缺乏所导致的，临床上又称蓬佩病（Pompe disease）[8]，多表现为全身肌张力低下、无力，呼吸肌也可受累，预后不良。而GSDⅨ型是糖原累积病里表现较轻的一种，因为主要累及肝脏，且受累基因位于X染色体上，遵循X连锁隐性遗传的特点，所以又称X连锁肝糖原累积病。我国对X连锁肝糖原累积病的报道罕见，因此积累的临床医学数据很有限。据文献报道该型糖原累积病预后较好，肝大和肝功能异常的体征会随着年龄的增长逐步恢复正常，大部分患儿的身高在青春期后会追赶至正常身高或接近正常身高[5, 9, 10]。也有文献报道患儿有进展为肝纤维化和肝硬化的可能，部分患儿成年后身高低于平均水平[3]。该型越早期给予适当的饮食干预其治疗效果越好，因此一旦怀疑患有糖原累积病应及早给予分子诊断以明确疾病分型。

## 【案例总结】

患儿有由*PHKA2*基因突变引起的X连锁隐性遗传病，主要表现为肝大、肝功能异常（谷丙转氨酶和谷草转氨酶升高）以及体格发育迟缓。该病符合孟德尔遗传规律的X连锁隐性遗传，即男性携带此突变可发病，女性杂合子为携带者，女性纯合子可致病。由于临床症状和体征不典型也不特异，所以在临床上容易引起误诊。

GSD的准确分型是进行临床治疗、预后、遗传咨询和产前诊断的前提，而基因检测是GSD分型的重要手段。通过采用分子诊断技术为本家系中先证者找出了致病基因位点，并对糖原累积病进行了准确分型，也为家系中其他成员提供了明确的诊断思路、治疗方案，对减轻并发症发挥了极为重要的作用。

本案例报道的糖原累积病属于罕见病，在活产儿中的发生率为1/43 000～1/20 000，其临床表现多种多样，且糖原累积病分型众多，因此通过传统的诊断手段很难对GSD给予明确诊断。本案例利用分子诊断技术对两名患儿给予明确诊断和分型，在此基础上确定治疗和干预方案，并且一直跟踪随访患儿，通过生玉米淀粉糊的饮食干预起到明显的治疗效果。这是一个利用分子诊断技术参与临床疾病诊断中的优秀案例，展示了检验医生如何从不同的角度剖析问题的本质、找到问题解决方案的全过程，也凸显了检验与临床紧密沟通及融合发展的意义和价值。

## 参 考 文 献

[1] Hendrickx J，Willems PJ. Genetic deficiencies of the glycogen phosphorylase system[J]. Hum Genet，1996，97（5）：551-556.

[2] Huijing F，Fernandes J. X-chromosomal inheritance of liver glycogenosis with phosphorylase kinase deficiency[J]. Am J Hum Genet，1969，21（3）：275-284.

[3] Hendrickx J，Bosshard NU，Willems P，et al. Clinical，biochemical and molecular findings in a patient with X-linked liver glycogenos is followed for 40 years[J]. Eur J Pediatr，1998，157（11）：919-923.

[4] Park KJ，Park HD，Lee SY，et al. A novel PHKA2 gross deletion mutation in a Korean patient with X-linked liver glycogenosis type I[J]. Ann Clin Lab Sci，2011，41（2）：197-200.

[5] Kido J，Nakamura K，Matsumoto S，et al. Current status of hepatic glycogen storage disease in Japan：clinical manifestations，treatments and long-term outcomes[J]. J Hum Genet，2013，58（5）：285-292.

[6] 李宁. 糖原贮积病的营养治疗//营养健康新观察（第六期）：慢性病与营养专题. 中国疾病预防控制中心达能营养中心专题资料汇编[C]. 北京：中国疾病预防控制中心达能营养中心，2000.

[7] Andria G，Parenti G，Strisciuglio P，et al. Dietary treatment of liver glycogenosis[J]. Beitr Infusionsther，1991，27：161-169.

[8] Kohler L，Puertollano R，Raben N. Pompe disease：from basic science to therapy[J]. Neurotherapeutics，2018，15（4）：928-942.

[9] Willems PJ，Gerver WJ，Berger R，et al. The natural history of liver glycogenosis due to phosphorylase kinase deficiency：a longitudinal study of 41 patients[J]. Eur J Pediatr，1990，149（4）：268-271.

[10] Schimke RN，Zakheim RM，Corder RC，et al. Glycogen storage disease type IX：benign glycogenosis of liver and hepatic phosphorylase kinase deficiency[J]. J Pediatr，1973，83（6）：1031-1034.

# 15 染色体1q21拷贝数变异相关疾病的病因

朱丽娟

（安徽省儿童医院检验科）

**【案例介绍】**

患儿，女，6个月，因"听力筛查异常"就诊。主诉：患儿的新生儿听力筛查结果异常，生长至3个月，就诊于儿保科门诊，建议3个月后复查，生长至6个月就诊于笔者所在医院耳鼻喉科门诊。既往：房间隔缺损11mm。家族史：父母亲正常，其他亲属无明显异常。查体：特殊面容，小眼裂，口型不正常，发育落后于同龄婴幼儿，见图15-1。此次就诊医嘱：①脑干激发电位检查；②头颅CT；③耳聋易感基因检测。

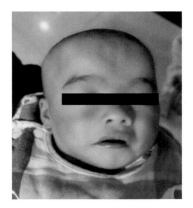

**图15-1 患儿特殊面容**

各项检查结果如下。

（1）头颅CT：右侧外耳道不通畅，骨性外耳道形态可，软组织影充填其内，左侧外耳道显示稍窄，软组织影稍增厚，建议进一步检查；双侧骨室内密度增高，右侧为著。

（2）心脏彩超：房间隔缺损11mm。

（3）脑干激发检查：双耳给予90dBnHL刺激，左耳波形分化一般，各波潜伏期延长，反应阈为80dBnHL，右耳波形分化不良，未引出反应阈。

（4）耳聋易感基因检测：笔者所在医院采用杂交引流法检测耳聋易感基因的热点，结果见图15-2。

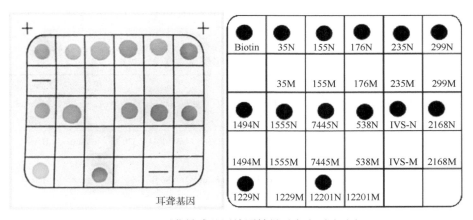

**图15-2 耳聋易感基因检测结果（杂交引流法）**

从图15-2可知：此患儿可能存在已知线粒体耳聋基因的突变位点，但不是本实验室所检测的热点7445，故外送基因测序公司进行核实，针对性检测此基因的突变位点，反馈结果为MT-TS1 7447A＞G（图15-3），并非已知耳聋基因突变，目前未见其他报道证实该基因位点是致病位点。

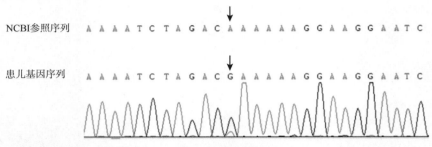

图15-3　NCBI参照序列与患儿基因序列比对（MT-TS1 7447A＞G）

## 【案例分析】

综合以上情况，笔者判断此患儿出现各种临床症状的原因可能来自基因层面，故建议此一家三口做全基因组测序检测。

（1）患儿及其母亲的线粒体基因组测序，突变情况如下（表15-1），突变位点判断为非致病位点。

表15-1　患儿及其母亲线粒体基因组测序的突变情况

| 基因名或序列位置 | 突变类型 | 氨基酸改变 | 患儿的突变比例 | 母亲的突变比例 |
| --- | --- | --- | --- | --- |
| COX1 | m.6962G＞A | Leu＞Leu | 99.91% | 99.85% |
| TRNS1，tRNA | m.7447A＞G | NA | 99.54% | 99.52% |
| Dloop_e | m.16129G＞A | NA | 99.87% | 99.86% |

注：NA表示不涉及氨基酸。

（2）一家三口全基因外显子测序，突变情况总结如表15-2，突变位点判断为非致病位点。

表15-2　一家三口全外显子测序突变情况总结

| 基因名 | 位点数 | 染色体位置 | 突变类型 | 氨基酸改变 | 患儿的纯合或杂合情况 | 父亲的纯合或杂合情况 | 母亲的纯合或杂合情况 |
| --- | --- | --- | --- | --- | --- | --- | --- |
| ADAMTSL2 | 1 | chr9: 136419545 | c.1006（exon10）G＞A | p.E336K（NM_001145320） | Hetero. | Hetero. | Wild type |
| FAT4 | 1 | chr4: 126370225 | c.8054（exon9）G＞A | p.R2685Q（NM_024582） | Hetero. | Hetero. | Wild type |

续表

| 基因名 | 位点数 | 染色体位置 | 突变类型 | 氨基酸改变 | 患儿的纯合或杂合情况 | 父亲的纯合或杂合情况 | 母亲的纯合或杂合情况 |
|---|---|---|---|---|---|---|---|
| *FMN2* | 1 | chr1：240371881 | c.3769（exon5）C＞G | p.P1257A（NM_020066） | Hetero. | Hetero. | Wild type |
| *MCM4* | 1 | chr8：48877210 | c.770（exon7）A＞G | p.Q257R（NM_005914） | Hetero. | Hetero. | Wild type |
|  | 2 | chr8：48883929 | c.1829（exon12）G＞A | p.R610H（NM_005914） | Hetero. | Wild type | Hetero. |
| *PIEZO1* | 1 | chr16：88783550 | c.6541（exon45）C＞T | p.L2181F（NM_001142864） | Hetero. | Wild type | Hetero. |
|  | 2 | chr16：88798228 | c.3082（exon22）C＞T | p.R1028C（NM_001142864） | Hetero. | Hetero. | Wild type |
| *POLG* | 1 | chr15：89865008 | c.2557（exon16）C＞T | p.R853W（NM_002693） | Hetero. | Wild type | Hetero. |
| *SFTPC* | 1 | chr8：22021459 | c.481（exon5）C＞T | p.R161X，31（NM_001172357） | Hetero. | Hetero. | Wild type |
| *SHROOM4* | 1 | chrX：50377042 | c.2031（exon4）T＞G | p.S677S（NM_020717） | Hetero. | Hetero. | Wild type |
|  | 2 | chrX：50351006 | c.3136（exon6）C＞T | p.L1046F（NM_020717） | Hetero. | Wild type | Hetero. |

注：Wild type，野生型；Hetero，杂合子；exon，外显子。

（3）告知发现意义未明的CNV，母亲和患儿在染色体1q21处均存在单倍重复，但二者的重复片段长度不同（图15-4）。

| 序号 | 细胞遗传学位置 | CNV信息 | | | | |
|---|---|---|---|---|---|---|
|  |  | 受检者 | 位置 | 类型 | 长度 | 与先证者相交比例 |
| 1 | chr1；148511359-148954460, seq[GRCH37]dup(1)(q21.2q21.2) | 先证者 | chr1：148511359-148954460 | 单倍重复 | 443.10kb | 1 |
|  |  | 父亲 | NA | 野生型 | 0kb | 0 |
|  |  | 母亲 | chr1：148771265-149026439 | 野生型 | 183.19kb | 0.41 |

**图15-4　患儿与母亲存在的基因重复片段信息**

（4）为验证此重复片段，采用基因微阵列检测（图15-5），结果显示确实存在基因重复片段。

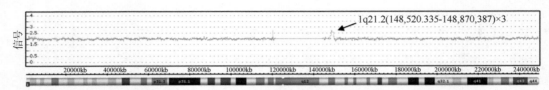

图15-5　基因微阵列检测患儿存在的基因重复片段信息

（5）对发现的意义未明的序列进行详细的比对分析，见图15-6。

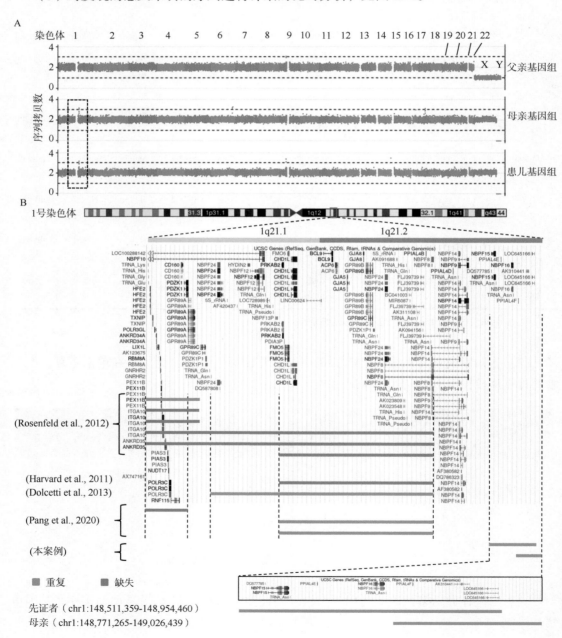

图15-6　意义未明序列涉及的具体基因

综合比对此段意义未明的重复序列发现：在母亲（255kb）和新生女儿（443kb）的染色体1q21.2（GRCh37/hg19）上检测到明显的微重复，而父系位点是野生型。虽然两个微重复在基因组序列上有很大的重叠（183kb重叠），但母亲没有表现出临床表型，而女儿则表现出一些在1q21微重复或微缺失患者中常见的特征，包括发育迟缓、颅面畸形、先天性心脏病和感音神经性听力损失。比较母亲和患儿重复片段的基因发现，*NBPF15*和*NBPF16*这两个基因只在先证者中发生重复，可能是其临床表现的原因。通过进一步的文献调研，笔者发现早先报道的发生1q21重复或者缺失的病例中，凡是具有听力障碍的患者都涉及*NBPF*基因家族成员。以上结果证明，*NBPF*家族基因与1q21重复或者缺失导致的发育缺陷直接相关。

【案例拓展】

本案例应用了多种分子诊断技术，具体如下。

（1）耳聋易感基因检测。此项检测的成品试剂盒已应用于临床多年，有使用荧光定量PCR方法的试剂盒，也有先扩增包含突变位点的靶序列，再将产物变性与预先固定好的寡核苷酸序列杂交的杂交引流法。但应用于临床上的试剂盒局限性在于检测的均是极其常见的热点，对于少见的突变不能检测，故其临床应用价值在于有明确家族遗传史的患者的初筛以及新生儿耳聋易感基因筛查。

（2）已知基因未知位点的检测。此病例经耳聋易感基因检测后可知*MT-CO1*基因的7445位附近有突变，针对此种情况，可先扩增目的基因，再用一代Sanger测序即可。对于基因突变位点的验证，通常情况下会选择Sanger测序。

（3）在病因未明，综合判断考虑基因突变时，可选择全外显子组测序。此案例全外显子组测序采用IDT The xGen Exome Research Panel v1.0全外显子组捕获芯片，经Illumina NovaSeq 6000系列测序仪测序完成；目标序列测序覆盖度不低于99%。此方法不仅能检测基因位点的突变，同时能检测到微小片段的重复和缺失。

然而，上述方法测得的数据均需要生物信息学的分析，才能得出有价值的信息。基因数据分析是经过集分子生物学注释和生物学、遗传学及临床特征分析于一体的遗传病精准诊断平台系统分析筛选，结合致病突变数据库、健康人基因组数据库、已知4000种遗传病临床特征数据库等信息，以及基因数据分析算法，对数十万个基因变异进行分级。变异分级采用三要素分级体系及美国医学遗传学与基因组学学会（ACMG）基因变异分级体系。

【案例总结】

染色体1q21.1和1q21.2上大量的DNA重复序列使这些区域通过非等位基因同源重组反复重排，从而产生微重复和微缺失事件。尽管外显率不同，但受影响的患者倾向于表现为发育迟缓[1]、先天性心脏病[2, 3]、智力迟钝[4, 5]、大头畸形/小头症[6]、自闭症[7]、精神分裂症[8, 9]以及神经母细胞瘤[10]。听力障碍在携带1q21微重复[7, 11-13]或微缺失[6, 11, 14]的患者中也很常见，但此种表型/基因型的关联尚未被专门研究。由于1q21微重复和微缺失可以从数百千碱基到百万碱基不等，而且可能涉及数十个基因，因此很难建立明确的临床特征与特定基因的关联。尽管如此，少数基因被报道与某些临床症状相关。其中，编码Cx40的 *GJA5* 基因与1q21.1微缺失和微重复患者中的心脏畸形有关[2, 15, 16]，而Cx40在心脏发育中的作用也已在基因敲除小鼠中得到验证[17]。关于大头畸形/小头症的致病基因，被认为是与 *HYDIN* 同源的基因 *HYDIN2*[6]。然而，1q21拷贝数变异携带者的听力障碍的遗传参与尚不清楚，而笔者的研究发现并证明了 *NBPF* 家族基因在其中发挥作用。不仅如此，*NBPF* 家族基因可能还直接参与1q21拷贝数变异相关的其他病症，比如心脏畸形。

虽然本病例报道中仅涉及1例患者，但本病例在多个方面是独特的。首先，先证者的微重复片段出现在1q21.2，与大多数报道的1q21拷贝数变化主要发生在1q21.1区域不同。尽管如此，先证者与其他1q21.1微重复或微缺失携带者具有相似的临床特征，如发育迟缓、颅面畸形、先天性心脏病和听力损失。这个病例的第二个独有特征是先证者的微重复与她的母亲不同，说明先证者的基因突变并非直接遗传于母亲，而是新发突变。最后，只有两个来自同一基因家族的基因（*NBPF15* 和 *NBPF16*）特异性涉及先证者的1q21.2微重复，这明确表明了遗传发病机制。

*NBPF* 家族基因包含多个DUF1220/Olduvai结构域的拷贝，该结构域与人类大脑进化直接相关[18, 19]。在人类Olduvai结构域的近300个单倍体拷贝中，约80%定位于1q21.1和1q21.2染色体区域；Olduvai结构域数量的变动被认为在一般人群中仍然处于活跃状态[20]，这与高发的1q21拷贝数变异的患者数量相符。临床上，Olduvai结构域拷贝数的增加与自闭症症状的严重程度呈线性相关[21-23]，而拷贝数的减少与精神分裂症相关[24]。文献报道的观察结果与1q21微重复和微缺失分别与自闭症和精神分裂症的关联相一致[7-9]。Olduvai拷贝数也被证明与头型大小呈线性相关[25]，解释了1q21拷贝数变异携带者的大头畸形/小头畸形特征。

总之，此病例观察支持了 *NBPF* 基因与染色体1q21微重复和微缺失综合征之间的关联。

## 参 考 文 献

[1] Cooper GM，Coe BP，Girirajan S，et al. A copy number variation morbidity map of developmental delay[J]. Nat Genet，2011，43（9）：838-846.

[2] Christiansen J，Dyck JD，Elyas BG，et al. Chromosome 1q21.1 contiguous gene deletion is associated with congenital heart disease[J]. Circ Res，2004，94（11）：1429-1435.

[3] Mefford HC，Sharp AJ，Baker C，et al. Recurrent rearrangements of chromosome 1q21.1 and variable pediatric phenotypes[J]. N Engl J Med，2008，359（16）：1685-1699.

[4] de Vries BB，Pfundt R，Leisink M，et al. Diagnostic genome profiling in mental retardation[J]. Am J Hum Genet，2005，77（4）：606-616.

[5] Sharp AJ，Hansen S，Selzer RR，et al. Discovery of previously unidentified genomic disorders from the duplication architecture of the human genome[J]. Nat Genet，2006，38（9）：1038-1042.

[6] Brunetti-Pierri N，Berg JS，Scaglia F，et al. Recurrent reciprocal 1q21. 1 deletions and duplications associated with microcephaly or macrocephaly and developmental and behavioral abnormalities[J]. Nat Genet，2008，40（12）：1466-1471.

[7] Dolcetti A，Silversides CK，Marshall CR，et al. 1q21.1 microduplication expression in adults[J]. Genet Med，2013，15（4）：282-289.

[8] International Schizophrenia Consortium. Rare chromosomal deletions and duplications increase risk of schizophrenia[J]. Nature, 2008, 455(7210): 237-241.

[9] Stefansson H, Rujescu D, Cichon S, et al. Large recurrent microdeletions associated with schizophrenia[J]. Nature, 2008, 455(7210): 232-236.

[10] Diskin SJ, Hou C, Glessner JT, et al. Copy number variation at 1q21.1 associated with neuroblastoma[J]. Nature, 2009, 459(7249): 987-991.

[11] Rosenfeld JA, Traylor RN, Schaefer GB, et al. Proximal microdeletions and microduplications of 1q21.1 contribute to variable abnormal phenotypes[J]. Eur J Hum Genet, 2012, 20(7): 754-761.

[12] Bernier R, Steinman KJ, Reilly B, et al. Clinical phenotype of the recurrent 1q21.1 copy-number variant[J]. Genet Med, 2016, 18(4): 341-349.

[13] Pang H, Yu X, Kim YM, et al. Disorders associated with diverse, recurrent deletions and duplications at 1q21.1[J]. Front Genet, 2020, 11: 577.

[14] Harvard C, Strong E, Mercier E, et al. Understanding the impact of 1q21.1 copy number variant[J]. Orphanet J Rare Dis, 2011, 6: 54.

[15] Soemedi R, Topf A, Wilson IJ, et al. Phenotype-specific effect of chromosome 1q21.1 rearrangements and GJA5 duplications in 2436 congenital heart disease patients and 6760 controls[J]. Hum Mol Genet, 2012, 21(7): 1513-1520.

[16] Guida V, Ferese R, Rocchetti M, et al. A variant in the carboxyl-terminus of connexin 40 alters GAP junctions and increases risk for tetralogy of Fallot[J]. Eur J Hum Genet, 2013, 21(1): 69-75.

[17] Gu H, Smith FC, Taffet SM, et al. High incidence of cardiac malformations in connexin40-deficient mice[J]. Circ Res, 2003, 93(3): 201-206.

[18] Popesco MC, Maclaren EJ, Hopkins J, et al. Human lineage-specific amplification, selection, and neuronal expression of DUF1220 domains[J]. Science, 2006, 313(5791): 1304-1307.

[19] O'Bleness MS, Dickens CM, Dumas LJ, et al. Evolutionary history and genome organization of DUF1220 protein domains[J]. G3(Bethesda), 2012, 2(9): 977-986.

[20] Heft IE, Mostovoy Y, Levy-Sakin M, et al. The driver of extreme human-specific Olduvai repeat expansion remains highly active in the human genome[J]. Genetics, 2020, 214(1): 179-191.

[21] Davis JM, Searles VB, Anderson N, et al. DUF1220 dosage is linearly associated with increasing severity of the three primary symptoms of autism[J]. PLoS Genet, 2014, 10(3): e1004241.

[22] Davis JM, Searles Quick VB, Sikela JM, Replicated linear association between DUF1220 copy number and severity of social impairment in autism[J]. Hum Genet, 2015, 134(6): 569-575.

[23] Davis JM, Heft I, Scherer SW, et al. A third linear association between Olduvai(DUF1220)copy number and severity of the classic symptoms of inherited autism[J]. Am J Psychiatry, 2019, 176(8): 643-650.

[24] Quick VB, Davis JM, Olincy A, et al. DUF1220 copy number is associated with schizophrenia risk and severity: implications for understanding autism and schizophrenia as related diseases[J]. Transl Psychiatry, 2015, 5: e697.

[25] Dumas LJ, O'Bleness MS, Davis JM, et al. DUF1220-domain copy number implicated in human brain-size pathology and evolution[J]. Am J Hum Genet, 2012, 91(3): 444-454.

# 16　RHDO分析在遗传性耳聋产前诊断中的应用

赵振华，王亚楠，付欣雨，孔祥东

（郑州大学第一附属医院遗传与产前诊断中心）

## 【案例介绍】

孕妇，32岁，G2P1，孕17⁺³周，为双绒毛膜双羊膜囊双胎妊娠（DCDA），因第1胎为 *GJB2* 基因c235delC（p.Leu79Cysfs*3）和c.299_300delAT（p.His100fs）复合杂合变异导致的常染色体隐性耳聋1A型患儿，夫妇分别为 *GJB2* 基因c235delC（p.Leu79Cysfs*3）、c.299_300delAT（p.His100fs）变异的携带者来进行遗传咨询，要求了解本次妊娠2个胎儿的 *GJB2* 基因位点携带情况。经遗传咨询、知情同意并完善相关检查后，于笔者所在医院遗传与产前诊断中心进行羊水穿刺，分别抽取每个胎儿15mL羊水，同时抽取孕妇外周血10mL，用于 *GJB2* 基因的无创产前检测（图16-1）。

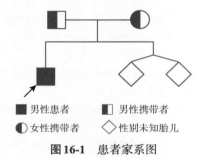

■男性患者　　▮男性携带者
◑女性携带者　　◇性别未知胎儿

**图16-1　患者家系图**

### 无创产前检测

**1. DNA提取**

抽取孕妇外周血10mL，采用两步离心法分离血浆后，用QIAamp Circulating Nucleic Acid Kit 提取血浆游离DNA（cell free DNA，cfDNA），采用Lab-Aid 824全血基因组DNA提取试剂盒提取先证者和孕妇夫妇的基因组DNA（genomic DNA，gDNA）。

**2. Panel设计**

定制了一个覆盖 *GJB2* 和 *SLC26A4* 全基因区域、基因上下游与基因存在高度连锁不平衡的区域、基因上下游1Mb范围内的高频SNP位点的杂交捕获Panel。另外，还有35个和203个高度杂合的SNP（MAF＞0.45）位点，分别位于Y染色体和1～22号常染色体。

**3. 文库构建和高通量测序**

先证者和先证者父母的gDNA先用超声破碎仪（Bioruptor Pico）打断为平均长度在200bp左右的片段，对片段化后的gDNA和孕妇血浆的cfDNA进行末端修复，加"A"，连接接头后进行PCR扩增富集文库。取750ng文库加入定制的耳聋探针Panel，在PCR仪上80℃孵育5min，50℃保持18小时进行杂交反应，随后对靶标区域进行捕获，捕获后的文库再进行PCR扩增。扩增后的文库用Qubit3.0（Invitrogen，Breda，Netherlands）定量，最后在Ion Proton测序平台上测序。

### 4. 胎儿DNA比例和相对单倍型剂量（RHDO）分析

先证者和先证者父母的gDNA测序数据，根据孟德尔遗传定律进行单倍型构建。HM1、HM2分别代表孕妇的致病单倍型和正常单倍型，HF1、HF2分别代表父亲的致病单倍型和正常单倍型。参考之前的研究，依据父母的单倍型分型结果把SNP分为Type 1～Type 6共6类（图16-2）。Type 1用来判断测序错误。Type 2、Type 3用来计算每个胎儿分数（ff1、ff2）和判断父亲单倍型继承情况（Type 2代表HF1单倍型的SNP、Type 3代表HF2单倍型的SNP），Type 4用来计算总的胎儿分数（fftotal）。如果两个胎儿继承父亲相同的单倍型，则Type 2或Type 3位点的剂量均值应该等于Type 4位点的剂量均值；如果2个胎儿继承父亲不同的单倍型，则Type 2和Type 3位点剂量均值之和应该等于Type 4位点的剂量均值。Type 5和Type 6 SNP是用来判断母源单倍型的继承情况（Type 5代表HM1单倍型的SNP、Type 6代表HM2单倍型的SNP）。Y染色体上的35个SNP覆盖度用来计算男胎的胎儿分数（ffY），并根据ffY来推测胎儿性别：若ffY ≈ fftotal，则表明2个胎儿均为男胎；若ffY ≈ 0，则表明2个胎儿均为女胎；若ffY ≈ ff1或ff2，则代表一个男胎和一个女胎。

RHDO分析结果显示，一个胎儿同时继承了父母的致病单倍型（HM1+HF1），另外一个胎儿继承了母亲的致病单倍型和父亲的正常单倍型（HM1+HF2）（图16-2）。

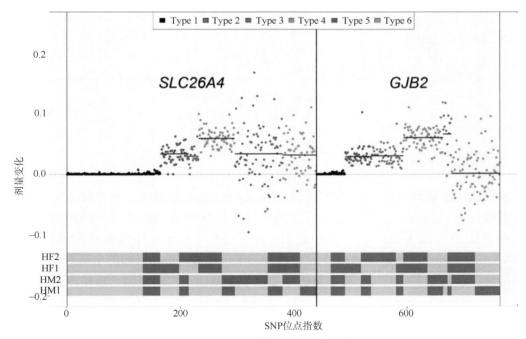

**图16-2　SNP分类及cfDNA的剂量变化**

根据SNP类型和基因组坐标进行排序，SNP类型用颜色进行标记。纵坐标：每一个SNP位点的剂量变化。黑色横线代表每一SNP类型的剂量变化均值。父母的单倍型在底部，浅蓝色代表参考碱基，深蓝色代表变异碱基。根据*SLC26A4*和*GJB2*基因Type 2和Type 3 SNP可以看出，2个胎儿的分数相近，约为6%，从Type 5 SNP可以看出fftotal约为12%。从*GJB2*基因Type 2和Type 3 SNP可以看出，2个胎儿分别继承了父亲的2个单倍型，从*GJB2*基因Type 5和Type 6 SNP可以看出2个胎儿同时继承了母亲的致病单倍型（HM1）。Type，类型

侵入性产前诊断

### 1. 羊水DNA提取

用QIAamp DNA Blood Mini Kit 提取羊水DNA。

### 2. Sanger测序

测序结果显示一个胎儿携带 *GJB2* 基因 c235delC（p.Leu79Cysfs*3）和 c.299_300delAT（p.His100fs）复合杂合变异。另一个胎儿携带 c235delC（p.Leu79Cysfs*3）杂合变异，未携带 c.299_300delAT（p.His100fs）变异（图16-3）。

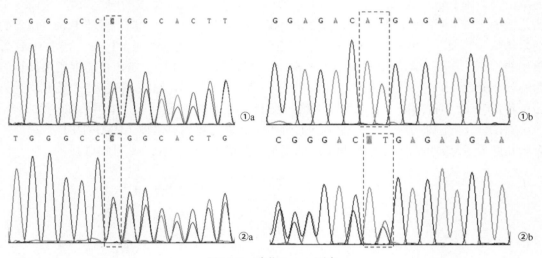

**图16-3　胎儿Sanger测序**
①a、①b为F1胎儿；②a、②b为F2胎儿

## 【案例分析】

由于相对单倍型剂量分析（RHDO）具有不受突变类型影响，不受复杂重复结构限制，准确性高、具有一定的普适性等优势，基于目标区域的靶向捕获测序结合RHDO成为单基因遗传病无创产前检测的通用方法[3]。虽然基于母体血浆中胎儿游离DNA（cfDNA）的无创产前诊断（NIPD）已应用于临床检测某些单胎妊娠的单基因遗传病，而且检测病种越来越多，但对于双胎妊娠早孕期的单基因遗传病无创产前检测仍存在较大挑战。

本案例选择了一个DCDA双胎妊娠的遗传性耳聋家系，采用基于RHDO的无创产前检测技术和通过侵入性羊水穿刺获取胎儿标本后进行Sanger测序的方法，分别对胎儿的基因型进行检测，无创产前检测结果与侵入性产前诊断结果一致。基于RHDO的无创产前检测技术有望应用于双胎妊娠的常染色体隐性耳聋1型遗传病产前检测。后续有待加大样本量，并扩展到其他单基因病的无创产前检测。

## 【案例拓展】

　　无创产前检测单基因遗传病的初期研究是定性分析，即"有"或"无"的策略，可用于父源常染色体显性遗传病、胎儿新发突变显性遗传病以及复合杂合常染色体隐性遗传病父源等位基因的排除性诊断。由于孕妇外周血中只含有自身的遗传物质，因此若在孕妇血浆中检测到非自身序列或变异，可定性判断该变异来自胎儿，为遗传自父亲或胎儿自身突变所致。相对单倍型剂量分析（RHDO）由无创产前检测技术的奠基人香港中文大学卢煜明教授首先于2010年提出并应用于地中海贫血症的检测[1, 2]，是目前国内外应用最多的方法，且其准确性已得到广泛认可。RHDO方法通过比较母体血浆中突变基因、野生型等位基因与周围连锁SNP位点组成单倍型的相对剂量来推断胎儿单倍型，同时结合序贯概率比检验（SPRT）、隐马尔可夫模型（HMM）或贝叶斯模型（BAYES）等数据分析方法，准确预测胎儿基因型。RHDO的主要优点是分析不受突变类型的限制，不但可以检测SNV同时也适用于有假基因、大片段缺失/重复和倒位，检测效率高，可以一次发现多个突变，检测并定量信息SNP（informative SNP）是RHDO的关键步骤。RHDO方法也有一定的局限性：①在构建父母单倍型的时候需要先证者的DNA样本，如果家系没有先证者样本，检测将无法进行；②在遇到重组事件时，检测性能会下降；③遇到近亲婚配的家系时，用于分析的信息SNP数量有限，可能会出现无法构建父母单倍型的情况。

## 【案例总结】

　　双胎妊娠的自然发生率为1%～2%，近年来随着辅助生殖技术助孕及促排卵药物的应用，双胎妊娠的发生率明显增加[6]。文献报道，目前我国双胎妊娠发生率已达2.38%。本案例中对于有单基因遗传病的双胎妊娠高危孕妇不但提供了一种简单、无创、更早孕周的检测手段，而且解决了有穿刺禁忌证孕妇无法进行产前诊断的难题。

## 参 考 文 献

[1] Lo YM，Corbetta N，Chamberlain PF，et al. Presence of fetal DNA in maternal plasma and serum[J]. Lancet，1997，350（9076）：485-487.

[2] Chiu RW，Chan KC，Gao Y，et al. Noninvasive prenatal diagnosis of fetal chromosomal aneuploidy by massively parallel genomic sequencing of DNA in maternal plasma[J]. PNAS，2008，105（51）：20458-20463.

[3] Drury S，Mason S，McKay F，et al. Implementing non-invasive prenatal diagnosis（NIPD）in a national health service laboratory：from dominant to recessive disorders[J]. Adv Exp Med Biol，2016，924：71-75.

[4] Kong L，Li S，Zhao Z，et al. Noninvasive prenatal testing of Duchenne muscular dystrophy in a twin gestation[J]. Prenat Diagn，2022，42（4）：518-523.

[5] Liu L，Tang W，Li S，et al. Haplotype-based noninvasive prenatal diagnosis of 21 families with duchenne muscular dystrophy：real-world clinical data in China[J]. Front Genet，2021，12：791856.

[6] 王学举，赵扬玉. 胎盘浅表血管灌注在单绒毛膜双胎复杂性并发症研究中的应用[J]. 实用妇产科杂志，2015，31（9）：656-658.

# 17 女性X连锁精神发育迟滞-低张面容综合征携带者的X染色体失活分析

邱雪平，郑芳，彭建红

（武汉大学中南医院检验科）

## 【案例介绍】

先证者（图17-1，Ⅱ-1），女，4岁，为母亲第1胎孕39周$^{+2}$顺产，父母均健康且非近亲婚配。先证者胎儿期未见明显异常，出生身长50cm，体重3.2kg。先证者存在面部畸形（眼距宽、上睑下垂、睑裂上斜、鼻孔前倾、低位耳、嘴角下斜、牙齿稀疏），流涎，下肢肌张力稍高，刻板样动作，语言发育迟缓（4岁仍不会说话），运动发育迟缓，轻度智力障碍。未见肝脾肿大及泌尿生殖系统异常。辅助检查：基因组拷贝数变异测序（CNV-seq）未发现临床明确致病的CNV变异；家系全外显子组测序发现先证者 *ATRX*（NM_000489）：c.4477A＞G（p.Thr1493Ala）杂合变异，与X连锁隐性遗传精神发育迟滞-低张面容综合征相关，父母均为野生型。针对该变异位点采用Sanger测序对家系成员进行验证，结果与全外显子组测序（WES）结果吻合（图17-1）。根据美国医学遗传学与基因组学学会（ACMG）制定的变异分类标准与指南对变异位点致病性进行分析[1]。首先该变异位点为经父母验证的新发变异，但考虑携带者并未在反式位置发现同一基因的其他变异位点以及表型原因，将PS2降级为PM6证据使用（PM6_Supporting）；其次，采用UniProt、PolyPhen-2和Mutation Taster等生物信息学软件对该位点进行保守性和致病性预测时，均提示该突变有害（PP3）；再次，该变异位于深入研究的无良性变异的外显子功能域（PM1）；最后，该变异位点在千人基因组、ESP数据库和gnomAD数据库均未见收录（PM2）。因此，该位点ACMG评级为可能致病（PM6_Supporting +PM1+PM2+PP3）。虽然先证者表型和 *ATRX* 基因突变所致的X连锁隐性遗传精神发育迟滞-低张面容综合征相符，但全外显子组测序和Sanger测序结果均提示先证者为 *ATRX* 基因突变携带者，理论上不会导致疾病发生。考虑该变异发生在X染色体上，而X染色体失活会改变经典的遗传方式，故对先证者进行了X染色体失活分析，结果发现先证者X染色体失活比例＞90%（图17-2），为非随机性失活。因此，X染色体失活可能是导致本例 *ATRX* 基因杂合变异携带者出现临床表型的原因。虽然父母并未携带上述 *ATRX* 基因变异位点，但无法排除生殖腺嵌合的可能，故而父母再次生育时建议在常规产检基础上针对先证者变异位点进行产前诊断，进一步降低再发风险。

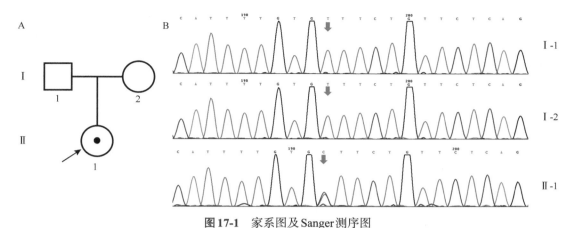

**图 17-1    家系图及 Sanger 测序图**

A. 家系图；B. 家系成员 *ATRX* 基因 c.4477A ＞ G 变异位点 Sanger 测序图，反向测序

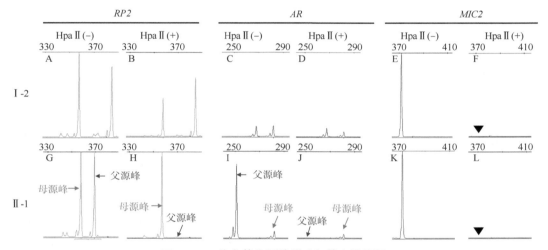

**图 17-2    X 染色体失活检测毛细管电泳峰图**

*Hpa* Ⅱ（＋）表示酶切，*Hpa* Ⅱ（－）表示未酶切对照。本例先证者（Ⅱ-1）及其母亲（Ⅰ-2）酶切前 *MIC2* 基因扩增产物在 371bp 处有条带（E、K），酶切后该位置条带消失（F、L）。先证者（Ⅱ-1）酶切前 *RP2* 基因扩增产物在 357bp、384bp 处均有条带（G），通过与母亲片段大小进行比较（A），357bp 处物峰来自母亲，384bp 处产物峰则来自父亲。酶切后父源产物峰消失，母源产物峰减少不明显（H），母源 X 染色体失活率为 99.9%。先证者（Ⅱ-1）酶切前 *AR* 基因扩增产物在 267bp、282bp 处均有条带（I），通过与母片段大小进行比较（C），282bp 处产物峰来自母亲，267bp 处产物峰来自父亲。酶切后父源产物峰消失，母源产物峰仍存在（J），先证者母源 X 染色体失活率为 99.9%。先证者母亲（Ⅰ-2）采用 *AR* 基因和 *PR2* 基因计算的失活率分别为 58.8% 和 60.6%

【案例分析】

X 染色体失活（X chromosome inactivation，XCI）又称莱昂化，是一种剂量补偿效应机制[2]。健康男性只有一条 X 染色体，遗传自母亲；健康女性有两条 X 染色体，一条来自父亲（patermal X chromosome，Xp），另一条来自母亲（matermal X-chromosome，Xm）。为了保证 X 染色体基因有效剂量在两种性别中相等或近乎相等，在健康女性中一条 X 染色体转变为失活状态，保持只有一条 X 染色体具有遗传活性。因此，女性体细胞组织是由

来自父亲和母亲两类细胞构成的嵌合体，部分细胞中Xp有活性，部分细胞中Xm有活性。理论上X连锁基因有活性的Xm和Xp数量上应为1∶1，某些情况下这一比率发生显著的偏差，称为X染色体失活偏移（skewed X-chromosome inactivation，SXCI）。多数研究以失活率≥70%作为SXCI的标准，并可根据不同的阈值（≥70%、≥80%、≥90%）再进一步分类[3]。

研究表明，X连锁遗传性疾病临床表型的差异和X染色体失活有关[4, 5]。当发生X染色体倾斜失活时，可导致X连锁隐性遗传病携带者出现临床表型[4]。对于本案例，在对变异位点和临床表型进行分析后，发现先证者为新发杂合变异，且在家系中符合表型与基因型共分离，但是目前的结果无法解释X连锁隐性遗传病携带者发病的现象，故而对先证者进行X染色体失活分析。结果发现，先证者母源性X染色体失活率高达99%，故而推断先证者可能是由X染色体失活偏倚引发的X染色体隐性遗传病在女性携带者上出现了临床表型。

## 【案例拓展】

本案例所采用的X染色体失活的检测方案主要依赖短串联重复序列（short tandem repeat，STR）和甲基化的检测方法进行，主要原理是利用甲基化敏感性限制性内切酶对基因组进行消化，失活的X染色体由于是甲基化的而不会被酶切，而有活性的X染色体是非甲基化的，可以被酶切，然后通过毛细管电泳对酶切前后的PCR产物进行检测，判断两条X染色体的失活比例。同时，根据扩增片段中含有STR位点来判断其遗传来源自父方还是母方。

本案例采用了AR/RP2/MIC2检测系统进行X染色体失活的检测。雄性激素受体（androgen receptor，AR）基因第一外显子含有CAG重复序列，其多态性可判断父母来源，该重复序列附近100bp的范围内包含2个Hpa II甲基化敏感性限制性内切酶的酶切位点（CCGG），可以判断X染色体失活情况[6]。而X染色体上的视网膜色素变性相关基因RP2（retinitis pigmentosa 2）的启动子区域含有GAAA重复序列，该重复序列附近也含有多个甲基化敏感性限制性内切酶酶切位点[7]。由于AR基因在人群中的杂合度约为80%，对于AR基因是纯合的患者就无法进行分型，单一AR分型不能一次解决所有患者的问题，故而同时加入了RP2基因片段，两者联合可将杂合度提升至97%[7]。位于X染色体短臂的MIC2基因由于逃逸了X染色体失活，故而呈现非甲基化[8]，可被甲基化敏感性限制性内切酶酶切，故而无法得到扩增条带。因此，将MIC2基因作为监控酶切效果的质量控制片段，最终形成AR/RP2/MIC2检测系统。在AR基因和MIC2基因扩增片段的上游引物标记FAM荧光物，RP2基因扩增片段的上游引物标记HEX荧光物，故而可以实现多重PCR扩增，一次扩增和电泳既可判断酶切效果，也可判断X染色体失活状态及遗传来源。

结果判读：首先分析MIC2基因位点酶切前后的扩增产物，酶切后该位点产物峰消失提示Hpa II酶切完全，可进行后续分析。通过分析AR/RP2位点酶切前后的扩增产物判断X染色体失活情况，当AR/RP2位点为单峰时，说明该STR位点为纯合子，无法根据该位点来判断X染色体失活情况，当AR/RP2位点为双峰时，根据公式计算失活比例[9, 10]：

（$M1/U1$）/（$M1/U1+M2/U2$）×100%，其中 $M1$ 和 $M2$ 代表酶切后两条 PCR 产物扩增峰的面积，$U1$ 和 $U2$ 代表酶切前两条 PCR 产物扩增峰的面积。失活率≥70% 为标准作为偏斜的 XCI。

研究表明，X 连锁遗传性疾病临床表型的差异和 X 染色体失活有关。故而 X 染色体失活多用于 X 连锁疾病的研究，X 染色体失活的类型是该类疾病病因诊断的重要指标。针对 X 连锁隐性遗传病的女性患者而言，若基因检测证实存在与疾病相关的基因突变，但突变为杂合子理论上不发病，可以推断其携带野生型位点的 X 染色体发生了失活，可采用该检测项目。而对于 X 连锁显性遗传病的患者家属而言，基因检测证实其存在基因突变理论是发病的，但是其表型是正常的，可以推断其携带突变位点的 X 染色体发生了失活，也可采用此检测项目。

## 【案例总结】

本案例对一名 X 连锁隐性遗传病携带者进行了 X 染色体失活检测，明确了遗传学病因，为家系后续遗传咨询提供了依据。X 染色体失活检测是 X 连锁遗传病诊断过程中的一种重要方法，选取合适的检测方法至关重要。当采用甲基化敏感性内切酶进行失活判断时，要同时对酶切效果进行监测，只有在酶切完全的情况下才能进行后续的分析，否则容易造成结果误判。同时，还要注意 *AR* 基因和 *RP2* 基因的杂合度问题，单一指标可能不能很好地解决所有患者的问题，将二者联合应用可进一步提升检出率。本案例以 X 染色体失活逃逸基因为内参照，采用在两个基因片段中同时检测短串联重复序列（STR）和 DNA甲基化的方法，对一个 X 连锁隐性遗传病携带者进行了 X 染色体失活检测，明确了先证者的遗传病病因。一方面，创新地解决了临床问题，为家系遗传学咨询提供了依据；另一方面，改良了现有的检测方法，为 X 连锁隐性遗传性疾病女性患者的分子诊断提供了案例和证据支持。

## 参 考 文 献

[1] Richards S，Aziz N，Bale S，et al. Standards and guidelines for the interpretation of sequence variants：a joint consensus recommendation of the American College of Medical Genetics and Genomics and the Association for Molecular Pathology [J]. Genet Med，2015，17（5）：405-424.

[2] Pereira G，Doria S. X-chromosome inactivation：implications in human disease [J]. J Genet，2021，100：63.

[3] Shin SH，Lee KH，Kim BH，et al. Downregulation of spleen tyrosine kinase in hepatocellular carcinoma by promoter CpG island hypermethylation and its potential role in carcinogenesis [J]. Lab Invest，2014，94（12）：1396-1405.

[4] Kao HJ，Chiang HL，Chen HH，et al. De novo mutation and skewed X-inactivation in girl with BCAP31-related syndrome [J]. Hum Mutat，2020，41（10）：1775-1782.

[5] Sun Z，Fan J，Wang Y. X-chromosome inactivation and related diseases [J]. Genet Res（Camb），2022，2022：1391807.

[6] Miranda-Furtado CL，Luchiari HR，Chielli Pedroso DC，et al. Skewed X-chromosome inactivation and shorter telomeres associate with idiopathic premature ovarian insufficiency [J]. Fertil Steril，2018，110（3）：476-485+e1.

[7] Machado FB，Machado FB，Faria MA，et al. 5meCpG epigenetic marks neighboring a primate-conserved core promoter short tandem repeat indicate X-chromosome inactivation[J]. PLoS One，2014，9（7）：e103714.

[8] Mondello C，Goodfellow PJ，Goodfellow PN. Analysis of methylation of a human X located gene which escapes X inactivation [J]. Nucleic Acids Res，1988，16（14B）：6813-6824.

[9] Kiedrowski LA，Raca G，Laffin JJ，et al. DNA methylation assay for X-chromosome inactivation in female human iPS cells [J]. Stem Cell Rev Rep，2011，7（4）：969-975.

[10] 赵悦，张进，王陈，等. 一个中国汉族X连锁视网膜色素变性家系的RPGR基因突变[J]. 武汉大学学报（医学版），2022，43（6）：1001-1006.

# 18　胎儿游离DNA高通量测序技术检出胎儿*RAF1*基因变异

李卉[1]，秦亚运[1]，宋婕萍[1]，杜树国[2]

（湖北省妇幼保健院：1.医学遗传中心；2.产科）

【案例介绍】

案例1，孕妇，29岁，G1P0，胎儿颈后透明层厚度（NT）1.7mm，无创产前筛查低风险。因"既往甲状腺功能减退（甲减）病史""丈夫高龄40岁"前来咨询，并接受胎儿显性单基因病无创筛查。结果提示：*RAF1*基因c.770C＞T（p.S257L）杂合变异。孕23周系统超声提示胎儿双侧侧脑室增宽、右侧胸腔积液、双肾积水、胎儿脊髓圆锥末端低（脊髓栓系？），静脉导管搏动指数（PI）值偏高，单脐动脉（右侧缺如），羊水多，遂接受羊膜腔穿刺产前诊断。羊水核型及染色体微阵列分析（CMA）未见异常，羊水家系全外显子组测序（WES）检出羊水*RAF1*基因c.770C＞T（p.S257L）新发杂合变异。孕妇于孕27周时终止妊娠。

案例2，孕妇，29岁，G1P0，既往史无特殊。丈夫27岁。因"NT 6.8mm，外院羊水核型＋荧光原位杂交（FISH）未见异常"前来咨询。胎儿显性单基因病无创筛查结果提示胎儿*RAF1*基因c.770C＞T（p.S257L）杂合变异。复查超声及磁共振提示：胎儿颈部不规则囊性占位，淋巴管瘤可能，透明隔显示模糊，羊水多。孕妇于孕24周再次接受羊水穿刺产前诊断，羊水CMA未见异常，胎儿WES检出*RAF1*基因c.770C＞T（p.S257L）杂合变异并通过Sanger验证。夫妻双方未行位点验证，孕妇于孕28周时终止妊娠。

**1. 无创单基因病检测**

单基因病无创产前检测通过孕妇外周血血浆中游离DNA的靶向捕获高通量测序，可检测50个基因58种常见高发显性遗传病。检测结果提示案例1、2中胎儿*RAF1*基因c.770C＞T（p.S257L）杂合变异。

**2. 侵入性产前诊断**

2例孕妇于孕中期接受羊膜腔穿刺术，进行羊水核型、CMA及WES检测。胎儿显性单基因病无创筛查结果提示：案例1胎儿羊水核型及CMA未见异常，检出羊水*RAF1*基因c.770C＞T（p.S257L）杂合变异，经Sanger验证为新发变异；案例2中羊水染色体微阵列分析未见异常，胎儿检出*RAF1*基因c.770C＞T（p.S257L）杂合变异，见图18-1。

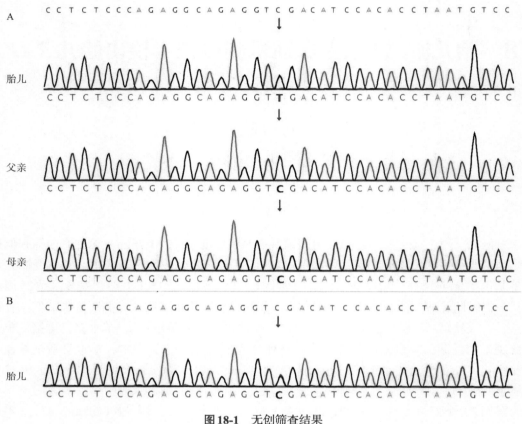

**图18-1 无创筛查结果**

【案例分析】

以上2个案例中，夫妇双方均无遗传病家族史，常规羊水染色体检测（核型、CMA、FISH）均未发现异常。而通过基于胎儿游离DNA的高通量测序进行胎儿显性遗传病的无创产前检测发现胎儿*RAF1*基因c.770C＞T（p.S257L）位点杂合变异，随后通过羊水穿刺采集羊水进行WES检测，并通过Sanger验证了该变异位点。

根据美国医学遗传学与基因组学学会（ACMG）序列变异解读指南，*RAF1*基因c.770C＞T位点变异解读为致病性（PS2_Very strong+PS3+PM1+PM2+PP2）。*RAF1*基因致病变异可能导致常染色体显性遗传病[扩张型心肌病1NN型、LEOPARD综合征2型、努南（Noonan）综合征5型]。已报道的产后临床表型涉及多器官系统，产前表现报道较少，胎儿宫内表型差异较大，特异性较低[1-4]。

【案例拓展】

目前孕前、产前的夫妻双方单基因携带者筛查一般针对隐性遗传病携带者[5]，而单基因病有8000多种，其中显性遗传占比50%以上，且约75%的显性遗传单基因病是父母未携带变异，胎儿发生新发变异导致[6]，对这类胎儿新发的显性单基因变异无法通过检查父母遗传信息来预防疾病。新发变异的单基因遗传病是我国目前出生缺陷防控工作的关键，是查漏补缺的关键环节，预防的最佳手段是在产前检查胎儿。传统的单基因遗传病产前诊断方法为有创性检查，存在约0.2%的流产风险。而基于孕妇外周血胎儿游离DNA的无创产前筛查技术无流产、感染等风险，操作简单，更宜被孕妇接受。目前该技术主要应用于常见染色体三体、性染色体非整倍体及拷贝数变异[7]，也正被逐步应用于单基因疾病的无创产前诊断[8-10]。

基于胎儿游离DNA的胎儿显性单基因病无创产前检测是通过抽取孕12周以上单胎妊娠孕妇外周血，分离血浆提取游离DNA，利用专利GenCap技术，捕获目标基因的外显子、剪切区域和重点内含子区域，获取可能导致基因缺陷的变异信息，同时设计569个SNP位点探针，用来评估游离胎儿DNA浓度。建库过程中加入UID-Cap™分子标签以排除由于DNA聚合与扩增以及测序过程中所引入的错误，提高检测精度和准确性。500×高深度测序可确保胎儿低频变异的检出。结合生物信息学分析方法，可实现更优的变异检测及过滤流程以降低检测的假阳性率。该技术不需要先证者及胎儿父母基因组信息，通过检测孕妇外周血样本，可直接评估胎儿患58种单基因显性遗传病的风险，是无创产前检测在单基因遗传病预防中的新应用。

## 【案例总结】

由于胎儿新发变异，其父母表型正常，血液检测基因型也正常，无法通过一级预防避免。这类疾病常常没有家族遗传史，多表现为散发突发，往往有不良孕产史才被发现。新时期新形势下，新发变异的单基因病的出生缺陷防控正当其时。胎儿新发变异导致的单基因显性病只能通过产前筛查和产前诊断来发现。基于NGS的无创胎儿显性单基因病检测实现了对新发变异的无创产前检测，突破了原有的需要家族史、先证者、胎儿父亲与母亲遗传信息的限制，能够直接通过孕妇血浆DNA检测胎儿是否患单基因遗传病，可以实现孕早期的高发单基因疾病的筛查，在出现临床表型之前就可进行早期检测，为产前诊断和临床决策预留足够时间，也是无创产前筛查的发展趋势。

常规孕中期血清学筛查以及近年来孕妇外周血无创产前筛查都是针对胎儿染色体异常风险的筛查。但是对于胎儿显性单基因遗传病新发变异，无法通过检查父母遗传信息来预防疾病，常规的产前筛查方法存在局限性。本文报道的两例单基因病胎儿，正是基于母体血浆的游离DNA检查出*RAF1*基因c.770c＞T（p.s257L）杂合变异。该方法与侵入性产前诊断相比更易被孕妇群体接受，避免了单基因病的漏诊，为单基因疾病的无创产前诊断推广应用提供了理论依据。

## 参 考 文 献

[1] Zenker M，Edouard T，Blair JC，et al. Noonan syndrome：improving recognition and diagnosis[J]. Arch Dis Child，2022，107（12）：1073-1078.

[2] Lamouroux A，Dauge C，Wells C，et al. Extending the prenatal Noonan's phenotype by review of

ultrasound and autopsy data[J]. Prenat Diagn, 2022, 42(5): 574-582.

[3] Baldo F, Fachin A, Da RB, et al. New insights on Noonan syndrome's clinical phenotype: a single center retrospective study[J]. BMC Pediatr, 2022, 22(1): 734.

[4] Darouich S, Chakroun AS, Bellamine H, et al. A severe clinicopathologic phenotype of RAF1 Ser257Leu neomutation in a preterm infant without cardiac anomaly[J]. Am J Med Genet A, 2023, 191(2): 630-633.

[5] Kraft SA, Duenas D, Wilfond BS, et al. The evolving landscape of expanded carrier screening: challenges and opportunities[J]. Genet Med, 2019, 21(4): 790-797.

[6] Yang Y, Muzny DM, Xia F, et al. Molecular findings among patients referred for clinical whole-exome sequencing[J]. JAMA, 2014, 312(18): 1870-1879.

[7] Carbone L, Cariati F, Sarno L, et al. Non-invasive prenatal testing: current perspectives and future challenges[J]. Genes(Basel), 2020, 12(1): 15.

[8] Zhang J, Li J, Saucier JB, et al. Non-invasive prenatal sequencing for multiple Mendelian monogenic disorders using circulating cell-free fetal DNA[J]. Nat Med, 2019, 25(3): 439-447.

[9] Li J, Lu J, Su F, et al. Non-invasive prenatal diagnosis of monogenic disorders through Bayesian- and haplotype-based prediction of fetal genotype[J]. Front Genet, 2022, 13: 911369.

[10] Mohan P, Lemoine J, Trotter C, et al. Clinical experience with non-invasive prenatal screening for single-gene disorders[J]. Ultrasound Obstet Gynecol, 2022, 59(1): 33-39.

# 19　NGS检测遗传性主动脉疾病亲代嵌合突变

朱国艳，杨航，周维真，张银辉，周洲

（国家心血管病中心/心血管疾病国家重点实验室/中国医学科学院阜外医院实验诊断中心）

## 【案例介绍】

患者，男，5岁，因胸部疼痛就诊于血管外科，无恶心、呕吐，无腹痛、腹泻。体格检查：体温36.5℃，脉搏95次/分，呼吸19次/分，血压105/74mmHg，精神良好，睡眠、食欲良好。CT提示主动脉弓降部假性动脉瘤，同时表现为双侧颈总动脉走行明显迂曲、悬雍垂裂以及眼距过宽等典型勒斯-迪茨（Loeys-Dietz）综合征（LDS）体征（图19-1）。

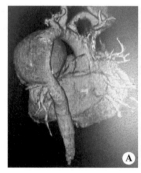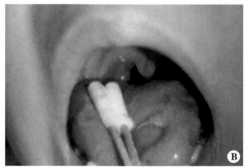

**图19-1**　Loeys-Dietz综合征体征
A. 假性动脉瘤；B. 悬雍垂裂

Loeys-Dietz综合征（LDS）是一种罕见的常染色体显性结缔组织疾病，病变累及多个系统，如心血管系统（主动脉瘤/夹层、动脉扭曲）、骨骼（蜘蛛指/趾、胸廓畸形、脊柱侧弯）等[1]。与马方综合征患者相比，此类患者可能出现眼距过宽、悬雍垂/腭裂、颅缝早闭等特征。与马方综合征患者相比，LDS患者主动脉瘤/夹层发展更为迅速，平均发病年龄和死亡年龄更早，除主动脉根部外，其他部位发生动脉瘤和动脉扭曲的风险较高。美国心脏病协会建议，LDS患者主动脉直径达到4.2cm时，即可进行预防性手术，相较于马方患者的5.5cm更为严格[2]。最早发现的LDS致病基因是*TGFBR1*和*TGFBR2*，均编码TGF-β受体蛋白。随着测序技术发展，TGF-β信号通路的多个其他基因，如*SMAD2*和*TGFB3*，也被发现与LDS有关[3, 4]。为明确患者致病原因，将患者血液样本进行基因检测，以查找致病基因变异。

### 1. 变异位点致病性初次判读

通过基因测序，发现该患者携带变异位点*TGFBR2* c.1067G＞C（p.Arg356Pro）。经查询，该变异位点在人群数据库中无记录，且已有5例LDS表型的患者检出该变异位点，其中3例是新发变异[5-8]，此外多个软件预测该变异可能影响蛋白结构或功能。因此，依据ACMG指南[9]，该变异位点可判读为致病性变异（致病性条件满足PS2_Very strong，PM2，PS4_Moderate，PP3），很好地解释了患者的临床表现。然而，检测患者父母样本时发现患者父亲体健却也携带相同的变异位点。由于动脉瘤起病隐匿，患者可能没有任何异常感觉，进一步建议其父亲做心脏超声以确认主动脉是否有异常。结果显示，患者父亲只表现为左室舒张功能轻微降低，而主动脉未见任何异常（升主动脉30mm，根部28mm）。鉴于LDS外显度较高且发病年龄较早，而体健父亲也携带该位点却未发病，该位点的致病性受到质疑。根据ACMG指南，笔者不得不将该变异位点的致病性降级为临床意义未明。

### 2. 变异位点致病性再次评估

当笔者对疑难案例进行重分析时发现，该患者父亲的一代测序峰图存在不等高现象（图19-2），而且*TGFBR2*基因变异导致的LDS是完全外显的，因此猜测其父亲可能存在生殖嵌合突变。所谓嵌合突变，即在受精卵二分裂或其后的某个发育过程中，某个细胞发生了基因突变，导致其后代细胞都携带这个突变，而其他细胞不携带。笔者立即对这一家三口的外周血液DNA样本进行单个扩增子的深度测序，平均测序深度约5000×。结果显示，患者父亲样本中突变的等位基因占25%，证实了嵌合突变的存在（图19-3），这也很好地解释了患者父亲携带该变异位点却没有LDS临床表现的原因。至此，该患者中检出的变异位点*TGFBR2* c.1067G＞C（p.Arg356Pro）又重新升级为致病性变异。

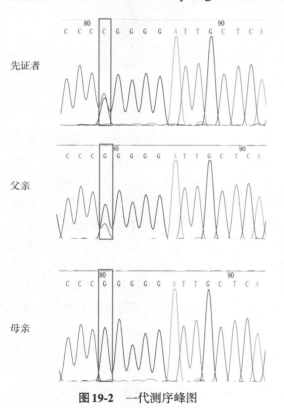

**图19-2　一代测序峰图**

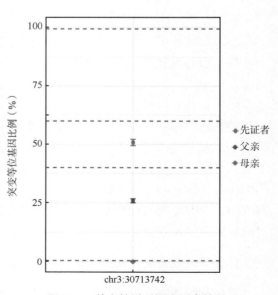

**图19-3　单个扩增子深度测序结果**

【案例分析】

当突变细胞比例较低时，嵌合突变携带者的临床症状轻微，甚至没有临床体征。因此，在实验室常规基因检测中，嵌合突变往往容易被忽略。本案例中患者具有典型LDS表型，检出的变异位点*TGFBR2* c.1067G＞C（p.Arg356Pro）在人群数据库中无记录，且已报道5例LDS患者检出该变异位点，其中3例是新发变异，此外多个软件预测该变异可能影响蛋白结构或功能。因此，依据ACMG指南，该位点可判读为致病性变异。但是，由于体健的父亲也携带该变异，同时未考虑到嵌合突变的存在，该位点的致病性由致病等级降级为临床意义未明。由此可见，嵌合突变的忽略可能导致某些位点致病性被错误判读，从而无法进行更加准确的基因诊断和遗传咨询。而嵌合突变的发生可能比目前认为的更常见，因此，当患者检测出可能致病（致病）的罕见变异位点时，对缺乏明显表型特征的亲代进行基因检测具有重要意义，需要考虑亲代嵌合突变的可能，进而为遗传咨询提供更加准确的指导。

【案例拓展】

单个扩增子深度测序（amplicon-based deep sequencing）主要包括引物选取-PCR扩增-文库构建-测序，即针对疑似嵌合突变位点，选择对应的特异性扩增子引物进行PCR扩增，多个不含交叉序列的PCR产物等量混合在一起，标记相同的标签并制备成同一个文库（Ion AmpliSeq™文库试剂盒2.0，Life Technologies），通过qPCR进行文库定量。依据测序深度计算对应的文库上样量，随后利用PGM™Dx仪器对文库进行测序，分析突变比例。

随着测序技术的发展和广泛应用，目前越来越多的马方综合征、EDS综合征等遗传性主动脉疾病的亲代嵌合突变病例被报道[10]，遗传性主动脉疾病的嵌合突变可能比我们认识得更普遍。为了进一步评估亲代嵌合突变的发生率，笔者扩大检测范围，又纳入79个遗传性主动脉疾病Trio家系（携带致病/可能致病变异的患者及其父母样本）进行单个扩增子深度测序，最终分别在2个家系中发现亲代嵌合突变（23%，17%）。总的来说，笔者在80个Trio家系中检出3例亲代嵌合突变，约占3.75%。当回顾这3例携带嵌合突变亲代样本的一代测序峰图时，发现峰图中均出现不等高峰。因此，当一代测序峰图中出现显著的不等高峰时，提示可能存在嵌合突变，需要引起重视。

值得注意的是，不同组织器官中嵌合突变比例会有所不同。有研究报道在携带嵌合突变患者父亲的头发和口腔样本DNA中可检测到嵌合突变，但在外周血DNA中未检测到，因此外周血中嵌合突变比例不一定能反映其他组织器官的真实嵌合水平。检测时需要尽可能获取更多不同体细胞组织（唾液、成纤维细胞、口腔黏膜等样本），这将有助于更加全面地分析携带者的嵌合突变水平，从而为遗传咨询提供更加准确的指导。

【案例总结】

本案例中，通过单个扩增子深度测序检测嵌合突变，发现并评估了遗传性主动脉疾病

Trio家系中亲代嵌合突变发生率（3.75%）。这提示家系中子女携带致病/可能致病变异时，若父母有再生育的意愿，强烈建议父母进行基因检测。对于轻微症状/健康父母样本检出和患者一致的突变时，应考虑亲代嵌合突变的存在，进而提高分子诊断率，为患者提供更加准确的遗传咨询信息。

## 参 考 文 献

[1] Gouda P，Kay R，Habib M，et al. Clinical features and complications of Loeys-Dietz syndrome：a systematic review[J]. Int J Cardiol，2022，362：158-167.

[2] Hiratzka LF，Bakris GL，Beckman JA，et al. 2010 ACCF/AHA/AATS/ACR/ASA/SCA/SCAI/SIR/STS/SVM Guidelines for the diagnosis and management of patients with thoracic aortic disease. A Report of the American College of Cardiology Foundation/American Heart Association Task Force on Practice Guidelines，American Association for Thoracic Surgery，American College of Radiology，American Stroke Association，Society of Cardiovascular Anesthesiologists，Society for Cardiovascular Angiography and Interventions，Society of Interventional Radiology，Society of Thoracic Surgeons，and Society for Vascular Medicine[J]. J Am Coll Cardiol，2010，55（14）：e27-e129.

[3] Micha D，Guo DC，Hilhorst-Hofstee Y，et al. SMAD2 mutations are associated with arterial aneurysms and dissections[J]. Hum Mutat，2015，36（12）：1145-1149.

[4] Bertoli-Avella AM，Gillis E，Morisaki H，et al. Mutations in a TGF-β ligand，TGFB3，cause syndromic aortic aneurysms and dissections[J]. J Am College Cardiol，2015，65（13）：1324-1336.

[5] Uike K，Matsushita Y，Sakai Y，et al. Systemic vascular phenotypes of Loeys-Dietz syndrome in a child carrying a de novo R381P mutation in TGFBR2：a case report[J]. BMC Res Notes，2013，6：456.

[6] Ben Amor IM，Edouard T，Glorieux FH，et al. Low bone mass and high material bone density in two patients with Loeys-Dietz syndrome caused by transforming growth factor beta receptor 2 mutations[J]. J Bone Miner Res，2012，27（3）：713-718.

[7] Sakai H，Visser R，Ikegawa S，et al. Comprehensive genetic analysis of relevant four genes in 49 patients with Marfan syndrome or Marfan-related phenotypes[J]. Am J Med Genet，2006，140（16）：1719-1725.

[8] Ki CS，Jin DK，Chang SH，et al. Identification of a novel TGFBR2 gene mutation in a Korean patient with Loeys-Dietz aortic aneurysm syndrome；no mutation in TGFBR2 gene in 30 patients with classic Marfan's syndrome[J]. Clin Genet，2005，68（6）：561-563.

[9] Richards S，Aziz N，Bale S，et al. Standards and guidelines for the interpretation of sequence variants：a joint consensus recommendation of the American College of Medical Genetics and Genomics and the Association for Molecular Pathology[J]. Genet Med，2015，17（5）：405-424.

[10] Chesneau B，Plancke A，Rolland G，et al. Parental mosaicism in Marfan and Ehlers-Danlos syndromes and related disorders[J]. Eur J Hum Genet，2021，29（5）：771-779.

# 20 胎盘嵌合导致NIPT与CNV结果不一致

里进[1,3]，王芳[2,3]，马建鸿[2,3]，李家福[2,3]，郑芳[1,3]，张元珍[2,3]

（1.武汉大学中南医院检验科；2.武汉大学中南医院妇产科；3.湖北省产前诊断与优生临床医学研究中心）

## 【案例介绍】

孕妇，34岁，孕3产1，既往生下一健康男孩，此次因孕中期唐氏筛查21三体高风险（1/20）、无创产前基因检测（NIPT）21三体高风险（$Z=14.43$）来笔者所在医院行产前诊断。经遗传咨询，患者同意羊水穿刺，羊水抽取后采用荧光原位杂交（FISH），G显带核型分析和染色体微缺失微重复检测（CNV-seq）。实验室检查结果：FISH、核型分析、CNV-seq均显示胎儿染色体为47，XXX（图20-1～图20-3），提示唐氏筛查和NIPT 21三体为假阳性结果。为进一步分析这相互矛盾的结果，并排除因母体21三体嵌合导致的NIPT假阳性，在孕妇孕23[+4]周时再次抽取外周血进行第二次NIPT复核，并对母体做CNV-seq检测。然而，第二次NIPT测序结果也提示为21三体高风险（$Z=18.75$），并且母体外周血CNV-seq结果正常，排除了因母体21三体嵌合导致的假阳性可能。另一方面，孕妇孕27[+4]

核型图片：

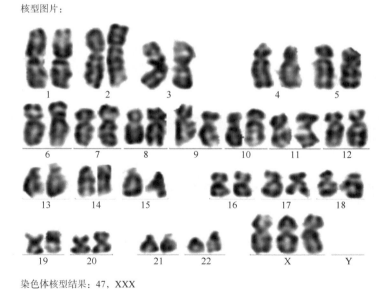

染色体核型结果：47，XXX

临床诊断建议：

说明：常规方法（显带在320条带水平）仅限于染色体数目异常和明显结构异常，
　　　微小的结构异常与基因异常所致疾病不在此检测诊断范围内。

**图20-1** 羊水核型分析报告单

周超声检查未见结构异常和宫内生长迟缓。经笔者所在医院内多学科联合会诊（MDT），推测导致外周血与羊水不一致的原因可能是胎盘组织存在21和X三体的嵌合，但胎儿是否存在21三体嵌合无法评估。后经遗传咨询，夫妻双方决定终止妊娠，并同意行进一步研究。

检测位点及所使用探针：LSI 13/21位点特异性探针，CEP 18/X/Y着丝拉探针

FISH 结果附图

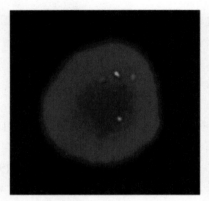 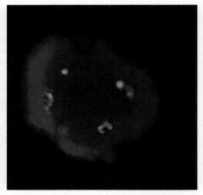

绿色代表13号染色体、红色代表21号染色体　　　橙色代表18号染色体、绿色代表X染色体

分析意见：计数50个间期细胞，LSI13两个信号、CEP18两个信号、LSI21两个信号、X染色体三个信号的 细胞占总数的95%；检测结果为13、18、21号染色体数目未见异常，核型为47，XXX.ish。

**图20-2　羊水 FISH 检测报告单**

# 染色体畸变检测报告

**受检者信息：**

样品编号：　　　　　　　　　　　　　　　　姓　　名：

年　　龄：　34 周岁　　　　　　　　　　　　孕　　周：　24w

送检材料：　羊水　　　　　　　　　　　　　样品类型：　产前

采样日期：　2018-07-10　　　　　　　　　　报告日期：　2018-07-23

送检医生：

**检测项目**：染色体非整倍体以及 100Kb 以上基因组拷贝数变异（CNVs）

**检测类型**：染色体畸变检测-100Kb

**检测方法**：高通量 DNA 测序法

**检测结果**：（备注：检测结果说明详见报告第 2 页）

　　该样本检出染色体非整倍体或 100Kb 以上已知的、明确致病的基因组拷贝数变异(CNVs)：

　　seq[hg19]dup(X)(p22.33q28)

　　chrX:g.1_155270560dup

**建议：**

　　1. 产前诊断中心遗传咨询。

　　2. 再次妊娠时，须行产前诊断。

**图20-3　羊水 CNV-seq 检测报告单**

## 引产物检测结果

### 1. 染色体微缺失微重复（CNV-seq）检测结果

1份脐带样本，3份胎儿组织（皮肤、肌肉和脐带血），8份胎盘组织（4份取自胎儿侧和4份取自母体一侧，分别是胎盘中央、4点、8点和12点方向）进行CNV-seq分析。总的来说，CNV-seq分析显示胎儿组织核型为47，XXX（样本号10、11、12），而8例胎盘组织存在复杂的嵌合情况（表20-1）。在所有的胎盘标本中，有5个胎盘组织核型为21三体（样本号2、3、4、5、9），2个胎盘组织核型为21和X双三体（样本号6、7），单纯X三体仅有1例（样本号8）。需要说明的是，由于没有对胎盘滋养层进行单独分离，因此无法确定胎盘滋养层细胞系可能存在的核型。

表20-1　不同部位的CNV-seq分析结果

| 样本号 | 样本部位 | 结果 |
| --- | --- | --- |
| 1 | 母体外周血 | 46，XX |
| 2 | 胎盘核心（胎儿侧） | 47，XX，+21 |
| 3 | 胎盘12点方向（胎儿侧） | 47，XX，+21 |
| 4 | 胎盘4点方向（胎儿侧） | 47，XX，+21 |
| 5 | 胎盘8点方向（胎儿侧） | 47，XX，+21 |
| 6 | 胎盘核心（母体侧） | 48，XXX，+21 |
| 7 | 胎盘12点方向（母体侧） | 48，XXX，+21 |
| 8 | 胎盘4点方向（母体侧） | 47，XXX |
| 9 | 胎盘8点方向（母体侧） | 47，XX，+21 |
| 10 | 胎儿皮肤 | 47，XXX |
| 11 | 胎儿肌肉 | 47，XXX |
| 12 | 脐带 | 47，XXX |

### 2. 荧光PCR毛细管电泳（QF-PCR）检测结果

QF-PCR检测用来评估母体DNA污染并确定额外的21和X染色体来源，实验结果显示，除了脐带血外，其他样本都不存在母体DNA污染。QF-PCR检测结果与CNV-seq检测结果也高度一致，且QF-PCR检测结果证实胎儿组织中额外的X染色体以及胎盘组织中额外的21和X染色体均来自父方（表20-2），表明该胚胎的异常核型可能是由一个异常的精子所导致。

表 20-2　不同部位的 QF-PCR 分析结果

| 样本号 | 样本类型 | 21号染色体STR位点 | | | | | X号染色体STR位点 | |
|---|---|---|---|---|---|---|---|---|
| | | 21B | 21C | 21D | 21I | 21H | X1 | X3 |
| 1 | 母体外周血 | 239, 265 | 304, 308 | 464, 466 | 120, 131 | 380, 396 | 143, 155 | 294, 294 |
| 2 | 胎盘核心（胎儿侧） | 257, 257, 265 | 300, 300, 304 | 464, 470, 470 | 120, 131, 131 | 392, 392, 396 | 143, 147 | 285, 294 |
| 3 | 胎盘12点方向（胎儿侧） | 257, 257, 265 | 300, 300, 304 | 464, 470, 470 | 120, 131, 131 | 392, 392, 396 | 143, 147 | 285, 294 |
| 4 | 胎盘4点方向（胎儿侧） | 257, 257, 265 | 300, 300, 304 | 464, 470, 470 | 120, 131, 131 | 392, 392, 396 | 143, 147 | 285, 294 |
| 5 | 胎盘8点方向（胎儿侧） | 257, 257, 265 | 300, 300, 304 | 464, 470, 470 | 120, 131, 131 | 392, 392, 396 | 143, 147 | 285, 294 |
| 6 | 胎盘核心（母体侧） | 257, 257, 265 | 300, 300, 304 | 464, 470, 470 | 120, 131, 131 | 392, 392, 396 | 143, 147, 147 | 285, 285, 294 |
| 7 | 胎盘12点方向（母体侧） | 257, 257, 265 | 300, 300, 304 | 464, 470, 470 | 120, 131, 131 | 392, 392, 396 | 143, 147, 147 | 285, 285, 294 |
| 8 | 胎盘4点方向（母体侧） | 257, 265 | 300, 304 | 464, 470 | 120, 131 | 392, 396 | 143, 147, 147 | 285, 285, 294 |
| 9 | 胎盘8点方向（母体侧） | 257, 257, 265 | 300, 300, 304 | 464, 470, 470 | 120, 131, 131 | 392, 392, 396 | 143, 147 | 285, 294 |
| 10 | 胎儿皮肤 | 257, 265 | 300, 304 | 464, 470 | 120, 131 | 392, 396 | 143, 147, 147 | 285, 285, 294 |
| 11 | 胎儿肌肉 | 257, 265 | 300, 304 | 464, 470 | 120, 131 | 392, 396 | 143, 147, 147 | 285, 285, 294 |
| 12 | 脐带 | 257, 265 | 300, 304 | 464, 470 | 120, 131 | 392, 396 | 143, 147, 147 | 285, 285, 294 |
| 13 | 脐带血 | 存在母血污染，无法分析 | | | | | | |

注：红色为额外染色体来源的 STR 位点。

## 【案例分析】

本病例 NIPT（T21 高风险）和胎儿核型（47，XXX）结果不一致。同时，通过 CNV-seq 和 QF-PCR 分析，胎盘组织中至少存在两种核型（47，XX，+21 和 47，XXX）。虽然在脐血样本中 CNV-seq 结果显示 21 三体，但是由于 QF-PCR 结果提示脐血存在母体血细胞污染，所以没有找到足够证据证明胎儿存在 21 三体和 X 三体的嵌合。根据 CNV-seq 对胎儿皮肤、肌肉及脐血的检测结果，更倾向于认为胎儿异常核型为 47，XXX。

由此推测，限制性胎盘嵌合体（CPM）是导致本案例结果不一致的主要原因[1, 2]。CPM 可以解释为什么 NIPT 为 21 三体，而胎儿核型、FISH 及 CNV-seq 结果为 47，XXX。目前笔者所在课题组仅查到一篇文章报道了 21 三体和 X 三体的嵌合病例[3]。受精后人类胚胎发育的早期阶段，胎儿只来自一小部分囊胚祖细胞（64 个细胞中的 3 个）[4]。因此，推测父方精子的核型为不寻常的配子（25，XX，+21），而合子可能为双三体（48，XXX，+21）。文献中有不少关于双三体（48，XXX，+21）的病例报道，其中的一些已经出生并长大成人。然而，为什么本案例中的胚胎发育到最后胎儿核型为 47，XXX 而不是双非整倍体异常（48，XXX，+21）？

根据文献报道，染色体嵌合的形成机制有两个主要原因：①有丝分裂不分离；②三体自救，其是通过在一个体细胞中丢失一个多余的染色体来进行的，其目的是恢复整倍体细胞系[5]。根据本案例中不同细胞系的分布情况，笔者认为三体自救是本案例双非整倍胚胎最终分化为 47，XXX 核型的主要机制。笔者推测虽然本案例合子为双三体（48，XXX，+21），但在胚胎早期三体自救程序在时间和空间上就精确地进行着，导致胎盘是一个复杂的嵌合体（47，XXX、47，XX，+21 和 48，XXX，+21），而胎儿核型在囊胚期时就已经是 47，XXX（图 20-4）。

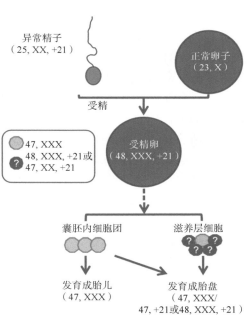

**图 20-4**　对本病例胚胎发育过程中 21 三体和 X 三体嵌合机制的假设

## 【案例拓展】

（1）NIPT 主要是通过孕期母体的外周血，对其中的游离 DNA（含有胎儿来源的 DNA）进行测序来判断胎儿是否患有某些遗传病，如 21 三体综合征、18 三体综合征以及 13 三体综合征。研究证实，在优化实验流程（提升测序数据量或富集胎儿游离 DNA 等）后，NIPT 可对迪格奥尔格（DiGeorge）综合征、22q11 微重复综合征、普拉德 - 威利（Prader-Willi）/天使（Angleman）综合征、猫叫综合征等染色体 CNV-seq 有着较好的检测效能。然而，NIPT的结果会受限制性胎盘嵌合体（CPM）、双胎之一早期消失或停止发育等生物学机制的影响，造成假阳性或假阴性。假阳性结果一般通过介入性产前诊断即可明确，一旦明确为假阳性结果，建议结合检测分娩后胎盘组织、脐带血以及孕妇外周血细胞排查导致假阳性的原因[6]。本案例就是因胎盘嵌合导致的NIPT假阳性。

（2）染色体微缺失微重复检测（CNV-seq）是基于高通量测序的全基因组拷贝数变异检测技术。CNV-seq采用NGS技术对样本DNA进行低深度全基因组测序，将测序结果与人类参考基因组碱基序列进行比对，通过生物信息学分析以发现受检样本存在致病性染色体微缺失微重复变异（pathogenic CNV，pCNV）。pCNV是引起胎儿先天畸形、智力障碍等出生缺陷的另一个重要因素。有研究表明，在孕妇群体中，胎儿携带pCNV的比例可高达1.6%～1.7%，这个比例远高于21、18、13三体综合征约0.2%的发生率。与传统的核型分析、染色体微阵列分析等其他技术相比，CNV-seq技术具有检测范围广、通量高、操作简便、兼容性好、所需DNA样本量低等优点[7]。

（3）荧光PCR毛细管电泳技术（QF-PCR）。QF-PCR是通过检测人类遗传标记短串联重复序列（STR）进行染色体异常的产前诊断。QF-PCR通过PCR扩增和毛细管电泳分离技术，经定性、定量分析STR的多态性，能诊断出99.2%～100.0%目标染色体（21、18、13、X和Y等5种染色体）的非整倍体异常[8]。除此之外，还能检测出三倍体和母体细胞污染，以及根据STR等位基因的个性化信息判别额外染色体来源于父方或母方，为临床提供更多的遗传信息。QF-PCR最大的优点是快速、便宜，能可靠地用于常见染色体异常的产前诊断，有助于降低染色体核型分析检测量，减少产前诊断费用，缓解孕妇及家属的等待焦虑。本案例通过QF-PCR快速检测出胎盘存在21和X染色体三体的嵌合，并通过STR位点信息判断出额外染色体均来源于父方。

## 【案例总结】

本文介绍了1例NIPT为21三体而羊水核型为X三体的罕见病例，通过高通量测序、荧光原位杂交、G显带核型分析以及荧光PCR毛细管电泳技术逐步分析发现，造成这个现象的原因是胎儿由一个异常核型的精子（25，XX，+21）和一个正常核型的卵子（23，X）发育而来，嵌合型胎盘（47，XXX、47，XX，+21和48，XXX，+21）导致NIPT结果为21三体高风险，胎儿核型为X三体（47，XXX）。该病例再次提醒临床医生在羊水穿刺前知情同意的重要性，需要让家属了解到由于胎盘的影响，NIPT仅为一种筛查方法，存在不一致筛查结果的可能性，最终诊断需要结合其他临床实验结果。

### 参 考 文 献

[1] Bianchi DW，Chiu R. Sequencing of circulating cell-free DNA during pregnancy[J]. New Engl J Med，2018，379（5）：464-473.

[2] Choi H，Lau TK，Jiang FM，et al. Fetal aneuploidy screening by maternal plasma DNA sequencing：'false positive' due to confined placental mosaicism[J]. Prenat Diagn，2013，33（2）：198-200.

[3] 许芳，张敏，朱翔，等 . 1例罕见47，XXX/47，XX，+21嵌合体患儿的细胞分子遗传学诊断[J]. 皖南

医学院学报，2017，36（5）：507-508.

[4] Bianchi DW，Wilkins-Haug LE，Enders AC，et al. Origin of extraembryonic mesoderm in experimental animals：relevance to chorionic mosaicism in humans[J]. Am J Med Genet，1993，46（5）：542-550.

[5] Grati FR，Malvestiti F，Branca L，et al. Chromosomal mosaicism in the fetoplacental unit[J]. Best Pract Res Clin Obstet Gynaecol，2017，42：39-52.

[6]刘维强，杨洁霞，章钧，等. 孕妇外周血浆胎儿游离DNA高通量测序筛查致病性拷贝数变异的技术标准共识[J]. 中华医学遗传学杂志，2021，38（7）：613-619.

[7]中华医学会医学遗传学分会临床遗传学组，中国医师协会医学遗传医师分会遗传病产前诊断专业委员会，中华预防医学会出生缺陷预防与控制专业委员会遗传病防控学组. 低深度全基因组测序技术在产前诊断中的应用专家共识[J]. 中华医学遗传学杂志，2019，36（4）：293-296.

[8] Mann K，Ogilvie CM. QF - PCR：application，overview and review of the literature[J]. Prenat Diagn，2012，32（4）：309-314.

# 21 利用全外显子组测序技术对脑桥小脑发育不全7型家系遗传病因的研究

龙海馨[1]，吴至凤[2]，李志[2]，张雨平[2]，张兰英[2]，艾曲波[2]，张克健[1]

[1.卡尤迪医学检验实验室（北京）有限公司；2.陆军军医大学第二附属医院儿科]

## 【案例介绍】

先证者，女，4岁10个月，因发现运动、智力落后4年余就诊；先证者哥哥，男，6岁10个月，因发现运动、智力落后6年余就诊，具体查体和家族史结果见表21-1。

表21-1　两名患者查体和家族史结果

| 项目 | 先证者（女） | 先证者哥哥（男） |
|---|---|---|
| 查体 | 身高94cm（＜P3），体重10kg（＜P3），头围44.5cm（＜P3） | 身高108cm（＜P3），体重20kg（P10），头围48cm（P10） |
| | 生命体征平稳，精神反应可，心肺腹查体无特殊，视力筛查异常 | |
| | 反应迟钝，双眼内斜视（图21-1B），追视欠佳，伴眼球震颤，无内眦赘皮 | 智力落后，无内斜视，无特殊面容（图21-1C） |
| | 可自发性微笑，独坐不稳，可支撑坐 WISC评分：IQ在25以下 | 可说简单语言，运动较同龄儿明显落后，可独坐，扶走协调性差 |
| | 双下肢痉挛，肌张力明显增高，双下肢踝阵挛+，不会辅助站立及扶走 | 双下肢痉挛，肌张力明显增高，双下肢踝阵挛+。辅助站立时，双脚尖内旋，脚跟不能着地，扶走双足内旋尖足步态 |
| | 无生殖器畸形 | 外阴阴茎短小，双侧阴囊无睾丸 1岁余行隐睾手术，术后仍无睾丸 |
| | 1）9月龄：背景波形5～7Hz、20～60μV θ活动，基本对称，闪光刺激无异常，未见痫性放电 2）4岁10月龄：清醒背景活动差，θ、Δ波为主，频率在2.5～5.0Hz，波幅在10～90μV，波形整齐，波率调节差，调幅差，两半球对称，枕区优势节律不存在 3）6岁：背景波形3～5Hz，30～160μV θ活动，基本对称，睡眠周期和生理波存在，未见痫性放电 | 2岁头颅CT：枕大池与第四脑室相通，枕大池及四腔室扩张，双侧侧脑室扩大，后角圆钝，透明隔明显增宽 |
| | 4岁10月龄MRI：双侧脑桥-小脑发育不良，脑外间隙增宽（图21-2B），较哥哥严重 | 8岁MRI：大脑实质未见异常信号，透明隔间腔增宽，脑桥双侧小脑体积稍减小，大枕大池，小脑蚓部脑沟及脑池增宽，中线结构无偏移（图21-2C） |
| 家族史 | 父母为非近亲结婚，父母双方无类似疾病家族史；母亲患有地中海贫血 | |

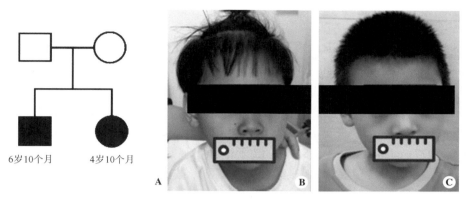

**图21-1　临床特征资料**

A. 家系图；B. 先证者面容异常；C. 先证者哥哥面容正常

## 临床检查方法和结果

（1）影像学检查（MRI）：采用GE 3.0T磁共振，$T_1$、$T_2$、$T_2$FLAIR成像。

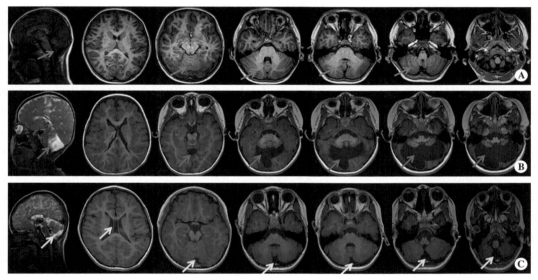

**图21-2　健康儿童与患儿颅脑MRI对比**

A. 健康儿童；B. 先证者（4岁10个月）；C. 先证者哥哥（6岁10个月）

（2）先证者染色体核型分析：46，XX，正常女性核型。

## 全外显子组测序检测结果

### 1. 变异信息

| 基因 | 变异 | 变异分类 | 来源 | 合子类型 | 遗传模式 | OMIM 表21-型 |
|------|------|----------|------|----------|----------|-------------|
| *TOE1 GRCh37*：1p34.1 g. 45808116 | NM_025077：c.C553T （p.R185W） | 可能致病变异 | 父亲 | 杂合变异 | 常染色体隐性遗传 | 脑桥小脑发育不全7型 |
| *TOE1 GRCh37*：1p34.1 g. 45808125 | NM_025077：c.G562T （p.V188L） | 可能致病变异 | 母亲 | 杂合变异 | | |

**2. 临床意义**

鉴定到先证者*TOE1*基因中有两个变异位点，极有可能患有"脑桥小脑发育不全7型"（pontocerebellar hypoplasia type 7，PCH7）。① NM_025077：c.C553T（p.R185W），位于6号外显子中，第553位碱基发生点突变C→T，导致第185号氨基酸由精氨酸变为色氨酸。按照ACMG指南，此变异为可能致病变异（证据：PM1+PM3+PP1+PP3+PP4）。家系成员 Sanger 测序结果：先证者（杂合），父亲（杂合），母亲（野生型），哥哥（杂合）。② NM_025077：c.G562T（p.V188L）：位于6号外显子中，第562位碱基发生点突变G→T，导致第188号氨基酸由缬氨酸变为亮氨酸。按照ACMG指南，此变异为可能致病变异（证据：PM1+PM2+PM3+PP1+PP3+PP4）。家系成员 Sanger 测序结果：先证者（杂合），父亲（野生型），母亲（杂合），哥哥（杂合）。

脑桥小脑发育不全（PCH）是一组少见的常染色体隐性遗传的神经系统变性疾病，以小脑和脑桥发育不全为特征的大脑疾病。目前已报道了17种不同亚型，共同特征包括脑桥/小脑发育不全、萎缩，进行性加重的小头畸形和不同程度的脑室扩大，有时大脑也可受累，其临床症状可表现为严重的认知障碍、运动障碍以及癫痫发作。大多数情况下，此种疾病在生命早期都是致命的，寿命从围生期死亡到20～25岁不等死亡。

PCH7是一种极其罕见、严重的类型，除PCH共有特征外，还伴有性发育障碍。临床特点有新生儿时期肌张力减退，婴儿窒息发作，喂养困难，营养不良，癫痫，小脑畸形，男性患者出生时伴有睾丸退化。以往研究发现*TOE1*中的双等位基因功能缺失突变，导致编码异常的脱腺苷酶[1, 2]。Lardelli 等[3]发现在*TOE1*基因中有纯合移码突变的小鼠在胚胎第11.5天之前表现出致死性。Morpholino 敲除斑马鱼的*TOE1*直系同源基因，导致小头畸形、小眼睛、卷尾及发育中的中脑、小脑和后脑的结构缺陷，所有这些都可以通过野生型人类*TOE1* mRNA 的表达得到很大程度的修复。突变斑马鱼的神经元损失是由于细胞凋亡增加，与神经变性一致。Anderson 等[4]描述了一例早期脑桥小脑发育不良伴睾丸消失的病例，一名足月男婴出生时男性生殖器发育不良，双侧睾丸不可触及，在接下来的几个月里出现肌张力过低、呼吸暂停发作和癫痫发作，24周时死亡。在此期间，观察到阴茎体组织退化，19周脑成像显示脑室周围白质减少，伴有明显的脑桥小脑发育不良/萎缩，但后颅窝发育良好。

## 【案例分析】

*TOE1*具有poly（A）特异性核糖核酸酶活性和核内小RNA（snRNA）结合活性，参与RNA磷酸二酯键水解、核外溶解和snRNA 3′端加工，位于卡哈尔体和细胞质中。*TOE1*是EGR1（OMIM：128990）转录因子的靶标，通过上调p21（CDKN1A；OMIM：116899）参与调节细胞生长，同时也结合p53（TP53；OMIM：191170）以调节其反式激活潜力[5]。Lardelli 等[3]发现 TOE1 与snRNA和未完全加工的剪接体蛋白相关。这些 pre-snRNA 包含 3′-prime 基因组编码尾部，通常在转录后添加腺苷，这表明 TOE1 可能介导 snRNA 3′-prime 尾部加工。snRNA 分析表明，TOE1 作为3′→5′外切酶对snRNA的加工具有催化

作用。Lardelli 等[3]确定了 *TOE1* 基因中的纯合或复合杂合突变，每个家族的所有成员都按照隐性遗传模式进行分离，3 例患者的细胞显示 TOE1 蛋白水平降低和 3′-引物末端延伸前 snRNA 异常积聚，与未完全加工的 snRNA 和异常的 snRNA 成熟一致。

本案例中 2 例患者有相同突变位点，临床表现上先证者哥哥存在性发育障碍，与发现的 PCH7 疾病特点高度吻合，且两个变异位点分别来源于父母，对于常染色体隐性遗传病来说，单个位点突变不会发病，这也解释了父母表型正常的原因。基于以上结果，推断 *TOE1* 基因复合杂合突变是引起此家系中 2 例患儿发病的原因。

## 【案例拓展】

二代测序技术主要包括全基因组测序（WGS）与全外显子组测序（WES）。2009 年，国际癌症基因组联合会（International Cancer Genome Consortium，ICGC）将 WES 列为重要检测策略，该技术被 *Science* 杂志评为 2010 年十大科学突破之一。外显子组测序在费用和效率上都显示了巨大优势。到目前为止，已有百余篇报道应用外显子组测序成功定位了大量疾病的致病突变，包含了罕见疾病[6]、复杂疾病[7]以及肿瘤[8]等。随着测序成本的进一步下降，将会有更多的疾病致病突变被定位，特别是复杂疾病，将成为 WES 研究的重点，这都将为疾病的治疗以及人类健康提供重要的遗传学基础。

目前市面上也可定制小的基因 Panel 来检查常见的十几种遗传病，但对于多系统的复杂疾病，临床无法根据临床表征选择相应疾病小的基因 Panel 检测，且考虑到检测成本，WGS 的临床使用难度较大，相对来说 WES 更有临床应用场景。随着新疾病及其分子机制被不断揭示，可解读的基因列表会越来越多。

## 【案例总结】

WES 有相当一部分的变异是不明确的，并不是所有的基因变异都会影响健康，因此很难断定某些检测出的变异是否与患者的疾病、表型相关，有时一种被识别出的基因变异还可能与另外一种尚未被诊断的遗传性疾病有关。针对未知意义的变异，如何提供准确的预测与遗传咨询是值得进一步探究的。

本例家系所涉及的 PCH7，其疾病特点是神经功能恶化，脑桥小脑萎缩/发育不全，肌肉张力减退，呼吸异常，并伴有性腺功能减退。这种罕见情况的组合表明由于单个基因突变导致了独特的综合征关联，但迄今为止尚未确定所有的基因座或全部的致病基因[4]。本病例家系中，如果对哥哥及早进行基因检测，从而指导妹妹的遗传咨询，则可有效阻断出生缺陷的发生。

本 PCH7 案例家系中，哥哥和妹妹患有同样的疾病，经过多年的临床检测都没有确诊，笔者发现先证者和其哥哥携带相同的突变位点，二人的临床症状与 PCH7 高度一致，如果先证者哥哥尽早明确诊断，则可以通过计划生育进行干预。对于罕见病，由于案例少，不易被诊断，许多罕见病患者未能得到很好的治疗。目前有关脑桥小脑发育不全综合征报道极少，仅检索到 2 篇与 *TOE1* 基因突变相关的文献中涉及 12 个突变位点。本病例可以增加对PCH疾病的发病机制、遗传模式和临床管理的认识，从而更加清晰地认识疾病的发病机制及治疗方案，为患者和家庭提供更多帮助。

## 参 考 文 献

[1] De Belle I，Wu JX，Sperandio S，et al. In vivo cloning and characterization of a new growth suppressor protein TOE1 as a direct target gene of Egr1[J]. J Biol Chem，2003，278（16）：14306-14312.

[2] Wagner E，Clement SL，Lykke-Andersen J. An unconventional human Ccr4-Caf1 deadenylase complex in nuclear cajal bodies[J]. Mol Cell Biol，2007，27（5）：1686-1695.

[3] Lardelli RM，Schaffer AE，Eggens VR，et al. Biallelic mutations in the 3-prime exonuclease TOE1 cause pontocerebellar hypoplasia and uncover a role in snRNA processing[J]. Nat Genet，2017，49（3）：457-464.

[4] Anderson C，Davies JH，Lamont L，et al. Early pontocerebellar hypoplasia with vanishing testes：a new syndrome?[J]. Am J Med Genet A，2011，155A（4）：667-672.

[5] Sperandio S，Barat C，Cabrita MA，et al. TOE1 is an inhibitor of HIV-1 replication with cell-penetrating capability[J]. Proc Natl Acad Sci U S A，2015，112（26）：E3392-E3401.

[6] Ng SB，Bigham AW，Buckingham KJ，et al. Exome sequencing identifies MLL2 mutations as a cause of Kabuki syndrome[J]. Nat Genet，2010，42（9）：790-793.

[7] Bilgüvar K，Oztürk AK，Louvi A，et al. Whole-exome sequencing identifies recessive WDR62 mutations in severe brain malformations[J]. Nature，2010，467（7312）：207-210.

[8] Grossmann V，Tiacci E，Holmes AB，et al. Whole-exome sequencing identifies somatic mutations of BCOR in acute myeloid leukemia with normal karyotype[J]. Blood，2011，118（23）：6153-6163.

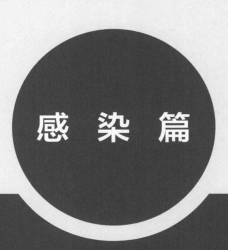

感染篇

# 22 数字PCR技术用于急性白血病治疗后EBV/CMV感染诊断及监测

李佳，李怡心，肖军，李影，白慧丽

（重庆医科大学附属第一医院临床分子医学检测中心）

【案例介绍】

患者，男，61岁，因"确诊急性髓系白血病4个月余，第3次化疗后"，为进一步治疗收入笔者所在医院。4个月余前行骨髓涂片提示急性髓系白血病M5型（AML-M5）。骨髓流式细胞术检查结果：恶性髓系原始细胞占82.71%，表型符合AML伴单核分化。排除相关化疗禁忌后，已行3次阿扎胞苷+维拉托克化疗。本患者为：①急性髓系白血病M5型第3次化疗后；②恶性肿瘤维持性化学治疗。入院10日后，行异基因造血干细胞移植治疗。移植术后患者反复发热，血象不稳，病毒血浆游离DNA（cfDNA）检测显示EB病毒（EBV）5982.19copies/mL，巨细胞病毒（CMV）593.45copies/mL，确诊EBV/CMV感染血症后开展治疗，并动态监测病毒载量。

EBV/CMV感染检测

**1. 首次确诊EBV/CMV双重感染血症**

使用领航数字PCR仪对患者的血浆样本中病毒血浆游离DNA进行分析，3个检测通道分别A425、ROX及CY5。其中，A425为内参通道，ROX通道用于检测EBV，CY5通道用于检测CMV。检测结果显示：患者于2021年12月6日首次出现EBV/CMV双重感染（EBV 5982.19copies/mL，CMV 593.45copies/mL），见表22-1及图22-1。

表22-1 数字PCR检测患者EBV/CMV cf-DNA

| 检测通道 | A425（内参） | ROX（EBV） | CY5（CMV） |
|---|---|---|---|
| 检测拷贝值（copies/mL） | ＞50 | 5982.19 | 593.45 |
| 结果判定 | 实验有效 | 阳性 | 阳性 |

**2. EBV/CMV感染诊断和动态监测结果**

对患者首次使用数字PCR检测病毒感染至患者病情稳定一段时期内检测结果进行动态分析（图22-2）。患者首次EBV cfDNA检测结果为17.81copies/mL。随后患者门诊随访监测病毒感染，首次出现EBV/CMV双重感染（EBV 5982.19copies/mL，CMV 593.45copies/mL），

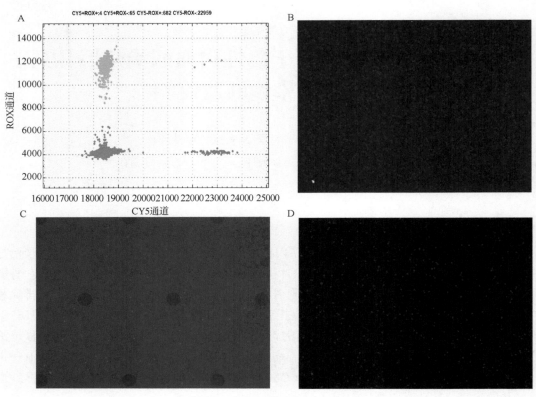

**图 22-1　病毒血浆游离 DNA 分析**

A. EBV/CMV 检测散点图；B. 病毒检测 A425 内参结果；C. CMV 检测结果；D. EBV 检测结果

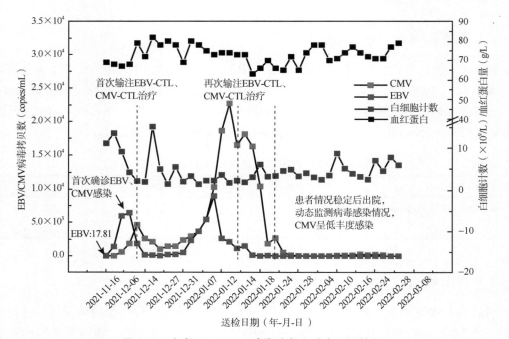

**图 22-2　患者 EBV/CMV 感染诊断和动态监测结果**

并且在后续反复多次出现EBV和CMV升高。入院进行抗病毒治疗后EBV和CMV检测结果均降低。患者于12月底病情反复，再次出现EBV/CMVcfDNA升高，治疗后EBV降低至阴性，CMV呈低丰度。同时监测患者白细胞计数与血红蛋白结果判断患者病毒感染情况。

**3.数字PCR与普通PCR检测低丰度CMV结果对比**

患者经抗病毒治疗后，EBV和CMV检测结果均降低，其中EBV在此后2个月内未复阳，而CMV呈持续低丰度感染（50～1000copies/mL），与此同时，普通PCR监测CMV感染均为阴性，见表22-2。

表22-2　数字PCR与普通PCR检测低丰度CMV结果对比

| 检测日期（年-月-日） | 2022-02-22 | 2022-02-24 | 2022-03-08 | 2022-03-16 | 2022-04-01 | 2022-04-18 | 2022-04-20 |
|---|---|---|---|---|---|---|---|
| 数字PCR（copies/mL） | <50 | <50 | 130.31 | 170.60 | 134.06 | 105.00 | 192.19 |
| 普通PCR | 阴性 | 阴性 | 阴性 | 阴性 | 阴性 | / | / |

注：/表示未检测。

【案例分析】

血液病患者自身免疫能力低下，同时又需要多次输血和化疗，EBV和CMV感染的风险极大，严重影响患者的治疗和预后[1]。因此，快速而高灵敏的检测技术是实现早期诊断病毒感染并动态监测病毒载量的关键。数字PCR技术具有高灵敏、快速检测的优势，能够满足临床对血液病患者病毒感染情况的监测需求，从而有助于血液病患者的病情监测及预后评估等[2]。

该病例确诊AML-M5后行异基因造血干细胞移植，3次化疗后出现发热，考虑粒细胞缺乏伴感染，利用数字PCR技术检测病毒血浆游离DNA对病毒感染情况进行诊断和疗效动态监测。患者首次EBV cfDNA检测结果为17.81copies/mL，低于检测下限（50copies/mL），但提示潜在的EBV感染风险，而此时普通PCR病毒定量检测结果为阴性，说明数字PCR技术的高灵敏度能够更早提示感染情况。随后患者门诊随访监测病毒感染，首次出现EBV/CMV双重感染（EBV 5982.19copies/mL，CMV 593.45copies/mL），并且在后续反复多次出现EBV和CMV检测结果升高，后入院予以抗病毒治疗。经治疗后EBV和CMV检测结果均降低，提示抗病毒治疗有效，证实该方法与患者治疗情况具有很好的一致性。

患者出院后门诊随访监测病毒感染情况，又出现多次EBV和CMV检测结果为阳性并再次予以利妥昔单抗以及输注EBV-CTL、CMV-CTL进行抗病毒治疗，其中病毒检测结果出现一过性升高后降低的情况，与患者输注CTL杀伤病毒后cfDNA片段大量释放过程呈正相关，证实动态监测该方法疗效的可靠性。此后两个月内EBV未复阳，而CMV呈持续低丰度（50～1000copies/mL），同时，普通PCR监测CMV感染为阴性，证实数字PCR技术在动态监测和预后评估方面的优势。此外，监测病毒感染情况与病情（白细胞计数与血红蛋白量结果）具有很好的相关性。以上结果均证实基于数字PCR的病毒血浆游离DNA

高灵敏检测在白血病患者病毒感染的早期诊断、疗效监测和预后评估等方面具有很好的价值。

## 【案例拓展】

数字PCR是近些年来发展起来的一种高灵敏度的核酸分子绝对定量分析技术。它的基本原理是通过将样本进行稀释至几十到几万份，然后将其分配到不同的反应单元中，使每个微滴单元包含一个或多个拷贝的核酸分子（即DNA模板），每个单元都会对目标分子进行聚合扩增，最后根据泊松分布原理及阳性微滴的个数与比例得出靶分子的起始拷贝数或浓度的技术[3]。相较于传统荧光定量PCR来说，数字PCR具有以下优势：①灵敏度高，可检测单分子水平，检测限低至0.001%；②不依赖扩增曲线循环Ct值，不受扩增效率的影响，能够对起始样本核酸分子绝对定量，可检测基质复杂样本；③准确度、精密度和重复性更好[4]。数字PCR因高灵敏的优势可用于对灵敏度要求非常高的核酸痕量分析以及基质复杂样品（如组织、体液、排泄物等样品）中的核酸准确定量等，其具有广阔的应用前景[5]。

EBV和CMV是两种常见的人类疱疹病毒，其中EBV与霍奇金淋巴瘤、伯基特淋巴瘤、MDS、PTLD以及非霍奇金淋巴瘤等疾病的发生相关，而CMV感染是血液病患者的常见并发症。血液病患者的免疫功能受损，EBV和CMV感染会导致患者病情发展，增大治疗难度，严重影响患者的生命安全[6]。EBV和CMV感染患者的cfDNA水平与病毒感染情况密切相关，并且在判断患者预后方面的效果明显优于病毒抗体指标[7]。此外，低丰度的cfDNA载量可早期提示病毒感染情况，便于对患者尽早进行干预。

因此，利用数字PCR技术对急性白血病患者治疗后EBV/CMV cfDNA水平进行高灵敏的检测对其早期精准诊断、疗效监测以及预后评估具有重要意义。

## 【案例总结】

本案例利用数字PCR技术对化疗移植后的白血病患者病毒感染情况进行诊断和监测。首先，该患者基于数字PCR早期检测EBV低丰度载量，提示病毒潜在感染情况，并于后续多次检测病毒快速升高，具有早期诊断的优势；在疗效动态监测过程中，数字PCR检测结果与患者病情进展和治疗情况基本相符，能够及时、有效地监测病毒感染情况，具有可靠性；在患者病情稳定后，在普通PCR检测CMV结果已转阴情况下，数字PCR检测仍提示CMV呈持续低丰度感染，能够在病毒低丰度感染时进行早期干预，赢得窗口期，使患者获益，说明该方法在预后评估方面具有很好的价值。因此，基于数字PCR技术对病原微生物感染的早期诊断、动态监测及预后评估具有独特的优势和重要临床价值。

### 参 考 文 献

[1] 金欣，陈建魁，于农，等. 血液系统恶性肿瘤患者巨细胞病毒和EB病毒定量检测的临床价值[J]. 国际检验医学杂志，2011，32（7）：793-794.

[2] Hindson CM，Chevillet JR，Briggs HA，et al. Absolute quantification by droplet digital PCR versus analog

real-time PCR[J]. Nat Methods，2013，10（10）：1003-1005.

[3] Salipante SJ，Jerome KR. Digital PCR：an emerging technology with broad applications in microbiology[J]. Clinical chemistry，2020，66（1）：117-123.

[4] Postel M，Roosen A，Laurent-Puig P，et al. Droplet-based digital PCR and next generation sequencing for monitoring circulating tumor DNA：a cancer diagnostic perspective[J]. Expert Rev Mol Diagn，2018，18（1）：7-17.

[5] Váňová B，Malicherova B，Burjanivová T，et al. Droplet digital PCR as a novel diagnostic tool[J]. Klin Onkol，2021，34（1）：33-39.

[6] 王钧，孟庆祥，张红宇，等. 异基因造血干细胞移植病毒感染的临床特点及防治 [J]. 临床血液学杂志，2010，23（5）：542-545.

[7] Goggin KP，Gonzalez-Pena V，Inaba Y，et al. Evaluation of plasma microbial cell-free DNA sequencing to predict bloodstream infection in pediatric patients with relapsed or refractory cancer[J]. JAMA Oncol，2020，6（4）：552-556.

# 23　多重PCR技术用于腺病毒感染诊断

余斐，张丹

（浙江大学医学院附属第一医院检验科）

## 【案例介绍】

患者，男，25岁，因"反复发热10余天，加重伴胸闷气急3天"由外省空运转入笔者所在医院。现病史：患者10余天前无明显诱因出现发热，体温38℃，伴轻度腹泻，当时未予重视及治疗，后自觉胸闷气短，伴咳黄脓痰，遂就诊于当地医院，CT示：右肺肺炎并伴有少量胸腔积液。初步诊断为"大叶性肺炎"，先予莫西沙星针＋头孢哌酮/舒巴坦针抗感染治疗5天，CT提示右肺实变明显进展，左肺多发结节和胸腔积液。治疗方案改为亚胺培南、利奈唑胺、卡泊芬净和更昔洛韦，但患者病情迅速恶化并出现呼吸衰竭，行气管插管、机械通气、胸腔引流和药物镇静，经SOS专机转入笔者所在医院。未提供外院实验室结果。体格检查：体温38.4℃、血压62/51mmHg、脉搏109次/分、呼吸20次/分。动脉血气分析pH 7.49、$PO_2$ 41.5mmHg，$PCO_2$ 43.0mmHg、$HCO_3^-$ 29.9mmol/L，WBC $18.6×10^9$/L、N 86.6%、L 9.8%、Hb 124g/L、PLT $119×10^9$/L，CRP 146.42ng/L，PCT 0.49ng/L，总蛋白60.9g/L，白蛋白29.7g/L，谷丙转氨酶140U/L，谷草转氨酶71U/L，碱性磷酸酶177U/L，乳酸脱氢酶1064U/L，磷酸肌酸激酶540U/L，肌酐74μmol/L，尿素10.54μmol/L，尿酸142μmol/L。入笔者所在医院后立即采集痰液标本送病原监测，采用FilmArray多重PCR系统开展呼吸道病原体检测，报告腺病毒阳性。遂诊断为：腺病毒肺炎；急性呼吸衰竭。同时，骨髓检查显示骨髓增生活跃，其他相关检查不支持血液系统相关疾病。患者病情进展快且危重，临床无法排除患者合并其他病原感染，并在入院第3天采集肺泡灌洗液和血液开展病原宏基因组检测，2天后报告肺泡灌洗液和血液中检出大量腺病毒B55型序列。入院第9天肺泡灌洗液培养检出鲍曼不动杆菌。经过持续利巴韦林抗病毒、替加环素、头孢哌酮/舒巴坦抗菌治疗及免疫加强等支持治疗后患者的肺部感染逐渐好转，第59天出院（图23-1）。

呼吸道病原体检测

（1）FilmArray多重PCR系统开展呼吸道病原体检测，可检测多种病原体，包括腺病毒、冠状病毒HKU1、冠状病毒NL63、冠状病毒229E、冠状病毒OC43、人类偏肺病毒、人鼻病毒/肠道病毒、甲型流感病毒、甲型流感病毒H1亚型、甲型流感病毒H1-2009亚型、甲型流感病毒H3亚型、乙型流感病毒、副流感病毒1型、副流感病毒2型、副流感病毒3型、副流感病毒4型、呼吸道合胞病毒、百日咳杆菌、肺炎衣原体和肺炎支原体。收到标本后立即上机检测，1小时后报告腺病毒阳性。随后采用单重荧光PCR法开展腺病毒核酸检测。

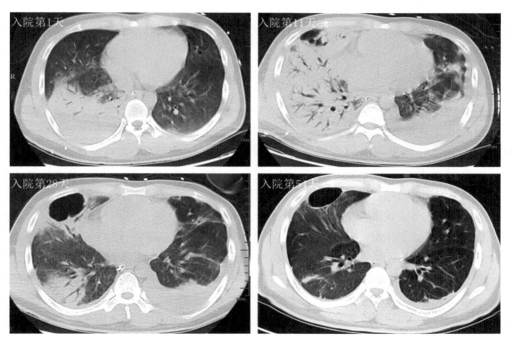

**图23-1** 患者住院期间肺部CT肺部影像

（2）病原宏基因组检测结果：肺泡灌洗液标本和血标本分别获得总序列5 834 434和4 867 325条，生信分析去除低质量或短序列并过滤人类宿主序列后，通过RefSeq数据比对，分别得到腺病毒序列1301条和795条，拼接组装34 738bp和23 951bp并比对到腺病毒B55型。参考基因组[1]未检出细菌、真菌和寄生虫等其他疑似致病病原体。

【案例分析】

人腺病毒（human adenoviruses，HAdVs）是社区获得性肺炎常见病原体之一。近年来，腺病毒导致的呼吸道感染在我国呈高发态势，而且极易引起疫情暴发。在我国多次发现腺病毒感染暴发流行。感染人的腺病毒有A～G 7个亚属、103种型别，在我国常见的引起呼吸道感染的腺病毒多集中于B亚属（HAdV3、HAdV7、HAdV14、HAdV21、HAdV34、HAdV35）、C亚属（HAdV1、HAdV2、HAdV5和HAdV6）及E亚属[1]。人腺病毒55型是近年来发现的由HAdV11与HAdV14重组而来的新型别，重组型腺病毒55型具有较强的增殖能力，且其感染造成患者具有严重病情的比例更高，预后更差，可导致非免疫缺陷的成人及儿童发生严重的肺炎和死亡[2]。另外一篇报道发现初始呼吸道较高载量的腺病毒55型和持续的病毒血症与预后不良相关[3]。本案例患者有10年的吸烟史，无基础性疾病，在外院时未进行呼吸道病原体检测，诊断为不明原因肺炎，经验性抗菌治疗效果不佳，病情急速恶化，转入笔者所在医院后，采用呼吸道症候多重病原体检测技术初筛，入院后1小时多即诊断为腺病毒肺炎，为排除其他混合感染，对患者血液和肺泡灌洗液进行病原宏基因组检测，证实为腺病毒 B55 型呼吸道感染合并病毒血症，这两项检测技术为患者诊断和治疗提供了关键证据。单重荧光 PCR 法用于腺病毒核酸常规检测。

## 【案例拓展】

引起呼吸道感染的病原体种类较多，尤其是呼吸道病毒引起的感染，常常不能被及时诊断，尽管临床有此需求，但是临床实验室较少开展症候群全套病原体检测项目，一般仅开展流感病毒、呼吸道合胞病毒、肺炎支原体、肺炎衣原体等少数病原体核酸检测项目，同时，由于目前被批准的不同厂家的 PCR 试剂较少，且扩增条件不同，提取核酸方式不同，因此极难组合形成临床急需的套餐。

FilmArray 采用巢式多重 PCR 分析技术，整个微流控检测卡包括试剂储存区、细胞裂解腔、DNA 或 RNA 纯化腔、第一扩增室和包含了 102 个微整列的第二步扩增检测室，对同一个样品进行一次测试便可以检测 20 余种病原体[3]，并且手工操作只需要 3 分钟，检测过程只需要 1 小时，非常适合感染性疾病病原体的早期快速筛查。同时，其病原体组合以各种临床症候群病原体为基础，包括呼吸道感染、血液感染、胃肠道感染、脑膜炎感染等检测芯片，部分芯片还包括常见的耐药基因，这些组合可以帮助临床医生开展针对性的诊断和治疗。

宏基因组高通量测序技术（mNGS）是一种不依赖微生物培养的核酸检测技术，其依靠高通量测序平台和生物信息学分析流程，可以在短时间内通过一次测试完成样本中全部微生物核酸数据的解读[5]。近年来，该技术已被广泛应用在包括中枢神经系统感染、血流感染、呼吸系统感染在内的多种感染性疾病相关样本的检测中，为疑难及危急重症病人的感染诊断提供了病原学证据，尤其在鉴定罕见、新发和混合感染病原体及排除感染方面体现出了较大优势[5, 6]。但是目前该技术操作烦琐，结果解读较难，且时间较长，一般需要 24 小时，价格相对较高，仅推荐疑难及危急重症患者使用。

目前临床上疑似感染引起的腹泻、肺炎、发热待查、脑炎脑膜炎、脓毒症等疾病常常不能明确病原体，不能及早采取有效的治疗。核酸检测是感染性疾病诊断最有效的方法，临床分子诊断室应针对临床需求组合好、利用好各种检测技术平台，包括此处所描述的 FilmArray 类的高通量一体机，以及类似 GeneXpert 低通量一体机、类似 Cobas 6800 的大批量标本全自动检测系统和针对少见病原体检测的 mNGS 技术平台。

## 【案例总结】

呼吸道病原体可引起严重肺炎，而临床实验室往往缺乏快速准确的检测方式。多重病原体检测技术，尤其是以常见呼吸道症候群病原体为靶标的集成式高通量快速检测系统，具有极大的临床价值，可以快速准确地检测包括病毒、细菌、非典型病原菌等在内的多种病原体，缩短检测周转时间，显著提高检出率，从而帮助临床医生采取更快更有针对性的治疗，减少抗菌药物的不合理使用。而国内正因为缺乏这类产品的普及应用，针对危重症患者临床医生常常仅能选择外送公司开展mNGS检测，目前受益患者相对较少，mNGS技术可以"无偏倚"地检出全部潜在微生物，极大扩展了感染性疾病的病原体检测范围，其价值在本案例中也有体现。这两种技术各有优缺点，实验室应针对临床需求开展多种可选的技术方法。

**参 考 文 献**

[1] Fang X，Xu M，Fang Q，et al. Real-time utilization of metagenomic sequencing in the diagnosis and treatment monitoring of an invasive adenovirus B55 infection and subsequent herpes simplex virus encephalitis in an immunocompetent young adult [J]. Open Forum Infect Dis，2018，5（6）：ofy114.

[2] Cao B，Huang GH，Pu ZH，et al. Emergence of community-acquired adenovirus type 55 as a cause of community-onset pneumonia[J]. Chest，2014，145（1）：79-86.

[3] Gu L，Qu J，Sun B，et al. Sustained viremia and high viral load in respiratory tract secretions are predictors for death in immunocompetent adults with adenovirus pneumonia[J]. PLoS One，2016，11（8）：e0160777.

[4] Poritz MA，Blaschke AJ，Byington CL，et al. FilmArray，an automated nested multiplex PCR system for multi-pathogen detection：development and application to respiratory tract infection[J]. PLoS One，2011，6（10）：e26047.

[5] Han D，Li Z，Li R，et al. mNGS in clinical microbiology laboratories：on the road to maturity[J]. Crit Rev Microbiol，2019，45（1/6）：668-685.

[6] Han D，Li R，Shi J，et al. Liquid biopsy for infectious diseases：a focus on microbial cell-free DNA sequencing[J]. Theranostics，2020，10（12）：5501-5513.

# 24　紧密帚枝霉感染引起鼻脑型脑膜脑炎

曹敬荣[1]，李颖[1]，陈典典[1]，王岩[1]，张婧[2]，武力勇[2]，王培昌[1]

（1.首都医科大学宣武医院检验科；2.首都医科大学宣武医院神经内科）

【案例介绍】

患者，女，51岁。主因"头痛、发热4个月余，视物模糊1个月余"于2021年3月8日入院。患者4个月前（2020年11月18日），因"右侧鼻腔流清水样涕1个月"在当地医院就诊，诊断为"脑脊液鼻漏"，行右侧脑脊液鼻漏修复术和右侧鼻内镜下额窦、筛窦开窗术。术后患者出现夜间发热（最高38.5℃）伴间断性头痛，为全头胀痛感，自服镇痛药可缓解，就诊于当地医院，腰穿查脑脊液及宏基因组二代测序（mNGS），考虑细菌性脑膜炎，予以抗菌药物治疗。1个月前（2021年2月）患者出现视物模糊、复视伴局限性背部疼痛，与头痛同步出现。2021年3月，患者上述症状加重，出现幻视、错视，为求进一步诊治，入住笔者所在医院神经内科住院治疗。患者既往有青霉素过敏史、卵巢畸胎瘤手术史（2002年）、阑尾切除史。个人史和家族史无特殊。

入院查体：T 36.8℃，P 78次/分，R 20次/分，BP 110/80mmHg。神清语利，高级皮层功能基本正常；复视，双侧瞳孔等大等圆，直径3mm，双侧对光反射灵敏，双侧外展露白约3mm，眼震未引出；双侧额纹、鼻唇沟对称存在，伸舌居中，双侧咽反射对称存在；余颅神经未见异常。四肢肌力5级，肌张力正常，腱反射正常，四肢深浅感觉未见异常；双侧病理征阴性；双侧指鼻试验、跟膝胫试验稳准，轮替试验灵活；Romberg征，一字步不能配合。脑膜刺激征阳性。眼科会诊诊断为双视盘水肿。

辅助检查：入院前（2021年3月11日）：①头颅增强MRI示右侧上额窦、筛窦黏膜增厚；左侧额叶斑片状异常信号，考虑缺血灶；余未见异常；②鼻窦CT示右侧筛窦、额窦、蝶窦内弥漫性软组织影，颅骨结构未见明显异常；③脑电图示背景为慢波节律，优势α节律明显减少，额、颞区局限性脑功能下降。患者入院前进行7次腰椎穿刺术，行脑脊液检查和mNGS，结果见表24-1。

院内辅助检查：患者入院后共行8次腰椎穿刺术，查脑脊液病毒抗体10项均阴性，莱姆病IgG抗体阴性，寄生虫相关抗体阴性，布氏杆菌凝集试验阴性，隐球菌荚膜抗原阴性。送检脑脊液进行真菌培养和mNGS，相关结果见表24-2。

入院后治疗经过：患者入院后完善相关检查及对症治疗，寻求病原学证据。考虑患者原发感染灶于鼻窦，应进行耳鼻喉科清创治疗，但鉴于患者目前颅内感染未控制且颅压高，故先行抗感染治疗。因致病菌病原不明，考虑球菌感染，予头孢曲松4g加入100mL氯化钠注射液抗感染治疗，患者仍出现间断剧烈头痛。鉴于目前治疗效果差，颅内压升高未缓解，但脑脊液葡萄糖及氯化物正常、白细胞计数升高、G试验升高，结合患者鼻漏修

表 24-1　患者入院前脑脊液检查和 mNGS 结果及治疗药物

| 时间<br>（年-月-日） | 压力<br>（mmH₂O） | 葡萄糖<br>（mmol/L） | 氯化物<br>（mmol/L） | 蛋白质<br>（mg/dL） | 白细胞计数<br>×10⁶（单∶多） | 脑脊液<br>涂片 | 脑脊液培养 | mNGS | 抗菌药物 |
|---|---|---|---|---|---|---|---|---|---|
| 2020-11-19 | N/A | 2.28 | 130.7 | 64 | 372（91∶9） | 结果不详 | 未做 | 未做 | 美罗培南 |
| 2020-12-30 | 190 | 3.68 | 124 | 118 | 977（57∶43） | 未检出 | 无菌生长 | 未检出 | 美罗培南、万古霉素 |
| 2021-01-04 | 330 | 3.97 | 122.8 | 92 | 351（68∶32） | 未检出 | 无菌生长 | 铜绿假单胞菌；弗氏枸橼酸杆菌 | 利奈唑胺、美罗培南 |
| 2021-01-18 | 190 | 3.01 | 120.5 | 118 | 675（44∶56） | 未检出 | 无菌生长 | 未检出 | 万古霉素、氟康唑、美罗培南 |
| 2021-01-27 | 400 | 2.87 | 122 | 133 | 372（73∶27） | 未检出 | 无菌生长 | 未检出 | 万古霉素、利奈唑胺 |
| 2021-02-08 | 380 | 3.51 | 119.5 | 67 | 245（88∶12） | 未检出 | 无菌生长 | 未检出 | 美罗培南、氟康唑、利奈唑胺 |
| 2021-02-21 | 310 | 2.94 | 123.9 | 70 | 325（31∶69） | 未检出 | 无菌生长 | 未检出 | 氨曲南、利奈唑胺、氟康唑 |

表 24-2　患者入院后脑脊液检查和 mNGS 结果及治疗药物

| 时间<br>（年-月-日） | 压力<br>（mmH₂O） | 葡萄糖<br>（mg/dL） | 氯化物<br>（mmol/L） | 蛋白质<br>（mg/dL） | 白细胞计数，<br>×10⁶（单∶多） | 脑脊液<br>涂片 | 脑脊液培养 | mNGS | 抗菌药物 |
|---|---|---|---|---|---|---|---|---|---|
| 2021-03-09 | >330 | 48.6 | 123.0 | 95 | 309（70∶30） | 未检出 | 无菌生长 | 未检出 | 头孢曲松、两性霉素 B |
| 2021-03-19 | >330 | 68.22 | 58.5 | 58 | 162（93∶7） | 未检出 | 无菌生长 | Sarocladium strictum（紧密帚枝霉、考虑背景菌） | 头孢曲松、两性霉素 B |
| 2021-03-24 | >330 | 41.04 | 121.0 | 88 | 194（47∶53） | 未检出 | 紧密帚枝霉 | 未检出 | 头孢曲松、两性霉素 B、伏立康唑 |
| 2021-04-12 | >330 | 49.50 | 125.0 | 97 | 131（96∶4） | 未检出 | 无菌生长 | 未检出 | 头孢曲松、两性霉素 B、伏立康唑 |
| 2021-04-25 | 320 | 63.36 | 121 | 95 | 252（60∶40） | 未检出 | 无菌生长 | 未检出 | 两性霉素 B、伏立康唑、头孢吡肟 |
| 2021-04-29 | >330（喷射而出） | 38.5 | 122.3 | 127 | 18（未分类） | 未检出 | 无菌生长 | 未检出 | 两性霉素 B、伏立康唑、美罗培南 |
| 2021-05-07 | >330（流速降低） | 43 | 118.4 | 93 | 42（70∶30） | 未检出 | 无菌生长 | 未检出 | 两性霉素 B、伏立康唑、头孢吡肟 |
| 2021-05-18 | 240 | 72 | 123 | 90 | 56（96∶4） | 未检出 | 无菌生长 | Sarocladium strictum（紧密帚枝霉） | 两性霉素 B、伏立康唑、头孢吡肟 |

复术后颅内感染，怀疑混合真菌感染，遂联合两性霉素B抗真菌治疗，患者症状缓解不明显。2021年3月24日患者脑脊液真菌培养结果报警阳性（将脑脊液注入血培养瓶，仪器报警阳性时间是3天2小时58分），经真菌培养及内转录间隔区（ITS）测序和mNGS鉴定为紧密帚枝霉（图24-1和图24-2），YeastOne10真菌药敏结果显示两性霉素B 0.5μg/mL，伏立康唑0.5μg/mL，伊曲康唑0.5μg/mL，泊沙康唑1μg/mL，氟康唑32μg/mL，卡泊芬净4μg/mL，氟胞嘧啶＞64μg/mL。临床诊断为帚枝霉菌脑膜炎，根据药敏结果加用伏立康唑0.2g、氟胞嘧啶1g联合抗真菌治疗。患者症状逐渐缓解，脑脊液细胞数阶梯形下降。

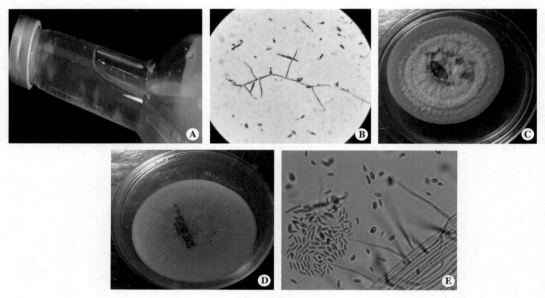

**图24-1　脑脊液培养结果**

A. 血培养瓶报警阳性，可见絮状物；B. 革兰染色（×100）可见真菌菌丝；C. SDA平板28℃培养5天（正面）；D. SDA平板28℃培养5天（背面）；E. 乳酸酚棉兰染色（×100），可见帚状枝及分生孢子

　　2021年4月14日，患者行颅底增强MRI，可见右侧额窦内骨化。2021年4月20日行鼻内镜下右侧额窦开放术。鼻内镜下见右侧鼻腔呈术后改变，右侧中鼻道瘢痕形成，引流通道狭窄。剥离子切除右侧钩突，开放右上额窦，切除筛泡和中鼻甲基板，分别开放右侧前后筛窦。切除右侧中鼻甲腋部，见局部骨质增生明显，额窦引流通道完全骨化。自额窦底壁进入额窦，见额窦内积蓄大量黄色脓性分泌物，予清理，未见额窦后壁脑脊液漏。磨除额窦底壁，充分改善引流。鼻窦内脓液培养出肺炎克雷伯菌，为广谱β-内酰胺酶菌株，根据药敏结果加用头孢吡肟治疗。2021年5月18日，脑脊液二代测序检测到紧密帚枝霉，继续予两性霉素B+伏立康唑和头孢吡肟治疗，患者症状缓解，于2021年5月25日出院。

　　患者于地区医院治疗及随访：出院后患者症状仍有反复，2021年6月2日，患者行头颅Ommaya囊植入，继续静脉使用两性霉素B，同时通过Ommaya囊颅内给药。此后患者视力较前略有恢复，病情稳定，2021年7月17日，复查脑脊液常规：WBC为0，脑脊液真菌培养已培养不出帚枝霉菌，但二代测序帚枝霉的序列数为54。2021年8月9日，继续原方案治疗，但患者突发视力下降，复查头颅MRI，可见右侧小脑半球出现真菌脓肿，复查脑脊液常规：WBC为700，单核87%。二代测序：紧密帚枝霉，序列数1547。脑脊液培养：紧密帚枝霉。2021年8月10日，鉴于两性霉素B总剂量已超3g，调整药物为两性霉素B+伊曲康唑，此后病情稳定，家属要求出院，继续口服伊曲康唑。3个月后随访，患者恢复良好，神经系统症状消失，高颅压缓解，脑脊液恢复正常，失明的双眼开始复明。

脑脊液真菌培养及分子鉴定：患者腰椎穿刺获得脑脊液2mL注入BD儿童血培养瓶进行培养，3天仪器报警阳性，可见到培养瓶中絮状物生长，革兰染色可见真菌菌丝，将阳性培养物转种SDA平板28℃培养，48小时可见浅橙红色底色的白色簇状菌落，乳酸酚棉兰染色可见帚状枝，质谱鉴定未给出结果，经ITS测序和Blast比对，与GenBank中紧密帚枝霉同源性99%，确定病原菌为紧密帚枝霉。

脑脊液mNGS：将脑脊液进行PAGEseq mNGS检测，3月19日检测到紧密帚枝霉115序列和铜绿假单胞菌255序列，报告解释为背景微生物；5月18日检测到紧密帚枝霉14序列。mNGS检测病原覆盖率和丰度见图24-2。

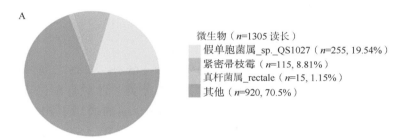

A

微生物（*n*=1305 读长）
假单胞菌属_sp._QS1027（*n*=255, 19.54%）
紧密帚枝霉（*n*=115, 8.81%）
真杆菌属_rectale（*n*=15, 1.15%）
其他（*n*=920, 70.5%）

B　附录2. 背景微生物

| 类型 | 属名 | 序列数 | 物种名 | 特异序列数 |
|---|---|---|---|---|
| 革兰阴性菌 | 假单胞菌属 *Pseudomonas* | 379 | *Pseudomonas sp.* QS1027 | 255 |
| 真菌 | *Sarocladium* | 123 | 紧密帚枝霉 *Sarocladium strictum* | 115 |

背景微生物描述

*Pseudomonas* sp. QS1027：假单胞菌属，革兰氏阴性杆菌，氧化酶阳性，好氧，可运动。
紧密帚枝霉：从海洋沿海环境中分离出来的一种真菌。

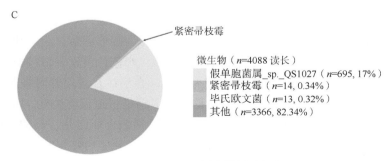

C

紧密帚枝霉

微生物（*n*=4088 读长）
假单胞菌属_sp._QS1027（*n*=695, 17%）
紧密帚枝霉（*n*=14, 0.34%）
毕氏欧文菌（*n*=13, 0.32%）
其他（*n*=3366, 82.34%）

**图 24-2　mNGS测序结果及解释**

A. 2021-03-19，mNGS结果显示紧密帚枝霉115序列；B. 结果解释为背景微生物；C. 2021-05-18，mNGS测序结果显示紧密帚枝霉14序列

### 【案例分析】

颅内真菌感染多见于免疫缺陷的危重患者，本病例用脑脊液真菌培养经ITS测序和mNGS诊断出免疫功能正常女性患有紧密帚枝霉脑膜脑炎[1]。脑膜脑炎发作前，患者因进行性鼻窦炎接受了经鼻内镜修复手术。多次血培养阴性，排除血源性播散的可能，考虑侵入性手术后局部感染播散所致颅内感染。

帚枝霉是一种机会性致病菌，致病性较差，只有少数可感染易感病症患者。紧密帚枝霉最初从普通小麦中分离，感染通常与真菌经过穿透性损伤接种于人体内部有关，常导致肉芽肿形成。尽管有一些关于人感染紧密帚枝霉的报道[2]，但绝大多数是针对皮肤或血液，大脑是最不易感的器官之一。本病例为免疫功能正常、病情较重且存活的帚枝霉脑膜脑炎报道，结果提示，除了易感患者外，接受手术或侵入性操作的免疫功能正常的患者亦有感染紧密帚枝霉的可能。

### 【案例拓展】

真菌内转录间隔区（ITS）位于核糖体rDNA 18S、5.8S及28S之间，在进化过程中能承受更多的变异，利用它可以研究种及种以下的分类。针对真菌保守序列18S核糖体DNA 3′端设计的通用引物ITS1和28S核糖体DNA 5′端的通用引物ITS4，可扩增出真菌ITS基因序列。通过测序并将序列结果在NCBI上进行BLAST比对，即可获得该序列同源性较高的已知序列，为确定菌种的分离提供依据。本案例中病原菌经ITS测序及BLAST比对，确定了紧密帚枝霉（同源性≥99%）为致病菌，从而确定诊断，以进行精准治疗。

mNGS可非靶向检测临床标本中存在的细菌、真菌、病毒和寄生虫等病原体的核酸。脑脊液mNGS技术已逐步应用于中枢神经系统感染性疾病的病原诊断方面。该技术具有灵敏度高、病原覆盖度广等优点，可极大地提高对病原体的鉴定能力。目前已成功应用于脑脊液和血液等生物样本的病原体检测，尤其对于危重症患者的样本，但mNGS技术检测流程复杂，对检测报告的解读有赖于生物信息学分析和经验，国内外学者亦就mNGS技术的临床应用提出了诸多共识文件[3-6]。本案例中多次mNGS检测结果阴性，可能与真核生物细胞壁厚导致难以检出有关。

帚枝霉是一种普遍存在于土壤、空气和植物中的腐生真菌，被认为是引起水稻稻瘟病的植物病原菌，在马铃薯葡萄糖琼脂培养基上可以培养为圆形菌落，表面粉末状，呈放射状折叠，颜色由中心的深橙色逐渐变浅，带白色边界；产蓝色色素。帚枝霉是一种机会致病菌，致病性较差。由于帚枝霉在环境中较为常见，容易在真菌培养时被判定为污染菌，给诊断造成一定困难。目前，关于紧密帚枝霉致颅内感染报道仅有3例，均为免疫缺陷患者感染且死亡的报道：1987年德国的9岁慢性格林-巴利综合征患儿，长期应用激素治疗，患者死因为脑脓肿，尸检出帚枝霉（形态学识别，无测序）[3]；1993年斯洛伐克的60岁晚期肺癌患者多脏器转移，化疗后死亡，尸检脑脓肿培养出帚枝霉（形态学识别，无测序）[4]；2002年土耳其的28周早产儿出生后20天死于呼吸窘迫，脑脊液20天培养出帚枝霉（形态学识别，无测序）[5]。

由此可见，常规实验室检测方法，如涂片染色、质谱鉴定和VITEK YST均无法准确鉴定病原菌，而分子生物学技术ITS测序和mNGS方法可更早、更精确鉴定病原体，对指导临床用药具有重要意义。该病例通过分子生物学鉴定手段准确鉴定紧密帚枝霉，临床得以确诊和针对性抗真菌治疗，获得了较好的疗效。

## 【案例总结】

本案例报道了1例免疫功能正常的女性，在接受内镜经鼻脑脊液鼻漏修复手术后出现严重头痛和发热，增强MRI检测到慢性鼻窦炎和可疑颅内真菌感染。患者多次行腰穿抽取脑脊液实验室检查和mNGS均阴性，后经脑脊液真菌培养ITS测序和mNGS均检出紧密帚枝霉，经局部清创、抗真菌药物联合应用及Ommaya囊灌注治疗后，患者明显好转，随访恢复良好。

### 参 考 文 献

[1] Cui Y，Meng J，Zhang J，et al. Case report：a case of meningoencephalitis in an immunocompetent patient after invasive operation[J]. Front Med（Lausanne），2021，8：762763.

[2] Guarro J，Gams W，Pujol I，et al. Acremonium species：new emerging fungal opportunists：in vitro antifungal susceptibilities and review[J]. Clin Infect Dis，1997，25（5）：1222-1229.

[3] Medek S，Nemes A，Khoor A，et al. Acremonium strictum meningitis in prolonged steroid therapy[J]. Orv Hetil，1987，128（48）：2529-2532.

[4] Trupl J，Májek M，Mardiak J，et al. Acremonium infection in two compromized patients[J]. J Hosp Infect，1993，25（4）：299-301.

[5] Yalaz M，Hilmioglu S，Metin D，et al. Fatal disseminated *Acremonium strictum* infection in a preterm newborn：a very rare cause of neonatal septicaemi[J]. J Med Microbiol，2003，52（Pt9）：835-837.

[6] 中华医学会神经病学分会感染性疾病与脑脊液细胞学学组. 中枢神经系统感染性疾病的脑脊液宏基因组学第二代测序应用专家共识[J]. 中华神经科杂志，2021，54（12）：1234-1240.

# 25 全外显子组测序鉴别诊断不明原因呼吸系统反复感染性疾病

张丽[1]，金美玲[2]，王蓓丽[1]，潘柏申[1]，郭玮[1]

（复旦大学附属中山医院：1. 检验科；2. 呼吸科）

## 【案例介绍】

患者，男，30岁，因"咳嗽气喘2年余"入院。现病史：患者自幼易咳嗽，有数次肺炎病史。2年前无明显诱因出现咳嗽，无胸闷气喘，无痰。胸部CT、胸片提示双肺弥漫性粟粒样结节伴支气管扩张。1年前出现咳嗽伴白色黏痰，自行服用中药。咳嗽加重，伴黄白痰，肺功能检查示$FEV_1$ 1.04（26.9%），$FEV_1/FVC$ 70.07%，胸部CT提示双肺弥漫支气管扩张伴管壁增厚。烟曲霉 2.32kUA/L，高敏C反应蛋白30.5mg/L，类风湿因子87IU/mL，白细胞计数$12.22×10^9$/L，中性粒细胞百分比74.0%，淋巴细胞百分比18.6%，单核细胞百分比5.7%，嗜酸性粒细胞百分比1.2%，免疫球蛋白E 1889IU/mL，抗核抗体核仁型1：100，抗核抗体浆颗粒型1：100。患者后出现咳嗽加重，伴气喘胸闷，黄脓痰，不能平躺，胸部CT提示两肺感染性病变伴支气管扩张（图25-1）。经皮动脉血氧饱和度（$SpO_2$）、血压（Bp）低，C反应蛋白（CRP）、血小板压积（PCT）明显升高，考虑感染性休克，送检痰液提示：烟曲霉1CFU（菌落形成单位），mNGS提示检出烟曲霉。

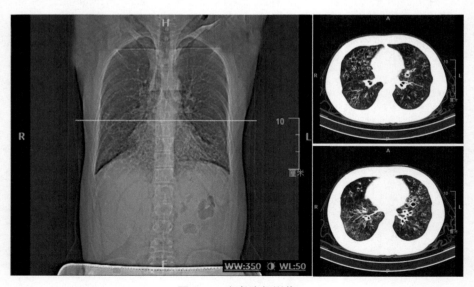

**图25-1** 患者胸部影像

除上述常见的呼吸道感染表现，患者自述自幼有鼻炎，久治不愈。鼻窦影像提示其上颌窦、筛窦和蝶窦存在炎症表现，见图25-2。

综合上述影像结果，临床医师怀疑患者可能患有原发性纤毛运动障碍（primary ciliary dyskinesia，PCD）。但上述信息并不能够确诊PCD，遂采用全外显子组测序（WES）进行鉴别诊断。

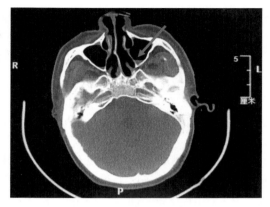

图25-2 患者鼻窦影像

【案例分析】

患者通过WES检测出*CCDC40*基因上一个纯合疑似致病变异：NM_017950.3：c.2363_2366delCACA。该变异位于*CCDC40*基因的第14号外显子区（图25-3）。*CCDC40*基因负责编码卷曲螺旋结构域蛋白40，主要通过调节内动力臂和动力调节蛋白复合体的组装来实现左右轴的形成，对纤毛的运动至关重要。患者检出的变异会使*CCDC40*基因编码的蛋白自第788位氨基酸开始发生移码，导致提前出现终止密码子，预测发生无义介导的mRNA降解（PVS1）。该变异位点在ESP数据库、千人数据库、gnomAD数据库中未见人群携带记录（PM2-Supporting）。根据美国医学遗传学与基因组学学会（ACMG）基因变异解读指南，患者检测到的变异与其临床表型可能相关，现有证据支持判断为疑似致病变异。临床医生结合该检测结果和患者详细临床表型，最终确诊其所患疾病为*CCDC40*基因纯合疑似致病变异导致的15型PCD。

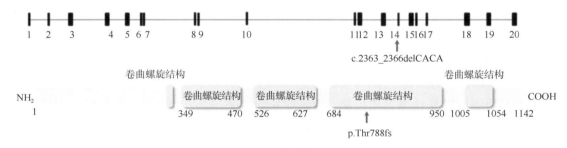

图25-3 患者通过WES检出的*CCDC40*基因变异

PCD也称为纤毛不动综合征，是一类因为纤毛功能异常而引发的疾病，主要临床表现包括因反复呼吸道感染、慢性支气管炎、支气管扩张而引发的咳嗽、咳脓痰、咯血、呼吸困难，同时伴有鼻窦炎、中耳炎等，常易被误诊为普通的慢性支气管炎、慢性肺炎、哮喘和肺结核。同时，由于胚节纤毛有缺陷，在胚胎发育过程中可能随机发生身体不对称性变异，所以大约50%的患者会出现"全内脏反位"。PCD发病率为1/16 000～1/20 000[1]。该病男女患病率相当，发病年龄可自婴幼儿至成年，但以学龄儿童及青年为多。婴幼儿、儿童、成人PCD常见的临床表型不甚相同[2]。PCD是一种遗传性疾病，最常见的遗传模式为常染色体隐性遗传。现已报道47种PCD的致病基因，包括轴丝外动力蛋白臂、内动力蛋白臂、组装蛋白、放射辐等与纤毛结构相关的基因，不同基因发生变异，可导致不同的纤毛结构异常，但临床表型较为相似[1]。基因检测可以协助临床医生在相似的临床表型中鉴定出特定基因的致病变异。

## 【案例拓展】

外显子组测序（WES）是对人类基因组中外显子区域进行测序，涵盖约25 000个蛋白质编码基因。外显子区域虽仅占全基因组序列长度的1%左右，但包含了80%～85%的遗传性疾病相关变异。通过WES能够检测患者的遗传异常，临床医生根据WES检测结果结合患者的临床表现，可为患者做出精准诊断。

2017年欧洲呼吸学会（ERS）发布的PCD诊断指南[2]及2020年中国专家发布的PCD诊断与治疗专家共识[3]均指出，可根据患者典型的临床表现（如长期慢性咳嗽咳痰、慢性鼻炎鼻窦炎、慢性中耳炎等）、鼻呼出气一氧化氮（nNO）含量检测、高速视频显微成像（HSVA）检查、透射电子显微镜（TEM）和基因检测进行PCD的综合临床诊断。ERS指南和中国专家共识推荐的PCD诊断流程均建议，对于仅出现临床nNO含量低，或同时多次HSVA异常的患者，虽高度怀疑PCD，但均需进行基因检测确诊[2, 3]。

在2018年美国胸科学会（ATS）发布的原发性纤毛运动障碍的诊断指南[4]中，将PCD基因检测的位置提前，建议直接使用基因检测而非TEM纤毛检测和（或）标准基因组合检测来诊断PCD，这进一步体现了基因检测在PCD诊断中的重要作用。同时，由于nNO、HSVA、免疫荧光（IF）检测在国内起步较晚，尚无统一检测标准，而PCD致病性变异较多且更新快，相比传统基因检测，WES更具优势[5]。

## 【案例总结】

目前，WES凭借特有的临床意义以及经济高效的检测优势[6]，已广泛应用于多种遗传性疾病的辅助诊疗领域。WES基因检测在PCD诊疗中的应用价值如下。①精准诊疗：WES通过检测PCD疑诊患者相关基因致病变异的情况，助力PCD的精准诊断。本案例患者的WES检测结果与临床表型高度吻合，在明确诊断后医生遂根据上述结果进行了对症治疗。②遗传咨询：WES检测结果可以为患者家族的遗传病分析提供可靠依据。本案例患者检出的变异为纯合变异，提示患者父母可能为近亲结婚，如果患者及家系还存在其他疾病家族遗传史，可以对患者的WES检测数据进一步分析，帮助全面解析患者家族内其他遗传性疾病的可能。③生育指导：PCD男性患者有极大的概率出现精子活力降低甚至精子不活动的情况，男性患者确诊后可进一步进行精液检查分析，为将来生育提前做好预防及准备。

本案例中WES检测结果不仅帮助临床对患者进行疾病确诊，还为患者家系全面的遗传分析及咨询提供了可靠依据，更为重要的是，该检测结果给患者将来的生活提供了有意义的指导。

# 参 考 文 献

[1] Fang X，Xu M，Fang Q，et al. Real-time utilization of metagenomic sequencing in the diagnosis and treatment monitoring of an invasive adenovirus B55 infection and subsequent herpes simplex virus encephalitis in an immunocompetent young adult [J]. Open Forum Infect Dis，2018，5（6）：ofy114.

[2] Mirra V，Werner C，Santamaria F. Primary ciliary dyskinesia：an update on clinical aspects，genetics，diagnosis，and future treatment strategies[J]. Front Pediatr，2017，5：135.

[3] Lucas JS，Barbato A，Collins SA，et al. European Respiratory Society guidelines for the diagnosis of primary ciliary dyskinesia[J]. Eur Respir J，2017，49（1）：1601090.

[4] 中国罕见病联盟呼吸病学分会，原发性纤毛运功障碍诊断与治疗中国共识专家组.原发性纤毛运动障碍诊断与治疗中国专家共识[J].上海医学，2020，43（4）：193-202.

[5] Shapiro AJ，Davis SD，Polineni D，et al. Diagnosis of primary ciliary dyskinesia. An official American thoracic society clinical practice guideline[J]. Am J Respir Crit Care Med，2018，197（12）：e24-e39.

[6] Zhao X，Bian C，Liu K，et al. Clinical characteristics and genetic spectrum of 26 individuals of Chinese origin with primary ciliary dyskinesia[J]. Orphanet J Rare Dis，2021，16（1）：293.

# 26 tNGS辅助诊疗肺炎支原体合并腺病毒感染重症肺炎

吴春晨，吴小雪，朱雅琪，夏剑波

（湖北省妇幼保健院检验科）

## 【案例介绍】

患儿，男，4岁。因"肺炎病情加重"由当地医院转入笔者所在医院。主诉：咳嗽伴间隔发热半个月，既往有头孢过敏，风团样皮疹。

**1. 体格检查**

体温36.1℃，脉搏145次/分，呼吸45次/分，体重15.4kg，神志清楚，精神状态一般，营养不良貌，体形偏瘦，反应可，双眼结膜无充血，无鼻煽，唇周无发绀，呼吸急促，无点头呼吸，有吸气三凹征，颈软，咽部充血，扁桃体Ⅰ度大，咽后壁未见后鼻滴涕，双肺呼吸音粗糙，可闻及大量湿啰音及喘鸣音，心音有力，心率145次/分，节律齐，腹部平坦，腹肌软，无压痛，肠鸣音正常。四肢末端循环正常，四肢肌张力正常。手足无硬性水肿，手足无疱疹。

**2. 实验室检查**

（1）血常规：白细胞计数$9.12×10^9$/L，红细胞计数$4.02×10^{12}$/L，血红蛋白浓度111g/L，血小板计数$218×10^9$/L，中性粒细胞百分数74.3%↑，淋巴细胞百分数23.2%，中性粒细胞总数$6.77×10^9$/L，淋巴细胞总数$2.12×10^9$/L，超敏C反应蛋白181.60mg/L↑。

（2）病原学检查：肺炎支原体IgM（+），肺炎支原体IgG（+）；肺泡灌洗液肺炎支原体核酸检测（+），$4.9×10^4$copies/mL。痰涂片：未检出抗酸杆菌，未检出真菌，可见$G^+$球菌（++），可见$G^-$杆菌（+）；痰培养（+），嗜血杆菌培养（+），鉴定+药敏阴性。肺泡灌洗液涂片：未检出抗酸杆菌，未检出真菌，可见$G^+$球菌（+），可见$G^-$杆菌（+）。EB病毒血清学检测，EB病毒核抗原IgG抗体11.12AU/mL↑，EB病毒壳抗原IgG抗体29.99AU/mL↑；EB病毒核酸检测阴性；结核感染T细胞斑点试验（T-SPOT）结果为无反应性；肺泡灌洗液结核杆菌核酸检测阴性（-）。呼吸道多种病原体靶向测序（tNGS）检测：肺炎支原体（+），人类腺病毒（+）。

**3. 入院诊断**

①重症肺炎；②肺炎支原体感染；③呼吸困难；④脓毒血症；⑤轻度营养不良。

### 4. 诊疗经过

该患儿起病急，病情重，病情进展迅速，有反复发热、咳嗽、痰多、呼吸急促，肺部可闻及大量湿啰音及喘鸣音，且患儿精神、反应较差；肺部影像学检查显示肺部感染严重，且有感染所致全身炎症反应表现。使用头孢类抗菌药物后过敏；结合微生物培养结果，给予抗感染治疗。经治疗后，患儿发热情况好转，但咳嗽、呼吸急促、肺部大量湿啰音及喘鸣音现象无明显改善，考虑合并其他感染可能。遂进行tNGS检测，结果提示肺炎支原体合并腺病毒感染，加用干扰素继续抗感染治疗。治疗后咳嗽、湿啰音及喘鸣音等肺部体征有明显好转，并进一步行气管镜检查+肺泡灌洗术巩固治疗，治疗有效，患儿康复后出院。

### 5. 呼吸道多种病原体靶向测序（tNGS）

送患儿肺泡灌洗液进行tNGS"呼吸153"检测（金域医学实验平台）。tNGS检测全流程主要包括样本前处理、核酸提取、核酸质控、文库构建、文库质控、上机测序和报告解读。采用边合成边测序的方式，每个扩增循环根据碱基互补配对原则将被测序列延伸一个碱基，碱基型别不同，带有不同的荧光标记，然后对结合上的dNTP在每个扩增循环中受激发发出的荧光进行拍照，得到每个位点在不同扩增循环的荧光信号，荧光信号可转换成该位点相应序列的碱基信息，从而获得该位点的一条连续的序列信息（图26-1A）。本次

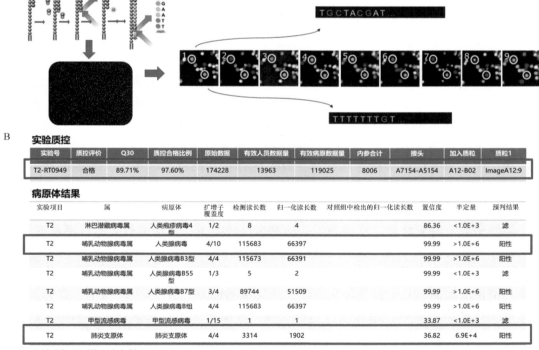

**实验质控**

| 实验号 | 质控评价 | Q30 | 质控合格比例 | 原始数据 | 有效人员数据量 | 有效病原数据量 | 内参合计 | 接头 | 加入质粒 | 质粒1 |
|---|---|---|---|---|---|---|---|---|---|---|
| T2-RT0949 | 合格 | 89.71% | 97.60% | 174228 | 13963 | 119025 | 8006 | A7154-A5154 | A12-B02 | ImageA12:9 |

**病原体结果**

| 实验项目 | 属 | 病原体 | 扩增子覆盖度 | 检测读长数 | 归一化读长数 | 对照组中检出的归一化读长数 | 置信度 | 半定量 | 预判结果 |
|---|---|---|---|---|---|---|---|---|---|
| T2 | 淋巴潜藏病毒属 | 人类疱疹病毒4型 | 1/2 | 8 | 4 | | 86.36 | <1.0E+3 | 滤 |
| T2 | 哺乳动物腺病毒属 | 人类腺病毒 | 4/10 | 115683 | 66397 | | 99.99 | >1.0E+6 | 阳性 |
| T2 | 哺乳动物腺病毒属 | 人类腺病毒B3型 | 4/4 | 115673 | 66391 | | 99.99 | >1.0E+6 | 阳性 |
| T2 | 哺乳动物腺病毒属 | 人类腺病毒B55型 | 1/3 | 5 | 2 | | 99.99 | <1.0E+3 | 滤 |
| T2 | 哺乳动物腺病毒属 | 人类腺病毒B7型 | 3/4 | 89744 | 51509 | | 99.99 | >1.0E+6 | 阳性 |
| T2 | 哺乳动物腺病毒属 | 人类腺病毒B组 | 4/4 | 115683 | 66397 | | 99.99 | >1.0E+6 | 阳性 |
| T2 | 甲型流感病毒 | 甲型流感病毒 | 1/15 | 1 | 1 | | 33.87 | <1.0E+3 | 滤 |
| T2 | 肺炎支原体 | 肺炎支原体 | 4/4 | 3314 | 1902 | | 36.82 | 6.9E+4 | 阳性 |

**未检出相关耐药和毒力基因**

**图 26-1** tNGS病原体检测质控情况和检测结果

A. tNGS检测原理；B. 实验质控合格，检测结果提示肺炎支原体合并腺病毒感染

检测获得原始数据量174 228bp（＞100k为合格）；病原数据量119 025，Q30值为89.71%（＞75%为合格）；内参总序列数8006（＞200为合格），表明样本质控合格（图26-1B）。根据扩增子的覆盖度情况和置信度，对检测结果进行归一化后，显示腺病毒序列数66 397，估测浓度＞$1.0 \times 10^6$copies/mL；肺炎支原体序列数1902，估测浓度$6.9 \times 10^4$copies/mL。因此，最终明确为肺炎支原体合并腺病毒感染。

## 【案例分析】

肺炎是全世界儿童因感染导致死亡的主要原因，也是我国5岁以下儿童死亡的主要原因之一[1, 2]。引起肺炎的病原体复杂多样，主要包括病毒、细菌、支原体/衣原体等。其中，呼吸道病毒包括呼吸道合胞病毒、流感病毒、腺病毒、副流感病毒和鼻病毒等常见病毒，也包括人类偏肺病毒、博卡病毒、新型冠状病毒、人禽流感病毒等近年来新发现的一些病毒。引起肺炎的细菌中，常见的$G^+$菌有肺炎链球菌、金黄色葡萄球菌等，常见的$G^-$菌有流感嗜血杆菌、卡他莫拉菌、大肠埃希菌、肺炎克雷伯菌、铜绿假单胞菌等。此外，肺炎支原体、肺炎衣原体、沙眼衣原体等也是引起儿童肺炎的主要病原体[3]。在免疫缺陷的儿童中，结核分枝杆菌、非结核分枝杆菌、耶氏肺孢子菌、曲霉菌和隐球菌也是常见的致病菌[4]。其中病毒是儿童肺炎最主要的病原[5]。据报道，在感染社区获得性肺炎的儿童中，病毒的感染率可达73%，而细菌的感染率则为15%，感染病毒的概率远高于感染细菌的概率[6]。因病毒感染导致的重症肺炎病例数也明显高于细菌感染的病例数。由病毒、细菌或与支原体等引起的共同感染也可导致更严重的临床表现[7, 8]。因此，鉴定肺炎病原体特别是重症肺炎病原体对于快速诊断、及时有效地制订精准化治疗方案尤为重要。

该病例中检出的肺炎支原体阳性，与肺炎支原体是引起儿童肺炎的主要病原体符合。当地医院给予抗感染治疗及祛痰、雾化等对症治疗，但发热症状无缓解，呼吸道症状加重，遂转入笔者所在医院治疗。住院期间，除加强抗感染治疗之外，同时排除了引起肺炎的$G^+$菌、结核分枝杆菌等的感染，患儿发热情况好转，但呼吸道症状无明显改善。引起肺炎的病原体复杂多样，且可能存在共同感染的情况，考虑该病例合并其他感染可能。患儿病情较重，需要进行快速精准诊断。传统的针对常见呼吸道病原体的检测方法，如分离培养、涂片镜检、抗原-抗体检测、PCR检测等存在检测周期长、阳性率低、特异性差、准确率低、检测病原种类少、无法进行高通量筛查等缺陷，不适用于本例中需要对患儿进行快速精准诊断的需求。tNGS采用超多重PCR进行靶向扩增富集，并在此基础上应用二代测序技术，进行靶向高通量测序，最终能够实现病原广谱精准检测，具有其他传统方法无法比拟的优势。通过tNGS检测，在患儿肺泡灌洗液中检测出腺病毒，且病毒拷贝数较高，可能存在活跃复制。在此基础上，改进治疗方案，如加用干扰素、肺泡灌洗术等，患儿呼吸道症状获得明显改善。由此可见，tNGS检测方法在本例不同病原体合并感染的重症肺炎的诊断和治疗中具有一定的辅助诊断和指导治疗作用。

## 【案例拓展】

tNGS采用多重PCR联合二代测序技术，以153种呼吸道病原的高度保守区域为靶标，设计特异性引物，在一个扩增管中进行PCR扩增富集目标病原，同时通过第二轮PCR连接上区分样本来源的测序接头，采用基因测序仪（型号：KMMiniSeqDx-CN，广州市金圻睿生物科技有限责任公司）进行高通量测序得到测序数据，使用生物信息学软件对测序数据进行过滤，并与参考基因组进行比对，判读病原体的检测结果；通过同时对样品中的人DNA进行检测，设置阴阳性对照等，对样品质量进行全流程监控。tNGS检测全流程主要包括核酸提取、文库构建、富集、上机测序和分析报告，通过其NGS快速芯片和自动分析系统等核心技术，能够实现检测全周期＜12小时。传统的病毒等病原微生物检测方法主要包括形态学检测、培养分离、生化检测、免疫学和核酸检测。这些方法因操作简单、快速、技术要求不高，同时具有一定的诊断敏感性和特异性，目前仍在临床上广泛使用。但传统的检测方法在敏感性、特异性、时效性、信息量等方面存在局限，而且对于未知或者罕见的病原微生物，无法快速识别。mNGS技术的检测通量大大提高，且可检出新发/未知病原，但费用相对高、检测周期较长，且测序深度较低，耐药位点检测不准确。相比之下，tNGS技术则可弥补这些检测技术的短板，能够快速、客观地检测临床样本中的较多病原微生物（包括病毒、细菌、真菌等），在临床上的应用更有优势[9]。

儿童是呼吸道感染的高发人群。近年来一些新发病原体如百日咳鲍特菌感染等在我国呈上升趋势[10]，抗生素应用不合理，导致细菌耐药性升高[11]。针对这些问题，亟须新的技术对肺炎病原体特别是重症肺炎病原体进行快速鉴定，并对儿童呼吸道感染患者的耐药情况进行监测，这对快速诊断、及时有效地制定精准化治疗方案尤为重要。tNGS"呼吸153"能同时检测153种呼吸道常见病原体及370余种耐药基因位点，涵盖65种细菌、68种病毒（DNA病毒与RNA病毒共检）、14种真菌和6种非典型微生物如支原体/衣原体等。该检测范围是根据检测平台上十万例mNGS的呼吸道病原检出频谱分析筛选而来，针对呼吸道感染，可以覆盖临床98%的应用场景，适用于上下呼吸道感染成人/儿童住院患者病原微生物检测，主要适用于以下人群：①重症肺炎感染儿童；②社区获得性肺炎患者；③免疫力低下患者；④传统微生物检测技术反复阴性，且治疗效果不佳的肺炎患者；⑤肺炎感染新生儿；⑥怀疑复合感染的患者。

## 【案例总结】

引起肺炎的病原体复杂多样，尽早明确病原有助于实现精准干预和治疗，有效降低重症的发生和病死率。传统的分离培养、形态学检测、血清学检测及特异性分子检测等方法存在检测周期长、阳性率低、特异性差、准确率低、检测病原种类少、无法进行高通量筛查等缺陷。tNGS检测方法通过多重PCR或杂交探针技术，结合新一代测序平台（NGS）进行多种病原体平行检测，该技术的最大特点是成本低，周期短，检测精度高，覆盖范围广。本病例中通过tNGS"呼吸153"检测方法快速鉴定出患儿合并肺炎支原体和腺病毒感染，结合检测结果及时改进了治疗方案，使患儿病情得到有效缓解，说明tNGS"呼吸

153"检测方法作为呼吸道病原多重联合检测的新技术，能够协助临床医生进行综合分析判断和制定个体化精准的治疗方案。

# 参 考 文 献

[1] GBD 2016 Diarrhoeal Disease Collaborators. Estimates of the global，regional，and national morbidity，mortality，and aetiologies of diarrhoea in 195 countries：a systematic analysis for the Global Burden of Disease Study 2016[J]. Lancet Infect Dis，2018，18（11）：1211-1228.

[2] Sun Y，Li H，Pei Z，et al. Incidence of community-acquired pneumonia in urban China：a national population-based study[J]. Vaccine，2020，38（52）：8362-8370.

[3] Li ZJ，Zhang HY，Ren LL，et al. Etiological and epidemiological features of acute respiratory infections in China[J]. Nat Commun，2021，12（1）：5026.

[4] 中华人民共和国国家健康委员会，国家中医药局. 儿童社区获得性肺炎诊疗规范（2019年版）[J]. 中华临床感染病杂志，2019，12（1）：8.

[5] Pneumonia Etiology Research for Child Health（PERCH）Study Group. Causes of severe pneumonia requiring hospital admission in children without HIV infection from Africa and Asia：the PERCH multi-country case-control study[J]. Lancet，2019，394（10200）：757-779.

[6] Jain S，Williams DJ，Arnold SR，et al. Community-acquired pneumonia requiring hospitalization among U. S. children[J]. N Engl J Med，2015，372（9）：835-845.

[7] Morens DM，Taubenberger JK，Fauci AS. Predominant role of bacterial pneumonia as a cause of death in pandemic influenza：implications for pandemic influenza preparedness[J]. J Infect Dis，2008，198（7）：962-970.

[8] 曹彬，谷丽，王辰. 病毒性肺炎：理解和困惑[C]//中华医学会呼吸病学分会. 呼吸与危重症医学（2010—2011）[M]. 北京：人民卫生出版社，2011.

[9] Li S，Tong J，Liu Y，et al. Targeted next generation sequencing is comparable with metagenomic next generation sequencing in adults with pneumonia for pathogenic microorganism detection[J]. J Infect，2022，85（5）：e127-e129.

[10] 中华预防医学会，中华预防医学会疫苗与免疫分会. 中国百日咳行动计划专家共识[J]. 中国公共卫生，2021，37（6）：905-914.

[11] Zhao H，Wei L，Li H，et al. Appropriateness of antibiotic prescriptions in ambulatory care in China：a nationwide descriptive database study[J]. Lancet Infect Dis，2021，21（6）：847-857.

# 27　NGS用于粪类圆线虫病诊断

邵婧，金炎，邵春红，范会，王晓瑞，唐闻

（山东第一医科大学附属省立医院临床医学检验部）

【案例介绍】

患者，女，70岁，因"心慌胸闷"转入笔者所在医院。主诉：左大腿、左臂皮疹25天，心慌胸闷20天。25天前患者出现左大腿、左臂皮疹，当地医院以"带状疱疹"收入院。20天前出现心慌、胸闷、憋喘、恶心、厌食转入冠心病监护室（CCU）行胸部CT、冠脉造影等检查未能明确病因，遂转至笔者所在医院治疗。既往有冠心病、高血压、糖尿病、免疫性血小板减少症。近4个月规律接受激素、免疫抑制剂治疗；否认传染性疾病接触史。

### 1. 体格检查

体温36.4℃，脉搏128次/分，呼吸18次/分，血压146/95mmHg，血氧饱和度96%，憋喘貌，神志清，精神差，营养中等。左臂及左大腿外侧可见疱疹瘢痕及色素沉着，触之疼痛，双肺可闻及哮鸣音。

入院后完善辅助检查。①血气分析：$PO_2$ 128mmHg↑、$PCO_2$ 28mmHg↓、BE-ecf（细胞外液碱剩余）–10.70mmol/L↓、pH 7.34↓。②红细胞沉降率34mm/h↑。③血常规：WBC 11.16×$10^9$/L↑、Hb 124g/L、EO% 10.1%↑、N 66.2%。④凝血：APTT 24.50s↓、D-二聚体0.76mg/L↑。⑤肝功生化血脂电泳：白蛋白29.7g/L↓、Glu 10.73mmol/L↑、CRP 25.37mg/L↑。胸部CT平扫：符合细小支气管炎CT表现，双肺多发微小纤维结节（图27-1）。

### 2. 入院诊断

初步诊断：①憋喘待查；②脑血管病待查；③胃肠道疾病待查；④冠状动脉粥样硬化性心脏病（心功能Ⅱ级）；⑤结缔组织病（免疫性血小板减少症）；⑥高血压病Ⅰ级；⑦2型糖尿病；⑧带状疱疹后遗症期。

患者入院后给予激素抗炎、头孢唑肟抗细菌感染、抗凝、抗血小板、营养支持等对症治疗，患者胸闷憋喘略好转，但恶心、呕吐无明显缓解。入院后10天患者出现头痛、发热，体温最高38.3℃。给予物理降温、免疫球蛋白、激素治疗无效。入院后12天，患者心率升高至137次/分，呼吸33次/分，体温37.4℃，血压下降，神志淡漠，肌无力加重，声音嘶哑，恶心、呕吐加重，给予插胃管胃肠减压，胃液常规示隐血（+），胃液常规见寄生虫成虫及酵母样菌（图27-2）。胸部CT：双肺弥漫性感染性病变（图27-3）。最终诊断：①肺

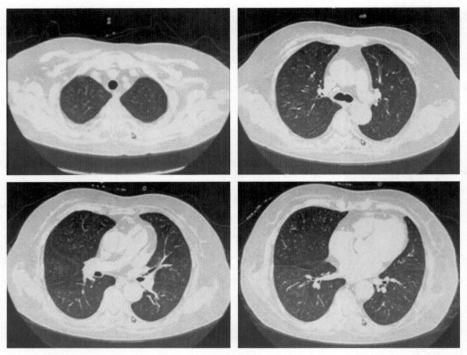

**图27-1** 胸部CT（符合细小支气管炎CT表现）

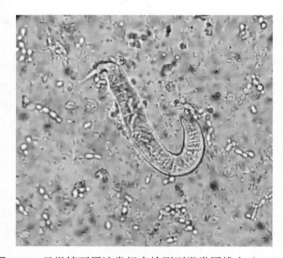

**图27-2** 显微镜下胃液常规中检测到粪类圆线虫（×200）

部感染；②休克；③消化道真菌感染；④消化道寄生虫病。予以：①气管插管，呼吸机辅助呼吸，多巴胺维持血压；②万古霉素+莫西沙星+更昔洛韦+伏立康唑联合抗感染治疗；③阿苯达唑口服驱虫；④免疫球蛋白、血浆置换、输血及其他对症支持治疗。行纤支镜吸痰并留取肺泡灌洗液送检宏基因组测序（mNGS）（表27-1）。入院后第15天患者心肺功能衰竭，最终临床死亡。

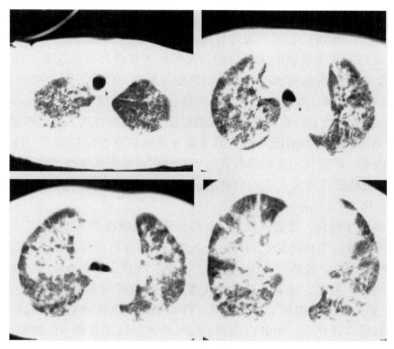

**图27-3**　胸部CT（双肺弥漫性感染性病变）

**表27-1**　肺泡灌洗液 mNGS 检测结果

| | 类型 | 属 | | | 种 | | |
|---|---|---|---|---|---|---|---|
| | | 中文名 | 拉丁文名或英文名 | 检出序列数 | 中文名 | 拉丁文名 | 检出序列数 |
| 细菌 | G⁺ | 肠球菌属 | *Enterococcus* | 323 | 屎肠球菌 | *Enterococcus faecium* | 130 |
| 真菌 | — | 念珠菌属 | *Candida* | 658 | 热带念珠菌 | *Candida tropicalis* | 540 |
| | — | 肺孢子菌属 | *Pneumocystis* | 559 | 耶氏肺孢子菌 | *Pneumocystis jirovecii* | 550 |
| | — | 根毛霉属 | *Rhizomucor* | 9 | 米赫根毛霉 | *Rhizomucor miehei* | 8 |
| DNA病毒 | dsDNA | 人类疱疹病毒6A型 | Human betaherpesvirus 6A | 600 | — | — | — |
| | dsDNA | 人类疱疹病毒1型（HSV1） | Human alphaherpesvirus 1 | 270 | — | — | — |
| | dsDNA | 人类疱疹病毒5型（CMV） | Human betaherpesvirus 5 | 46 | — | — | — |
| 寄生虫 | — | 类圆线虫属 | *Strongyloides* | 1890053 | 粪类圆线虫 | *Strongyloides stercoralis* | 1700865 |

【**案例分析**】

　　患者的肺泡灌洗液 mNGS 检测发现粪类圆线虫。粪类圆线虫是一种由土壤传播的蠕虫，可引起粪类圆线虫病，可在人体内持续存在和复制，全球约有3000万至1亿人感染，其中大多数人为亚临床或无症状感染。粪类圆线虫成虫寄生在宿主小肠内，引起局部和全身的免疫反应。由于大多数感染者无明显、特征性症状，未能引起足够的重视，常迁延为慢性长期感染状态。当患者免疫功能低下时，病原虫数量增加，导致粪类圆线虫过度感染综合征（SHS）。SHS的临床表现差异很大，发病隐匿并迅速进展，死亡率高达85%。发热和寒战虽是SHS常见症状但无特异性，又因患者常合并细菌感染，所以该病常被忽视。其他由粪类圆线虫感染引起的症状包括胃肠道反应（腹痛、恶心呕吐、腹泻、便秘、厌食），心肺症状（咳嗽、喘息、窒息感、声嘶、咯血、呼吸性碱中毒、心悸、房颤、胸痛），中枢神经系统症状（脑膜刺激征、低钠血症）和皮肤表现（点状或紫癜性皮疹）[1]。粪类圆线虫感染期间进行的血液计数检测可能显示嗜酸性粒细胞增多。应用皮质类固醇是SHS的高危因素，研究提示皮质醇激素除了抑制宿主免疫系统外，也可促使粪类圆线虫定植[2]。即使免疫功能正常或亢进的患者短期内（6～17天）使用皮质类固醇，也可导致SHS并导致患者死亡[3]。

回顾本病例诊疗过程，患者入院前4个月曾因"免疫性血小板减少"，接受糖皮质激素、免疫抑制剂治疗，免疫功能受到抑制，入院前1个月出现与粪类圆线虫感染相似的症状，如皮疹、排便困难、呛咳、心慌、憋喘、声嘶、厌食、恶心呕吐等，血常规检测发现嗜酸性粒细胞增多。但是，患者入院初期无发热、寒战等感染症状，检查WBC、CRP及胸部CT无严重感染征象，误导了诊疗方向。待粪类圆线虫感染暴发后病情迅速进展，出现发热、呼吸窘迫、休克后，患者白细胞、CRP水平仅轻度升高，但胸部CT已显示严重感染，无法用单纯的细菌、真菌、病毒感染解释。并且患者同时出现全身多系统症状，症状纷杂且均无法用单一器官、系统疾病进行解释描述，干扰了诊疗方向，加之疾病进展迅速，最终导致患者死亡。患者诊疗过程中虽使用传统培养、血清学检测血液和肺泡灌洗液样本，但并未发现寄生虫感染，因此，需要更为快速、敏感和准确的鉴定手段来指导治疗。

### 【案例拓展】

粪类圆线虫因其常寄生于小肠且临床症状无特异性导致现有诊断方法敏感性较差。许多实验室仍在使用培养或直接鉴定幼虫的经典寄生虫学方法，但粪类圆线虫成年雌性间歇性释放卵子/幼虫的生物学特性降低了其检出率。于粪便或体液标本（如脑脊液和支气管肺泡灌洗液）中发现大量幼虫，提示粪类圆线虫已经出现暴发性感染并累及多脏器。

目前粪类圆线虫病的诊断方法主要有寄生虫学方法、核酸扩增试验、免疫学方法和间接标记的方法，但都有显著局限性。mNGS作为一种新的检测方法，具有快速、高敏感性和准确性的特点，病原体鉴定能力强。本案例中使用传统培养、血清学检测血液和肺泡灌洗液样本时，并未提示寄生虫感染，而mNGS准确显示在肺泡灌洗液样本中存在粪类圆线虫，提示该技术的高敏感性和特异性。然而，目前对mNGS的推广和认识仍不足，限制了其临床应用。

与PCR不同，mNGS不需要引物或特异性扩增，受抗生素使用和身体免疫状态的影响较小。通过一次性检测获得样本中可能感染的各种病原体的基因组序列，具有快速和高准确性的特点[4]。因此，它常用于传统培养难以发现或慢性低丰度的病原体感染，并可以通过检测微生态学提前预测感染、预测药物敏感性[5]、解释病原体种群的多样性和丰度，从而探索病原体、环境和宿主之间的关系。同时，mNGS被视为一种非侵入性检测工具，可用于不能耐受侵入性检测的患者。目前，mNGS可以检测6350种细菌、1798种病毒、10 664种真菌和234种寄生虫[6]。此外，当mNGS检测到相关病原体时，可以调整样本培养程序，以提高相关病原体培养的阳性率。同时，因其特异性高，阴性检测结果也有助于帮助临床医生排除活动性感染。

## 【案例总结】

粪类圆线虫病在热带和亚热带地区流行，国内报告主要分布在广西和云南[7]。在免疫功能正常的宿主中，粪类圆线虫病可无症状或仅引起轻微的胃肠道或肺部症状，而在免疫功能低下的宿主中可能表现出致命的播散性[8]。粪类圆线虫病的死亡率约为60%，如果不积极进行治疗，死亡率可高达100%[9]。由于缺乏特异性表现，粪类圆线虫病的诊断困难，非流行地区尤其显著。嗜酸性粒细胞增多通常发生在无症状和急性粪类圆线虫病患者中，但患者通常没有嗜酸性粒细胞增多，使得圆线虫病的诊断更加困难。mNGS是检测这类诊断困难传染病的有效工具，对指导粪类圆线虫病非流行地区的检测具有重要意义。本病例将有助于临床医生对非流行地区圆线虫病的认识和诊断治疗。目前，笔者仅查到一篇报道是通过mNGS诊断出粪类圆线虫病[10]，提示该技术仍需进一步推广应用。

### 参 考 文 献

[1] Nutman TB. Human infection with Strongyloides stercoralis and other related Strongyloides species[J]. Parasitology, 2017, 144（3）: 263-273.

[2] Marcos LA, Terashima A, Canales M, et al. Update on strongyloidiasis in the immunocompromised host[J]. Curr Infect Dis Rep, 2011, 13（1）: 35-46.

[3] Ghosh K, Ghosh K. Strongyloides stercoralis septicaemia following steroid therapy for eosinophilia: report of three cases[J]. Trans R Soc Trop Med Hyg, 2007, 101（11）: 1163-1165.

[4] Su M, Satola SW, Read TD. Genome-based prediction of bacterial antibiotic resistance[J]. J Clin Microbiol, 2019, 57（3）: e01405-e01418.

[5] McHugh KE, Gersey M, Rhoads DD, et al. Sensitivity of cerebrospinal fluid cytology for the diagnosis of cryptococcal infections: a 21-year single-institution retrospective review[J]. Am J Clin Pathol, 2019, 151（2）: 198-204.

[6] Liu Y, Zhang J, Han B, et al. Case report: diagnostic value of metagenomics next generation sequencing in intracranial infection caused by mucor[J]. Front Med（Lausanne）, 2021, 8: 682758.

[7] Zhou S, Fu X, Pei P, et al. Characterization of a non-sexual population of Strongyloides stercoralis with hybrid 18S rDNA haplotypes in Guangxi, Southern China[J]. PLoS Negl Trop Dis, 2019, 13（5）: e0007396.

[8] Pochineni V, Lal D, Hasnayen S, et al. Fatal strongyloides hyperinfection syndrome in an immunocompromised patient[J]. Am J Case Rep, 2015, 16: 603-605.

[9] Vasquez-Rios G, Pineda-Reyes R, Pineda-Reyes J, et al. Strongyloides stercoralis hyperinfection syndrome: a deeper understanding of a neglected disease[J]. J Parasit Dis, 2019, 43（2）: 167-175.

[10] Qu J, Zong Z. Strongyloidiasis in a patient diagnosed by metagenomic next-generation sequencing: a case report[J]. Front Med（Lausanne）, 2022, 9: 835252.

# 28  NGS辅助播散性肺炎合并眼内炎患者病原体检测

杨慧[1]，韩雪[1]，吴云超[1]，杜小春[1]，崔曼曼[2]，徐天敏[2]

（常州市第三人民医院：1.检验科；2.感染科）

## 【案例介绍】

患者，男，56岁。因"反复双下肢浮肿伴泡沫尿增多1年，下肢痛行动困难1周"于2021年8月15日入住笔者所在医院肾内科。患者入院前1周受凉后出现双下肢疼痛，休息后无明显缓解，行动困难，偶有咳嗽，皮肤见大量散在皮损。

入院检查结果如下。血常规：白细胞（WBC）计数$12.54\times10^9$/L，中性粒细胞比例0.944，超敏C反应蛋白278.59mg/L。查胸部CT：①两肺感染，左肺下叶空洞形成，结核分枝杆菌（TB）感染待查。②两肺肺气肿（图28-1A）。考虑感染，收治入院。曾于2021年2月2日考虑"肾病综合征"，出院后予"甲泼尼龙、他克莫司"口服，服药欠规律。2021年4月9日再次因上呼吸道感染住院治疗，出院后一直于肾内科门诊随访，目前甲泼尼龙已减量至42mg，每天1次。

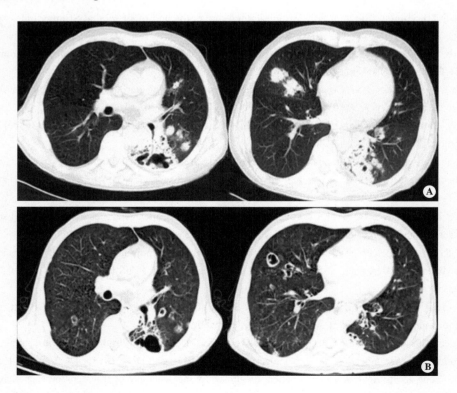

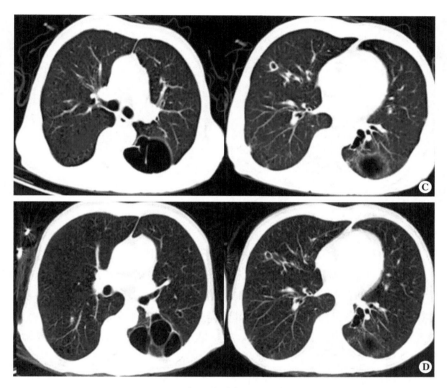

**图28-1 病程中胸部CT影像表现**

A. 入院时获得的肺部CT图像，显示双肺感染，左下叶空洞；B. 治疗2周后CT上双肺多发病灶及空洞；C. 双肺多发病灶及空洞，治疗6周后左肺下叶病灶略有吸收；D. 治疗8周后左肺下叶形成薄壁气囊，病灶明显吸收

既往史：既往体质一般，否认"伤寒、结核"等传染病史，否认"高血压、糖尿病"等慢性病史，否认重大外伤、手术及输血史，无食物及药物过敏史，预防接种史具体不详。

入院查体：体温37.3℃（腋温），脉搏100次/分，呼吸16次/分，血压100/70mmHg。神志清，精神萎靡，慢性病容，库欣综合征样貌，皮肤见多量痤疮样皮损（图28-2）。左眼视物不清，左眼散在白斑（图28-3），左侧面颊见一1.0cm×1.0cm大小脓性突起，质软，无明显压痛，局部皮温未升高。下唇见一疱疹，已结痂。双肺呼吸音粗糙，未闻及明显干湿啰音。心、腹部查体无特殊。

实验室检查：C反应蛋白376.55mg/L，淀粉样蛋白A 480.90mg/L，尿素19.33mmol/L，肌酐129.00μmol/L，降钙素原3.482ng/mL，白介素-6 548.3pg/mL。白蛋白18.1g/L，白球比0.6，尿微量白蛋白215.80mg/L，尿MALB/CREA 167.29mg/g↑，尿常规：蛋白质1+，白细胞1+，隐血1+，红细胞5/μL，白细胞38/μL，透明管型3/μL，血培养、真菌培养、结核涂片和培养、曲霉菌免疫学实验、真菌D-葡聚糖检测等结果均阴性。其余心、肝功能正常。

入院诊断：肾病综合征；膜性肾病；肺部感染。

入院后暂予护肾、降低尿蛋白、降脂、免疫抑制、头孢尼西抗感染等治疗。

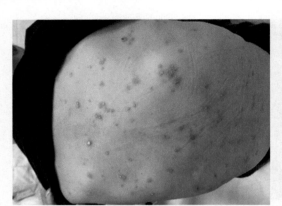
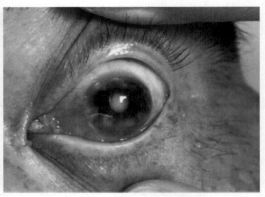

图28-2　皮肤多量痤疮样损伤　　　　　　　　　　　　图28-3　左眼散在白斑

2021年8月15日患者入院后发热39℃，暂予布洛芬退热。

2021年8月16日临床根据影像学结果和临床症状将患者转入感染科治疗。临床考虑为肺部侵袭性曲霉菌感染，暂予伏立康唑200mg每12小时1次联合卡泊芬净50mg每天1次抗感染，痰热清清热解毒，维生素B₆改善消化道症状，监测炎症指标变化。

2021年8月17日患者仍有发热，皮肤见多量痤疮样皮损。临床根据影像学结果和临床症状，感染科启动多学科联合会诊（肾内科、感染科及眼科参与）。认为需要进一步完善皮肤软组织和肺部呼吸道标本以及眼部分泌物等检查明确病原菌，同时，外送肺泡灌洗液NGS检测（对于少见或罕见病原体具有重要意义）。眼科检查：左眼视力下降，左侧瞳孔可见散在白絮状物质，仅有光感；左眼玻璃体后段大量均质细密光点，无网剥波。右眼玻璃体少量浑浊光点，无网剥波。眼科会诊为左眼眼内炎，建议积极抗感染治疗后手术治疗。

2021年8月17日临床送检患者皮肤脓疱分泌物、眼部分泌物和痰标本，提示可能的病原菌是金黄色葡萄球菌。微生物室收到标本后立即进行革兰氏染色。分泌物和痰标本染色涂片为革兰氏阳性杆菌，呈分枝状，染色不均（图28-4），不是金黄色葡萄球菌。微生物室立即和临床联系沟通，根据病原菌形态学及患者病情高度怀疑诺卡菌感染。临床立即停用伏立康唑和卡泊芬净，考虑到血脑屏障，予以更换为头孢曲松2.0g每2小时1次、利奈唑胺0.6g每12小时1次联合复方新诺明0.96mg每天3次经验性抗感染等对症支持治疗。

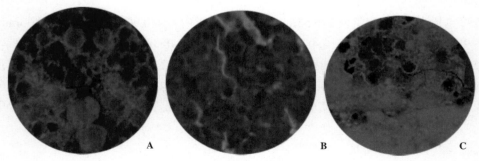

图28-4　标本革兰染色（×1000）

A.眼部分泌物革兰氏染色；B.皮肤分泌物革兰氏染色；C.痰革兰氏染色

2021年8月19日患者皮肤脓疱、眼部分泌物和痰标本培养，经基质辅助激光解吸电离飞行时间质谱（MALDI-TOF-MS）鉴定为诺卡菌属。8月21日，患者分泌物血平板培养为干燥黄色菌落。患者肺泡灌洗液NGS提示盖尔森基兴诺卡菌（序列数351）。

根据患者临床体征和实验室检查，确诊为播散性诺卡菌病，累及皮肤、肺、眼。由于微生物实验室条件有限，未能开展诺卡菌药敏试验。临床考虑到血脑屏障，仍然予头孢曲松2.0g每2小时1次、利奈唑胺0.6g每12小时1次联合复方新诺明0.96mg每天3次经验性抗诺卡菌感染等对症支持治疗。经过半个月的抗感染治疗，患者体温正常，全身脓疱疹基本消退，但是左眼仅光感，伴左侧眼眶痛。

2021年9月5日，头颅平扫（多排CT）：左侧额叶、半卵圆中心区低密度影，性质待定，请结合临床。头颅CT提示颅内有感染灶，目前患者无特殊神经系统症状，考虑到诺卡菌易侵犯中枢神经系统以及血脑屏障，继续维持头孢曲松2.0g每2小时1次、利奈唑胺0.6g每12小时1次联合复方新诺明0.96mg每天3次抗诺卡菌感染治疗。

但是整个病程中，患者左眼症状一直加重，左眼疼痛明显，无光感。眼科医生会诊：播散性诺卡菌病导致眼内炎。9月18日经过评估患者病情，给予局部麻醉下行左眼内容物剜除术。术后患者诉左眼疼痛不适症状较前好转，加用点必舒普拉洛芬、阿托品滴眼液滴眼治疗，同时继续维持头孢曲松2.0g每2小时1次、利奈唑胺0.6g每12小时1次联合复方新诺明0.96mg每天3次抗诺卡菌感染对症治疗。

2021年10月25日，患者播散性诺卡菌病（肺、皮肤和左眼）诊断明确，经过10周抗感染治疗，体温恢复正常，皮肤脓疱疹全部吸收，肺部感染灶明显好转（图29-1B～图29-1D），无头痛等中枢损害症状，炎症指标正常。患者主动要求出院。建议患者出院后规律服用"复方磺胺甲噁唑片"，治疗疗程为12个月并定期随访。

2022年1月29日和5月29日随访，两肺病变较前明显吸收，无复发。继续现方案治疗，门诊随访。

## 【案例分析】

### 1.明确病原是感染性疾病诊疗的关键

本案例中患者急性起病，血象炎症指标明显升高，痰黏稠、无咯血，且结核病灶多位于肺尖，目前结核感染依据不足；金黄色葡萄球菌（金葡菌）、绿脓杆菌、肺炎克雷伯菌等高毒力细菌感染亦可引起两肺多发病灶、空洞病灶，且有血象高、炎症指标升高，结合患者皮肤病变，考虑金葡菌可能性大，积极完善痰病原学以及皮肤病变病原学检查，条件允许可行肺泡灌洗液（BALF）、二代测序及肺穿刺病理检查。微生物室根据分泌物以及痰标本涂片和培养结果为诺卡菌属，患者痰培养及肺泡灌洗液外送NGS提示盖尔森基兴诺卡菌。根据该菌的致病机制以及患者的临床表现，考虑为诺卡菌引起的播散性感染。临床治疗启用头孢曲松2.0g每2小时1次、利奈唑胺0.6g每12小时1次联合复方新诺明0.96mg每天3次抗诺卡菌感染治疗。随着疗程的延长，患者炎症指标趋于正常。患者病情平稳好转，体温恢复正常，皮肤脓疱疹全部吸收，肺部感染灶明显好转，无头痛等中枢损害症状。本病例提示，在病原学诊断时需关注患者的基础疾病及免疫状况，应在鉴别诊断中纳入罕见的微生物如诺卡菌感染的可能。

**2. 如何提高诺卡菌的检出率**

本病例是笔者所在医院首次检测出盖尔森基兴诺卡菌的案例，通过上述一系列检查，最终帮助临床确诊，并协助临床用药，目前患者病情稳定，预后良好。微生物室工作人员工作中遇到疑问，及时与临床医生沟通患者病情很重要。

根据患者的基础疾病和临床病情，真菌抗感染治疗效果不好。由于患者因肾病综合征口服"甲泼尼龙、他克莫司"进行治疗会导致机体免疫抑制，因而容易机会获得性感染少见菌及非典型病原体。诺卡菌生长缓慢，因此工作中需注意延长培养时间。①辨别诺卡菌显微镜下形态，革兰氏染色为 $G^+$ 分枝杆菌，串珠样着色；弱抗酸染色为阳性的分支细菌菌丝。②熟悉诺卡菌菌落，血平板生长为干燥的白色或橙色菌落。③采用先进技术进行诺卡菌鉴定，如基质辅助激光解吸电离飞行时间质谱或二代测序。

微生物工作者要注意临床病例以及菌株知识的积累，遇到少见菌要查阅文献并了解相关知识点。遇到相似的病例能够迅速反应联想到相对应的菌株，并实际验证是否符合临床症状，在实际工作中反复积累和验证，提高实践技能水平。

## 【案例拓展】

**1. 宏基因组测序（mNGS）**

mNGS 不依赖于传统的微生物培养，直接对临床样本中的核酸进行高通量测序，是一种允许同时测序数百万个 DNA 或 RNA 序列的技术[1]，然后与数据库进行比对分析，根据比对到的序列信息来判断样本包含的病原微生物种类，能够快速、客观地检测临床样本中的较多病原微生物（包括病毒、细菌、真菌、寄生虫），且不需要特异性扩增。宏观来看，mNGS 一个完整的标本检测周期分为 5 大环节：样本采集，样本处理（包含核酸提取与文库构建），基因测序，生物信息分析与报告解读。与传统病原微生物检测相比，mNGS 敏感性高，信息量大，提供了一个全面的方法，通过该方法几乎所有潜在的病原体如病毒、细菌、真菌和寄生虫都可以在一次检测中准确识别[2]。

某些罕见病原体具有传染性强、毒力作用大的特性，需早期识别并及时治疗、阻断传播，否则将造成极大危害。然而，这些病原体利用临床上常用的检测方法并不能早期、有效地识别，mNGS 在此起着巨大作用。mNGS 的应用价值：①在混合感染方面，因其无偏倚性，多种病原体的检出率高于常规培养及涂片、PCR 等检测，可检测出常规无法测得的其他病原体甚至罕见病原体[3-5]；②特异度普遍较高，准确性也相对较高；③mNGS 在检测细菌、病毒、真菌及其他病原体时，相对于传统方法而言，可检测出病原体的分型；④mNGS 检测时间短于传统培养。

目前，mNGS 在感染性疾病诊断中起着相当重要的作用，尤其对于罕见病原体感染，但 mNGS 仍有很多方面需要进一步完善与提高，如对不同感染病原体的序列诊断阈值标准的确定、耐药菌基因的检测及背景菌与致病菌的鉴别等。相信随着mNGS技术水平的提高，这一系列问题将被逐渐攻克，使得此技术更准确、更广泛地应用于临床感染性疾病中，以帮助临床医师采取更精准的治疗，缩短病程，减少患者痛苦。

### 2. 诺卡菌

诺卡菌属于放线菌属，分布在自然界土壤和水生环境中，多为腐生寄生菌。诺卡菌为条件致病菌，常见于免疫缺陷人群，如HIV感染、移植、恶性肿瘤和类固醇免疫抑制治疗[6]。诺卡菌属是腐生需氧的革兰氏阳性杆菌，弱抗酸染色阳性，该菌生长缓慢，培养周期长而容易漏诊[7]。诺卡菌病常见的为肺诺卡菌病和播散性诺卡菌病，半数以上肺诺卡菌病患者合并肺外疾病，可通过皮肤和吸入等方式进入机体致病，引起原发性化脓性肺部感染，可出现类似肺结核的症状，影像学表现包括胸腔积液、肺结节、肺叶浸润、脓肿和空洞[7, 8]。肺部病灶可向其他组织器官扩散，形成皮下脓肿、多发性瘘管、脑脓肿、腹膜炎等。诺卡菌角膜炎此类感染很少，主要发生在创伤后。旁中央区出现灰白色表浅浸润灶，边界模糊，也可有多发性损害或卫星灶，病程呈慢性。有时对抗生素治疗反应缓慢，治疗包括局部用磺胺、阿米卡星（丁胺卡那霉素）、氨苄西林或四环素。青霉素仅用于全身治疗，在播散性诺卡菌病时可选用阿米卡星。

由于诺卡菌感染临床表现和影像学缺乏特异性，易误诊为肺结核和侵袭性真菌感染[9]，遇到这类患者应及时完善病原学检查，必要时送检宏基因二代测序。目前推荐诺卡菌病的治疗首选磺胺类药物，常用复方磺胺甲噁唑，多对利奈唑胺、阿米卡星、米诺环素等具有较高的敏感性，部分对环丙沙星、碳青霉烯类、头孢曲松敏感；往往需要联合治疗。诺卡菌病的治疗疗程长，一般不少于6个月，免疫抑制和中枢神经系统疾病患者应接受至少12个月的抗诺卡菌治疗[10]。

### 【案例总结】

本例患者为农民，可能吸入土壤中病菌而导致感染。本例患者有基础疾病（肾病综合征），且长期接受免疫抑制治疗，成为条件性感染的高危人群。本患者早期临床表现为肺部感染常见症状，肺部团块、空洞，早期甚至被误诊为侵袭性曲霉菌感染。遗憾的是患者2021年4月呼吸道感染以及大量皮损未能得到重视，也没有检测到病原菌诺卡菌，导致患者未能及时进行敏感抗生素治疗，从而导致诺卡菌播散感染至皮肤和眼部，皮肤软组织和肺部对症治疗后好转，但最终未能保住左眼，导致左眼眼盲。目前考虑该患者通过呼吸道吸入该菌致肺部感染，患者要接受6个月以上抗诺卡菌感染治疗。停药后密切随访影像学变化，必要时进行痰涂片和痰培养，以免复发。

诺卡菌播散感染眼部报道的病例比较少。在治疗方面，根据患者具体的免疫状态选用恰当的药物，并遵循足量、长期、联合抗感染的原则，以降低病死率。

本患者因患有基础疾病（肾病综合征）口服激素治疗导致机体免疫力下降，容易发生感染。从患者多次发热、咳嗽就诊可知，因一直未找到病原菌，导致诺卡菌感染诊治不及时，最终导致患者眼盲。本患者的就诊过程值得反思，对于免疫力低下的人群，发生反复感染时需精准治疗，尽早找出病因。同时，对于复杂的、罕见的病情要及时组织MDT讨论，及时完善相关检查，必要时送检宏基因二代测序，给患者的治疗赢得宝贵的时间，改善患者的预后。

## 参 考 文 献

[1] Wang JH，Han YL，Feng J. Metagenomic next-generation sequencing for mixed pulmonary infection diagnosis[J]. BMC Pulm Med，2019，19（1）：252.

[2] Miller S，Naccache SN，Samayoa E，et al. Laboratory validation of a clinical metagenomic sequencing assay for pathogen detection in cerebrospinal fluid[J]. Genome Res，2019，29（5）：831-842.

[3] 贾建超，贾建敏，刘姿，等. 宏基因组学二代测序技术对重症肺炎真菌感染诊断价值[J]. 中华实用诊断与治疗杂志，2020，34（10）：1023-1025.

[4] Zhang P，Chen Y，Li SY，et al. Metagenomic next-generation sequencing for the clinical diagnosis and prognosis of acute respiratory distress syndrome caused by severe pneumonia：a retrospective study[J]. Peer J，2020，8：e9623.

[5] 韩思雨，刘建华. 宏基因组二代测序在疑难感染性疾病中的临床应用价值[J]. 中国当代儿科杂志，2022，2（24）：210-215.

[6] Anagnostou T，Arvanitis M，Kourkoumpetis TK，et al. Nocardiosis of the central nervous system：experience from a general hospital and review of 84 cases from the literature[J]. Medicine（Baltimore），2014，93（1）：19-32.

[7] Jorgensen JH，Pfaller MA. 临床微生物学手册[M]. 11 版. 王辉，译. 北京：中华医学电子音像出版社，2017.

[8] Dennis LK，Anthony SF. 哈里森感染病学[M]. 胡必杰，译. 上海：上海科学技术出版社，2019.

[9] Singh A，Chhina D，Soni RK，et al. Clinical spectrum and outcome of pulmonary nocardiosis：5-year experience[J]. Lung India，2016，33（4）：398-403.

[10] Wilson JW. Nocardiosis：updates and clinical overview[J]. Mayo Clin Proc，2012，87（4）：403-407.

# 29 NGS对疑似脊柱结核病的纠正诊断

宋天歌，张杰

（四川省医学科学院·四川省人民医院临床医学检验中心）

## 【案例介绍】

患者，女，44岁，因"胸椎结核术后1年多，持续性颈背疼痛1个多月"于笔者所在医院就诊。现病史：1年多前患者因反复腰背部疼痛于笔者所在医院就诊，影像学检查高度怀疑为脊柱结核，在笔者所在医院行腰椎结核病灶清除术+胸腰椎后凸畸形矫正，并术后规律服用抗结核药物。其间因颈背疼痛反复，术后窦道形成分别于笔者所在医院和其他医院就诊，并行背部脓肿清创引流术。1个月前患者再次出现颈背疼痛，磁共振提示"椎管占位"，遂收入笔者所在医院继续治疗。

既往史：既往体质一般，否认高血压、糖尿病及心、脑、血管等重要器官疾病，并且无卡介苗（BCG）接种史。

专科查体：脊柱见一长约20cm手术瘢痕，切口愈合良好，脊柱弯曲度存在，颈椎各椎体棘间、棘突压痛、叩痛（+），双侧斜方肌紧张，颈部活动受限。双上肢感觉减退，肌力4级。腰椎轻度活动受限，腰椎各椎体棘间、椎旁压痛、叩痛（−）。

影像学检查：磁共振成像（MRI）提示胸椎（$T_{11}$和$T_{12}$）被破坏（图29-1A、B）。MRI显示颅颈交界区多发囊性肿块和腰椎周围积液（图29-1C）。实验室检查：血液检查提示白细胞轻度升高，嗜酸性粒细胞计数正常。粪便检查提示隐血轻度阳性。多次尝试通过穿刺渗出液和脑脊液检测肺结核等病原体，但结果均为阴性。最后，对积液进行宏基因组二代测序（mNGS），检测病原微生物，检测出多房棘球绦虫。Sanger测序进一步证实了该结果。

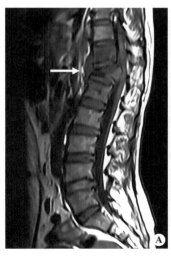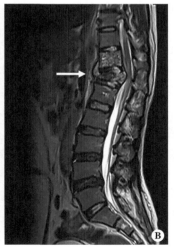

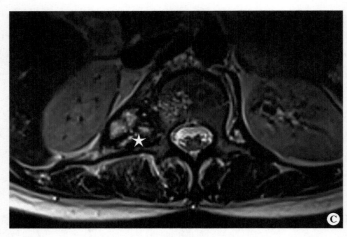

**图 29-1　胸腰椎磁共振成像**

A. 矢状位T₁加权像；B. 矢状位T₂加权像；C. 横截面T₂加权像；白色箭头表示胸12椎体破坏，白色星号表示椎体旁囊性肿块

### mNGS 用于病原微生物检测

尽管脊柱结核是本患者最初的主要诊断，但多次活检的阴性结果使笔者对该患者的诊断产生了质疑。为了能够进一步准确检测该患者的致病原因，采用 mNGS 病原微生物检测技术行进一步潜在病原体的检测，结果显示多房棘球绦虫的读长（reads）和覆盖率较高，另外通过 PCR 和 Sanger 测序技术对结果行进一步验证。

笔者采集患者脊柱病变部位的积液，并对穿刺的积液进行了 DNBseq™ mNGS 检测。详细的操作步骤如下：首先，将 7.2μL 溶菌酶加入 0.6mL 样本中进行破壁反应；然后，将上述溶液加入装有 250μL 0.5mm 玻璃珠的 1.5mL 微量离心管中，并放入 FastPrep-24™ 5G 珠击研磨机和裂解系统中进行剧烈搅拌；接着，将 0.3mL 样品分离到新的 1.5mL 微量离心管中，并使用 TIANamp Micro DNA Kit（Tiangen BioTech公司）提取 DNA。通过 DNA 片段化、末端修复、接头连接和 PCR 扩增构建 DNA 文库。Agilent 2100 用于 DNA 文库的质量控制。汇集质量合格的文库，制备 DNA 纳米球并通过 MGISEQ-2000 平台进行测序。通过去除低质量读长生成高质量的测序数据，然后使用 Burrows-Wheeler 对齐对映射到人类参考基因组（hg19）的人类宿主序列进行计算。其余数据通过同时与病原体宏基因学数据库（由细菌、真菌、病毒和寄生虫组成）对齐进行分类。分类参考数据库从 NCBI（ftp：//ftp.ncbi.nlm.nih.gov/genomes/）下载。检测到的读长总数为 176 712 306，其中 73 044 与微生物对齐。其中，从标本中检测到的读长与多房棘球绦虫基因组能很好地映射（图 29-2A）。至于构成，多房棘球绦虫被确定为占总序列读长的 99.74%（3938个读长）的最主要的病原体（图 29-2B）。

为了验证 mNGS 结果，对提取的样本 DNA 进行了 Sanger 测序。根据mNGS结果，设计了一对 PCR 引物（Ef引物序列：F-5′-GATTCCTTCTTTAGTTTTGTTGTTGATTAG-3′；R-5′-CGAACTAAAAACTCTAGAAACACCTGCT-3′）特异性扩增多房棘球绦虫的 *COX1* 基因（GenBank™登录号：AB813188）。测序结果与绦虫 *cox1* 基因的序列比对一致，进一步证实了 mNGS 结果（图 29-2C、2D）。

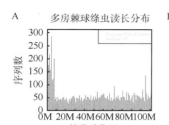

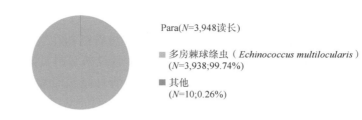

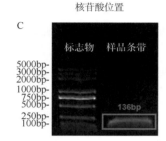

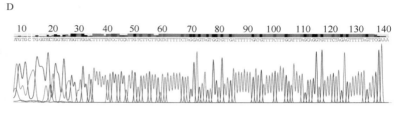

**图29-2　二代测序的检测结果和PCR验证结果**

A. 从样本中检测到的基因片段覆盖了多房棘球绦虫的所有基因组；多房棘球绦虫（*Echinococcus multilocularis*）序列分布图。
B. 多房棘球绦虫被确定为最主要的病原体。C. Sanger测序结果。D. 绦虫*cox1*基因序列

本病例介绍了 mNGS 诊断椎体脊柱泡型棘球蚴病（AE），这可能为区分椎体 AE 与其他潜在病原体提供了一种新的诊断方法和临床思路。

# 【案例分析】

## 1. 泡型棘球蚴病（AE）

AE 是一种由多房棘球绦虫感染引起的罕见人畜共患病，多发于北半球，全球每年发病率为（0.03～1.20）/100 000[1]。患者通常通过摄入受污染的水、食物中的寄生虫卵或通过与动物宿主直接接触而感染。

由于幼虫包囊在人体内生长缓慢，AE 可能会隐匿 5～15 年，其自然病程可能与恶性肿瘤相似。如果不能及早诊断，通常需要进行大范围的手术和长期的药物治疗。AE 主要涉及肝脏，很少扩散到其他器官，包括脾脏、肺或大脑，椎骨受累罕见，过去十年报道的病例很少，因此容易误诊[2]。

## 2. 肝外 AE 的诊断

AE 最常影响人类肝脏。尽管其发病较晚且症状多样，但经典模式即肝内 AE 的诊断已经确立，主要依靠腹部 B 超和 CT[3]。然而，肝外 AE 由于发病率低、病程长、临床表现多样，往往难以诊断，甚至可能被误诊。目前 AE 的诊断主要依靠 CT 或 MRI 扫描、多房棘球绦虫抗体的血液检测和粪便检测，但肝外 AE 的敏感性和特异性有限。

### 3. 脊柱AE与结核的鉴别诊断

根据本病例临床病程和影像学结果，患者最初在当地医院被怀疑患有脊柱结核。尽管脊柱受累仅占总结核病的不到 1%，但脊柱结核是最具破坏性和最常见的肌肉骨骼结核病形式之一，约占肌肉骨骼病例的 50%[4]。脊柱结核通常表现为局部疼痛、压痛、肌肉僵硬和冷脓肿，以及突出的脊柱畸形，这与本病例的发病和自然病程一致。同样，脊柱 AE 也会产生上述症状，其中疼痛是最常见的症状，神经功能缺损是第二常见的症状[5]。由于临床表现相似，椎体AE 的鉴别诊断主要包括椎体结核（Pott病）、细菌性或真菌性脓肿、恶性或良性肿瘤[2]。

近10年中，对脊髓囊型棘球蚴病（CE）的综合系统评价帮助临床医生更深入地了解了这一亚型[6]，但鉴于两种原生动物的不同性质，CE 的检测可能不适用于脊柱 AE。在先前报道的少数病例中，椎体 AE 通常通过活检、PCR 和血清学诊断[5]。然而，根据采样密度和异质性，活检的敏感性可能较低，而血清学检测可能无法区分共感染或免疫交叉反应[7]。

mNGS 技术的最新进展使临床医生能够解决复杂和隐蔽的感染问题。本病例将疑似结核感染经 mNGS 检测后最终诊断为椎体AE。

mNGS 的临床应用：凭借广泛的覆盖范围、快速的检测速度和高精度，mNGS 成为一种新的、偏差较小的检测方法，可以一次检测数千到数百万个核苷酸片段[8]。与PCR技术等其他传统基因诊断方法相比，mNGS 无须事先制定靶标，可检测出范围广泛的难以培养、非典型和罕见的病原体[9, 10]。然而，mNGS 相较于传统方法有着相对较高的成本、复杂的程序和更加严格的防止标本污染的要求，因此检测过程需要一个专业和训练有素的实验室团队。另外，mGNS 对于复杂的病原体的鉴定有很高的灵敏度。例如，结核分枝杆菌、病毒、厌氧菌和真菌，尤其是在先前使用了抗生素的情况下mNGS 技术相较传统技术也有更高的灵敏度[8]。

## 【案例拓展】

二代测序（NGS）又称为高通量测序，是基于PCR和基因芯片发展而来的DNA测序技术。与一代测序不同，NGS实现了边合成边测序。NGS在DNA复制过程中通过捕捉新添加的碱基所携带的特殊标记（一般为荧光分子标记）来确定DNA的序列，现有的技术平台主要包括Roche的454 FLX、Illumina的Miseq/Hiseq等。由于在NGS中，单个DNA分子必须扩增成由相同DNA组成的基因簇，然后进行同步复制，来增强荧光信号强度从而读出DNA序列；而随着读长增长，基因簇复制的协同性降低，导致碱基测序质量下降，这严格限制了NGS的读长（不超过500bp），因此，NGS具有通量高、读长短的特点。

mNGS技术可以检测临床样本中几乎所有的微生物，并能高效、周转时间短地将病原微生物与背景共生菌区分开[11]。相比于传统培养方法，mNGS技术拥有以下主要优势：

（1）更快地检出病原菌。传统培养方法对难以培养或需要较长培养时间的病原体的检出率较低，如细菌培养平均需要 3 天，真菌培养平均需要7天，分枝杆菌培养则甚至长达

45天，而mNGS作为一种不依赖于培养的检测方法，能够在2天的时间内快速检测感染病原微生物，大大加快了临床的诊治速度[12]。

（2）敏感性、特异性较高，尤其是对难培养菌群以及组织感染的鉴定。Miao等[8]通过561例急性或慢性感染患者的队列研究证明，mNGS诊断传染病的灵敏度为50.7%，特异度为85.7%，也进一步说明了mNGS检测方法的性能优于传统微生物鉴定技术，尤其是对结核分枝杆菌、病毒、厌氧菌和真菌等较难培养的微生物。对于组织样本的分析，有研究显示，mNGS与组织病理学方法相比在评估肺活检组织的真菌感染方面实现了100%的特异度[9]。

（3）能够实现单次更加全面的病原微生物检测。mNGS将微生物基因测序技术应用于微生物鉴定，将测序结果比对微生物资源数据库从而能够全面地检测细菌、真菌、病毒和寄生虫等病原微生物，同时也能够克服分子靶向检测方法的局限性。一项回顾性研究评估了55例入组的混合性肺部感染患者，通过分析发现mNGS对诊断混合性肺部感染的灵敏度高于常规检测，差异有统计学意义（97.2% *vs.* 13.9%，$P < 0.01$）[13]。因此，基于以上优点，NGS能够更好地协助临床快速、准确、全面地鉴定疑似感染的病原微生物，大大加快了临床的诊治流程。

## 【案例总结】

脊柱泡型棘球蚴病十分罕见，同时其临床表现及影像学检查结果通常与脊柱结核高度相似，若缺乏精准高效的病原微生物检测方法，极易导致临床误诊。本病例展示了mNGS作为分子诊断新技术，在帮助临床医生快速有效筛查、检测和区分复杂罕见病原微生物感染方面发挥的重要作用，同时本病例的鉴别诊断为类似复杂临床感染提供了新思路。

综上所述，本案例介绍了一例临床表现与结核相似的复杂反复的脊柱感染，在外院长期进行抗结核感染未得到良好疗效。笔者所在团队利用mNGS新技术进行鉴别诊断，发现为罕见的脊柱棘球蚴病，及时纠正了原有误诊，使临床治疗回到了正确的轨道。肝外棘球蚴感染，特别是脊柱受累罕见，使其诊断难度大，误诊率高。NGS作为一种分子诊断新技术对于复杂罕见感染性疾病有较高的诊断价值，有助于疾病的精准诊疗。

### 参 考 文 献

[1] Romig T. Echinococcus multilocularis in Europe：state of the art[J]. Vet Res Commun，2009，33 Suppl 1：31-34.

[2] Meinel TR，Gottstein B，Geib V，et al. Vertebral alveolar echinococcosis：a case report，systematic analysis，and review of the literature[J]. Lancet Infect Dis，2018，18（3）：e87-e98.

[3] Kern P，Menezes da Silva A，Akhan O，et al. The Echinococcoses：diagnosis，clinical management and burden of disease[J]. Adv Parasitol，2017，96：259-369.

[4] Garg RK，Somvanshi DS. Spinal tuberculosis：a review[J]. J Spinal Cord Med，2011，34（5）：440-454.

[5] Nell M，Burgkart RH，Gradl G，et al. Primary extrahepatic alveolar echinococcosis of the lumbar spine and the psoas muscle[J]. Ann Clin Microbiol Antimicrob，2011，10：13.

[6] Neumayr A，Tamarozzi F，Goblirsch S，et al. Spinal cystic echinococcosis—a systematic analysis and review of the literature：part 1. Epidemiology and anatomy[J]. PLoS Negl Trop Dis，2013，7（9）：e2450.

[7] Li K，Ma Y，Ban R，et al. Case report：Diagnosis of human alveolar echinococcosis via next-generation sequencing analysis[J]. Front Genet，2021，12：666225.

[8] Miao Q，Ma Y，Wang Q，et al. Microbiological diagnostic performance of metagenomic next-generation sequencing when applied to clinical practice[J]. Clin Infect Dis，2018，67（Suppl 2）：S231-S240.

[9] Ren D，Ren C，Yao R，et al. The microbiological diagnostic performance of metagenomic next-generation sequencing in patients with sepsis[J]. BMC Infect Dis，2021，21（1）：1257.

[10] Jeon YJ，Zhou Y，Li Y，et al. The feasibility study of non-invasive fetal trisomy 18 and 21 detection with semiconductor sequencing platform[J]. PLoS One，2014，9（10）：e110240.

[11] Chen X，Cao KE，Wei YU，et al. Metagenomic next-generation sequencing in the diagnosis of severe pneumonias caused by Chlamydia psittaci[J]. Infection，2020，48（4）：535-542.

[12] Chen H，Yin Y，Gao H，et al. Clinical utility of in-house metagenomic next-generation sequencing for the diagnosis of lower respiratory tract infections and analysis of the host immune response[J]. Clin Infect Dis，2020，71（Suppl 4）：S416-S426.

[13] Wang J，Han Y，Feng J. Metagenomic next-generation sequencing for mixed pulmonary infection diagnosis[J]. BMC Pulm Med，2019，19（1）：252.

# 30 血液肿瘤移植后淋巴增殖性疾病

詹茜[1]，王欣[2]，程伟[1]

（重庆医科大学附属第一医院：1.临床分子医学检测中心；2.血液内科）

## 【案例介绍】

患者，女，38岁，因"头痛伴乏力近1个月"于2021年6月20日入院。主诉：近1个月前无诱因出现枕部阵发性头痛，发作时较剧烈，伴乏力、心悸、嗜睡，无咳嗽、咳痰、胸痛，无咽痛、鼻塞、流涕，于外院完善头颅MRI、甲状腺超声均未见明显异常，给予加巴喷丁口服无好转，后完善心电图提示窦性心动过速（窦速），予口服β受体阻滞剂后乏力仍无好转，遂完善血常规，血红蛋白41g/L，提示重度贫血，收入笔者所在医院。既往史：个人史无特殊。查体：体温36.5℃，脉搏110次/分，呼吸20次/分，血压113/61mmHg，贫血貌，全身皮肤黏膜未见瘀斑、瘀点，浅表淋巴结未触及肿大，颈软，无颈静脉怒行，气管居中，甲状腺无肿大，肝颈静脉回流征阴性，双肺呼吸音清，未闻及明显干湿啰音，无胸膜摩擦音，心律齐，各瓣膜区未闻及明显杂音，腹软，无压痛及反跳痛，无肌紧张，双下肢无肿胀。

实验室检查：血常规检查WBC $2.29\times10^9$/L、Hb 38g/L、PLT $92\times10^9$/L、异常细胞92%；生化检查中AST、ALT稍高。2021年6月21日完善骨髓穿刺术，骨穿涂片+活检结果考虑急性淋巴细胞白血病。

流式细胞术免疫分型：约占全部有核细胞的92.19%为恶性B系原始幼稚细胞。表达CD45dim，CD19，cCD79a，CD22，CD38，HLA-DR，CD34，CD10，TdT，CD24bri，CD81，CD123；部分表达CD200，CD2dim；不表达CD20，CD1a，cKappa，cLambda，cIgM，IgM，FMC-7，CD79b，cMPO，CD117，CD11b，CD15，CD13，CD33，CD64，CD14，CD138，cCD3，CD7，CD4，CD8，CD3，CD5，CD56。考虑急性B淋巴细胞白血病/淋巴母细胞淋巴瘤[B-ALL/LBL（Com-B）]，见图30-1。

染色体核型：46，XX [8]。

荧光原位杂交技术（FISH）：*BCR/ABL* 融合基因（－）。

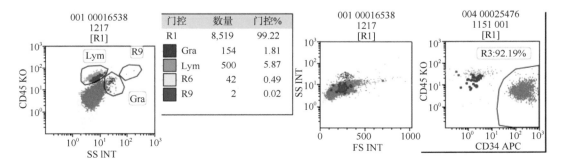

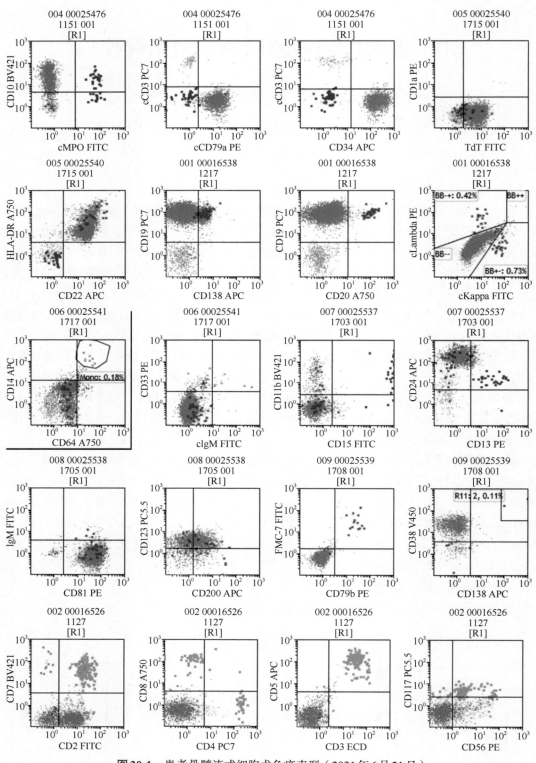

**图30-1**　患者骨髓流式细胞术免疫表型（2021年6月21日）

分子生物学：43种常见融合基因（PCR）均阴性，包含*BCR/ABL*（－）；WT1 $9.75 \times 10^5$，WT1/ABL 22.414%。

诊断：急性B淋巴细胞白血病（Com-B），Ph染色体阴性型。

治疗经过：2021年6月26日开始VDLP方案诱导化疗，化疗后形态、流式检测均显示完全缓解。2021年8月5日应用CAML方案强化化疗，2021年10月26日以BUCY+ATG方案预处理后进行单倍体骨髓干细胞移植（父供女），移植后第8天巨核系重建，第9天粒系重建。2022年1月7日，移植后2个月，患者无明显诱因出现淋巴结肿大，伴发热、全身皮疹，血红蛋白及血小板逐渐下降。铁蛋白3734ng/mL；IL-2R 7187IU/mL；EBV DNA（数字PCR法）$7.56 \times 10^6$copies/mL。考虑病毒感染继发移植后淋巴增殖性疾病（posttransplant lymphoproliferative disorders，PTLD）伴噬血细胞综合征（hemophagocytic syndrome，HPS）。立即给予暂停免疫抑制剂，进行利妥昔单抗、丙球冲击、甲泼尼龙、更昔洛韦抗病毒等治疗。当日完善骨髓穿刺：异形淋巴细胞占15%（图30-2）。骨髓流式免疫分型：浆细胞约占全部有核细胞的11.32%，表达CD45、CD138、CD38dim、CD19dim、CD319、CD81、HLA-DR，部分表达Ki-67（50.37%+）、CD27、CD22，不表达CD56、CD28、cCD79a、CD79b、CD20、CD10、CD13、CD33、CD34、TdT、CK（细胞角蛋白）、cLambda、单克隆cKappa，为异常单克隆浆细胞。B淋巴细胞约占全部有核细胞的3.77%，主要为成熟及各增生期B淋巴细胞，表型未见明显异常（图30-3）。

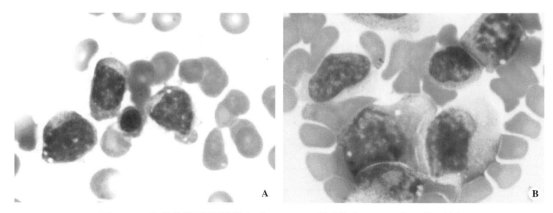

**图30-2　患者移植后骨髓形态（×1000，瑞氏染色，2022年1月7日）**

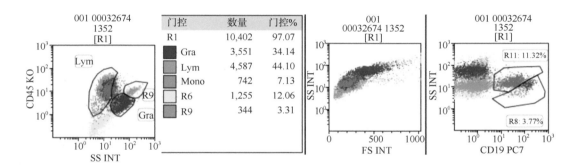

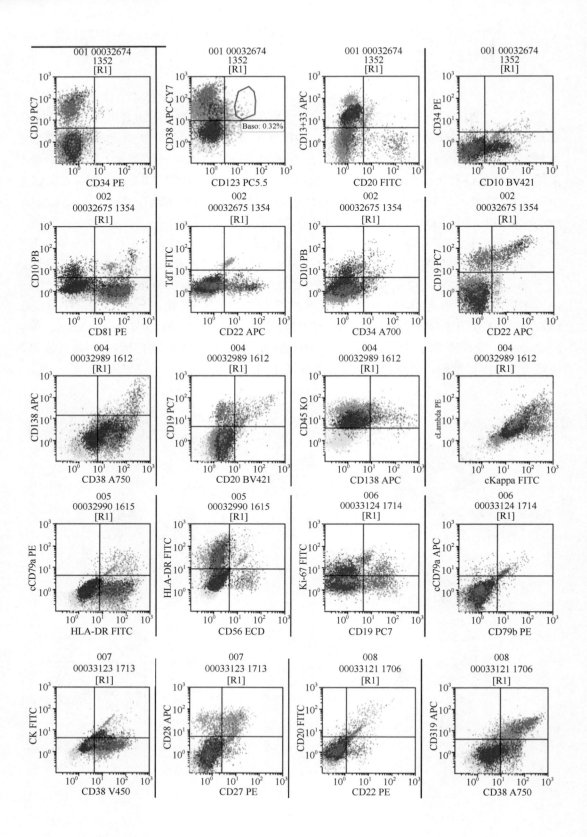

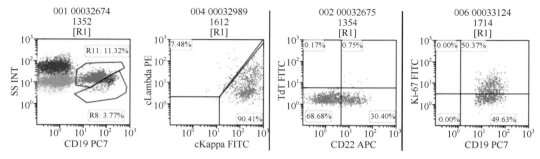

图 30-3　患者移植后骨髓流式细胞术免疫表型（2022年1月7日）

因考虑患者存在移植排斥反应，故将患者的骨髓和供者的外周血使用 Sanger 测序法进行嵌合状态分析（表30-1）。由图30-1～图30-3可以看出，发病后患者表现为混合嵌合状态，嵌合率为74.57%，且明显降低。4天后，重新抽取患者骨髓用流式细胞分选技术分选 CD138⁺细胞和 CD138⁻细胞，分选后的细胞采用上述方法分别进行嵌合状态分析，嵌合率曲线见图30-4。CD138⁺细胞移植后供者细胞占85.19%，表现为混合嵌合状态，CD138⁻细胞移植后供者细胞占99.94%，表现为完全嵌合状态，说明 CD138⁺细胞，即浆细胞产生了移植排斥反应。

表 30-1　患者移植后嵌合率分析

| STR位点 | 等位基因 | | | 位点状态 |
|---|---|---|---|---|
| | 患者移植前 | 供者 | 患者移植后 | |
| D8S1179 | 13、15 | 13、15 | 13、15 | |
| D21S11 | 28 | 28 | 28 | |
| D7S820 | 11、12 | 12 | 11、12 | |
| CSF1PO | 12 | 12 | 12 | |
| D3S1358 | 16、17 | 15、17 | 15、16、17 | 混合嵌合 |
| D5S818 | 7、12 | 12 | 7、12 | |
| D13S317 | 8、9 | 8 | 8、9 | |
| D16S539 | 11、12 | 11、12 | 11、12 | |
| D2S1338 | 24、25 | 19、25 | 19、24、25 | 混合嵌合 |
| D19S433 | 14.2、16.2 | 14、16.2 | 14、14.2、16.2 | 混合嵌合 |
| VWA | 16、17 | 16、18 | 16、17、18 | 混合嵌合 |
| D12S391 | 20、21 | 18、21 | 18、20、21 | 混合嵌合 |
| D18S51 | 14、15 | 14、15 | 14、15 | |
| Amel | X | X、Y | X、Y | |
| D6S1043 | 14、19 | 14、18 | 14、18、19 | 混合嵌合 |
| FGA | 23 | 20、23 | 20、23 | |

注：检测结论为患者移植后供者细胞占74.57%，表现为混合嵌合状态。嵌合状态界定：完全嵌合状态（CC），DC≥95%；混合嵌合状态（MC），5%≤DC＜95%；微嵌合状态，DC＜5%。本报告用于生物学数据比对、分析，非临床检测报告。

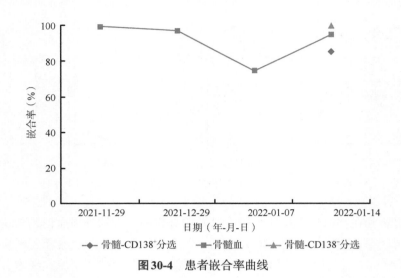

**图30-4** 患者嵌合率曲线

另外，将患者的外周血用流式细胞分选技术进行淋巴细胞亚群分选，分选后的细胞分别用数字PCR检测EBV cfDNA（circulating free DNA）的绝对量，可见CD3⁻CD19⁺细胞群的EBV cfDNA拷贝数为$4.7 \times 10^5$copies/mL，远远高于CD3⁺T淋巴细胞和CD56⁺NK细胞（表30-2、表30-3）。再将CD3⁻CD19⁺细胞群分选出CD20⁻CD138⁺细胞群和CD20⁺CD138⁻细胞群，可见CD20⁻CD138⁺细胞群的EBV拷贝数为$3.0 \times 10^4$copies/mL，而CD20⁺CD138⁻细胞群未检出EBV DNA（表30-3）。说明EBV的病毒载量主要存在于CD19⁺CD138⁺CD20⁻细胞群，而这群细胞群的表型符合流式细胞术免疫分型检测中的异常浆细胞的表型CD19⁺CD138⁺CD20⁻。

**表30-2　患者外周血分选后的各亚群EBV DNA检测结果**

| 淋巴细胞亚群 | 检测结果（copies/mL） |
| --- | --- |
| CD3⁺CD4⁺细胞 | $1.5 \times 10^3$ |
| CD3⁺CD8⁺细胞 | $1.4 \times 10^3$ |
| CD3⁻CD19⁺细胞 | $4.7 \times 10^5$ |
| CD56⁺细胞 | $2.6 \times 10^3$ |

**表30-3　CD20⁻CD138⁺和CD20⁺CD138⁻细胞亚群EBV DNA检测结果**

| 淋巴细胞亚群 | 检测结果（copies/mL） |
| --- | --- |
| CD20⁻CD138⁺细胞 | $3.0 \times 10^4$ |
| CD20⁺CD138⁻细胞 | 未检出 |

注：分选后样本各亚群细胞少，可能影响对结果的判读。

综合分析以上检测结果，患者被诊断为EBV感染相关的PTLD（单克隆浆细胞型，患者细胞来源）。诊断明确后，立即加用膦甲酸钠抗病毒治疗。2021年1月24日，淋巴结肿大，发热、皮疹等症状消失，血红蛋白及血小板恢复正常，EBV病毒核酸＜50copies/mL，治疗有效（图30-5）。

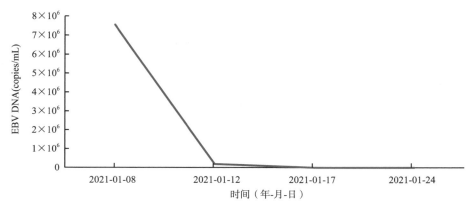

**图30-5    患者外周血 EBV DNA 检测结果曲线**

## 【案例分析】

白血病是造血干细胞恶性克隆性疾病，至今仍有40%左右为难治性疾病，且其发生机制目前尚未完全明了。各类型白血病对化疗药物的敏感性以及其他治疗方式选择各不相同，因而正确识别和诊断不同特征的白血病患者，对于指导治疗具有十分重要的意义[1, 2]。血液系统肿瘤的精准治疗离不开MICM分型[细胞形态学（morphology）、免疫学（immunology）、细胞遗传学（cytogenetics）、分子生物学（molecular biology）]的综合诊断。传统的形态学常常因白血病细胞形态不典型、报告人员的主观印象而出现误诊[3]。该病例形态学考虑ALL，通过流式细胞术免疫分型、FISH技术（细胞遗传学）、qPCR（分子生物学）快速地给予精准诊断：急性B淋巴细胞白血病（Com-B），Ph染色体阴性型。由于Ph染色体阴性，不能使用TKI类靶向治疗药物，于是给予了VDLP方案诱导化疗＋单倍体骨髓干细胞移植术治疗方案。患者移植后2个月（2022年1月7日）发生了较严重的PTLD，常见的PTLD为淋巴细胞来源，形态学考虑异形淋巴细胞，但经过流式细胞术免疫分型确定为浆细胞来源。该案例充分体现了多种技术联合下的MICM分型诊断的重要性。

患者发生了PTLD，有较严重的嗜血相关症状，病情凶险。通过联合数字PCR技术检测病毒DNA绝对值、流式细胞术进行免疫分型诊断及分选、Sanger测序进行嵌合率分析，快速诊断为EBV感染相关的PTLD（单克隆浆细胞型，患者细胞来源），及时给予患者暂停免疫抑制剂、利妥昔单抗、丙球冲击、甲泼尼龙、更昔洛韦、膦甲酸钠抗病毒等治疗。患者病情很快得到了控制，1月24日症状消失，EB病毒拷贝数低于检测限。患者情况恢复尚可，病情稳定。该病例也体现了联合使用流式细胞术、数字PCR技术等的临床应用价值和综合分析的重要性。

## 【案例拓展】

近年来，随着科技进步，各类技术迅猛发展并广泛投入到临床应用中，使疾病的诊断越来越精准，治疗更加个体化。技术和药品的发展使医学进入了一个精准的时代。

流式细胞术（flow cytometry，FCM）是一种能够对单细胞进行快速多参数分析的技术，其原理是利用激光器照射标记荧光素的单细胞，产生散射光信号及荧光信号，再由光电二极管或光电倍增管等探测器读取光信号，这些信号转化为电信号，再由计算机分析，最后得到数据文件[1]。操作者可以通过设门控将细胞精确地分群与分型，同时得到细胞的表型或者功能状态。另外，流式细胞仪不仅能检测单个活细胞，还能检测微生物、血清或者血浆中的各类因子等。所以，流式细胞术作为一种快速、客观、多参数的细胞检测分析方法，已广泛应用于临床检测和研究，如免疫学、肿瘤学、分子生物学、细菌学、病毒学等方面[3]。该技术也使得人们对免疫系统、血液肿瘤有了前所未有的深入认识，大大助力医学的发展。

流式细胞仪分为分析型和分选型。分析型流式细胞仪主要用于细胞或者微粒的分析，临床上最重要的应用是用于血液肿瘤的MICM分型诊断及血液肿瘤治疗后的微小残留病灶监测，尤其是对于形态不典型病例、混合表型或者双克隆白血病、复合型肿瘤、小克隆肿瘤等病例的诊断和识别具有不可替代的价值。分选型流式细胞仪在分析型流式细胞仪的基础上，还可以将感兴趣的细胞群分选出来，以得到高纯度的细胞，用于后续的检测或者研究。流式细胞术是目前得到高纯度细胞的唯一可行方法，是细胞分析的一个重要工具，可应用于分子生物学、细胞生物学等领域[4, 5]。

数字PCR（digital PCR）是近年发展起来的一种高灵敏度的核酸分子绝对定量分析技术。数字PCR基本原理是通过将核酸样本稀释至几十到几万份，然后将其分配到不同的反应单元中，使每个微滴单元包含一个或多个拷贝的核酸分子（即DNA模板），每个单元都会对目标分子进行聚合扩增，最后根据泊松分布原理及阳性微滴的个数与比例得出靶分子的起始拷贝数或浓度[6]。相较于传统荧光定量PCR来说，数字PCR具有以下优势：①灵敏度高，可检测单分子水平，检测限低至0.001%；②不依赖扩增曲线循环$Ct$值，不受扩增效率的影响，能够对起始样本核酸分子进行绝对定量，可检测基质复杂样本；③准确度、精密度和重复性更好[6]。数字PCR高灵敏的优势可应用于对灵敏度要求非常高的核酸痕量分析以及基质复杂样品中的核酸准确定量（如组织、体液、排泄物等样品）等，具有广阔的应用前景[6]。该病例中数字PCR用于检测病毒DNA，未来还可应用于血液肿瘤的微小残留病灶监测等领域。

## 【案例总结】

该案例是一名血液系统肿瘤——急性B淋巴细胞白血病患者，在移植后发生了PTLD，病情凶险。初诊时，通过MICM分型技术对患者进行精准诊断及预后分层，诊断为急性B淋巴细胞白血病（Com-B），Ph染色体阴性型。在治疗过程中，患者发生了较严重的PTLD伴HPS，情况危急。使用流式细胞分选技术＋数字PCR技术精准判断移植后患者的移植状态，并通过流式细胞分选技术＋数字PCR技术＋Sanger测序技术准确判断异常细胞来源，及时给予针对性的治疗，患者病情很快得到了控制，扭转了患者的不良预后。

血液肿瘤的规范化治疗建立在准确的MICM联合分型基础之上。综合MICM分型及其他预后因素，准确判断患者的复发危险度，使白血病诊断从细胞形态学水平上升到分子生物学水平，不仅对研究白血病发病机制和生物学特征有重大意义，还对指导临床治疗和预后判断具有实用价值[5]。

总之，在血液肿瘤诊断和治疗过程中，多技术联合并综合分析，有助于及时、准确地判断患者病情，给予个体化治疗，改善患者预后。

## 参 考 文 献

[1] 梁爱斌，李萍. 成人急性淋巴细胞白血病诊断与治疗中国指南 2021 年版解读（Ph 阴性，非复发难治部分）[J]. 临床血液学杂志，2022，35（3）：165-167.

[2] 庄文芳，盛慧明，马骏. 急性髓系白血病干细胞及靶向治疗的研究进展 [J]. 上海医药，2015，36（3）：64-68.

[3] Mcfarlin BK，Bowman EM. Advanced flow cytometry techniques for clinical detection[J]. Methods，2018，134-135：1-2.

[4] Voso MT，Ottone T，Lavorgna S，et al. MRD in AML：the role of new techniques[J]. Front Oncol，2019，9：655.

[5] Will B，Steidl U. Multi-parameter fluorescence-activated cell sorting and analysis of stem and progenitor cells in myeloid malignancies[J]. Best Pract Res Clin Haematol，2010，23（3）：391-401.

[6] Salipante SJ，Jerome KR. Digital PCR：an emerging technology with broad applications in microbiology[J]. Clin Chem，2020，66（1）：117-123.

# 31　mNGS诊断神经系统脑膜炎奈瑟球菌感染

李宝林，刘靳波

（西南医科大学附属医院医学检验部）

【案例介绍】

患儿，男，出生5个月10天，孕周不详，出生体重2 800g，否认产伤、窒息史，否认出生时抢救史。以"发热、神萎3天，腹泻、呕吐2天"为主诉入院。病史：经物理及药物降温后体温可降至正常，但易反复，伴神萎，无尖叫、抽搐、发绀、咳嗽、双目凝视、皮疹，非喷射性呕吐、次数频繁，进食或哭闹后呕吐明显，呕吐物为胃内容物，量不多，无呕血，无胆汁样及粪渣样物质，哭闹时伴角弓反张。临床怀疑颅内感染。

实验室检查结果如下。血常规：白细胞计数（WBC）14.66×10$^9$/L，中性粒细胞计数（NEU）6.98×10$^9$/L，淋巴细胞计数（LYM）6.08×10$^9$/L，中性粒细胞比例（NEU-R）47.60%，淋巴细胞比例（LYM-R）41.50%，红细胞计数（RBC）3.70×10$^{12}$/L，血红蛋白（Hb）93g/L，红细胞比容（HCT）0.28，血小板计数（PLT）298×10$^9$/L，超敏C反应蛋白（hs-CRP）188.91mg/L，血清淀粉样蛋白A（SAA）＞300.00mg/L。脑脊液生化：乳酸脱氢酶（LDH）451.0U/L，葡萄糖（GLU）0.87mmol/L，乳酸（LA）7.16mmol/L，氯（Cl）125.8mmol/L，蛋白质（Pro）2.167g/L，腺苷脱氨酶（ADA）18.5U/L。脑脊液常规：蛋白质阳性，白细胞21 099×10$^6$/L，GLU 0.87mmol/L。脑脊液结果提示白细胞明显升高，以多形核白细胞为主。CT：头颅横轴位平扫双侧额部硬膜下积液，前囟膨隆。

微生物培养：为进一步确定病原菌，进行细菌培养。①血培养与脑脊液培养：培养3天，无细菌及真菌生长；培养5天，无细菌及真菌生长。②脑脊液抗酸染色：未查见抗酸杆菌。③脑脊液涂片（革兰染色）：未查到细菌与真菌。④脑脊液隐球菌检测：阴性。

宏基因组测序：测序结果提示为脑膜炎奈瑟球菌（*Neisseria meningitidis*，*Nm*），序列数32 939，相对丰度99.57%，见图31-1。

【案例分析】

该案例患儿以发热、神萎为主要表现，入院后检查提示以白细胞、中性粒细胞升高为主，超敏C反应蛋白也明显升高，达到188.91mg/L，CT显示有硬膜下积液，前囟2cm×2cm，膨隆，张力高，以上均提示患者颅内可能有感染。脑脊液进一步检查发现患儿白细胞明显升高，结合脑脊液生化结果考虑细菌性感染，排除病毒性感染，脑脊液生化检查ADA 18.5U/L，排除结核性脑膜炎感染。传统微生物学检查却未发现致病菌，临床经

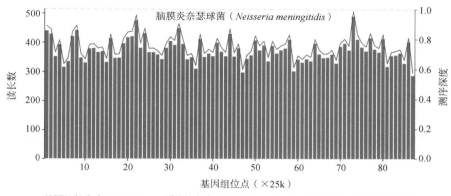

基因组长度为2 153 416bp，覆盖长度为1 095 228bp（覆盖率50.86%），平均深度0.756

**图31-1    脑脊液宏基因组测序结果**

验治疗选择美罗培南联合头孢噻肟钠抗感染，效果不佳。传统的实验室诊断手段无法快速地解决临床难题，抽取患儿脑脊液进行宏基因组测序，测序结果提示为脑膜炎奈瑟球菌感染。该菌主要在春季或冬春之交造成流行，患儿4月初入院，也符合该菌的流行特点。临床医生根据测序结果，停用之前的美罗培南，改为青霉素，用药2天后患者脑脊液白细胞由开始的21 099×10⁶/L下降到94×10⁶/L，蛋白质检测结果由阳性转为弱阳性，CRP由188.91mg/L下降到13.22mg/L。临床症状减轻，患儿未再发热，偶有咳嗽，精神、饮食尚可，未出现恶心、呕吐等症状。

脑膜炎奈瑟球菌（*Nm*）是奈瑟菌属的一个成员，*Nm*通过呼吸道的飞沫传播，若穿透黏膜进入血流可引起侵袭性脑膜炎球菌病，常引起脑膜炎和败血症等侵袭性疾病[1]。该菌在人工培养时对培养基的要求很严格，在普通细菌培养基上不生长，必须在含有血液、血清或腹水的培养基上才能正常生长繁殖，最常用的培养基为以肉汤为基础的巧克力色血琼脂培养基。在37℃时，可以产生自溶酶，特别是在培养24小时以后，这种酶的含量急剧上升并导致细菌菌体快速肿胀和溶解，如不及时转移接种，培养48小时后常常会全部死亡，导致培养失败[2]，这可能是此次通过微生物培养未发现病原菌的主要原因。通常出生6个月以内的婴儿，体内有从母体带来一定浓度的抗脑膜炎奈瑟球菌抗体，因此临床经验用药也未考虑到脑膜炎奈瑟球菌，这也是临床用药疗效不佳的原因之一。宏基因组测序在该案例中发挥了积极作用，有效地弥补了微生物培养造成的漏诊、误诊。

【案例拓展】

高通量测序技术是相对于Sanger测序法为代表的传统测序技术而言的新型测序手段[3]，该技术能够一次性检测获得样品中可能感染的多种病原体基因组序列，对混合侵入性感染样品中多种病原菌检测鉴定具有很好的应用[4]。其原理主要分为三步：第一步，制备DNA文库，一般是利用超声破碎的方法将待测DNA打碎成小片段后加上特定的接头序列，回收符合长度的DNA片段，构建新的DNA文库。第二步，生成DNA簇：当文库中的DNA流经流动池（flowcell）时会吸附在表面上，生成含1000～6000个DNA分子的DNA簇。

第三步，边合成边测序：在反应体系中加入带有荧光标记的4种dNTP碱基，利用仪器记录荧光信号，最后通过计算机分析将信号转换成测序的序列信息[5]。宏基因组测序诊断感染性疾病具体流程：提取样本中全部基因组DNA，经酶切或超声波打断DNA，建立质粒文库并测序，去噪处理测序数据，使用同源比对软件将高通量测序产生的序列与本地数据库或公共数据库进行比对，对预测基因进行功能注释和分类注释。

宏基因组测序技术越来越受到广泛的关注，已在多个系统感染性疾病病原体检测中成功运用，可同时检测感染样本中的细菌、真菌、病毒、寄生虫等多种病原菌，可高效、准确、全面地识别病原菌。在呼吸系统中，宏基因组测序比常规检测能够更快速、准确地检测病原体[6]。在中枢神经系统疾病研究中，利用脑脊液宏基因组技术使细菌检测敏感性从55.6%提高到68.7%，显著提高了细菌性脑膜炎患者病原菌检测的总体阳性率[7]。在血液系统感染中，血培养病原菌检出率为12.82%，宏基因组测序检出率为30.77%[8]。宏基因组测序在其他部位的感染中也逐渐被报道，随着宏基因组测序技术成本的下降，其应用范围将会更加广泛。

## 【案例总结】

传统病原学检测方法存在耗时长、检测效率低等缺陷，不能满足感染性疾病早期诊断的需要。宏基因组测序有效弥补了传统病原体检测法的局限性，可以无偏倚采样，识别已知的和罕见的病原体，甚至发现新的病原体。然而，该研究方法也存在一定的局限，参考数据库不够完善使得高通量测序产生的大量测序数据无法进行有效匹配，在宏基因组学是唯一用于鉴定病原体的工具的情况下，无法用传统方法确认这种鉴定的准确性，这可能会使一些研究人员怀疑结果的可靠性[9]。但是随着技术的进一步发展，宏基因组测序的应用领域将会更加广泛。

### 参 考 文 献

[1] Smith JH，Garrity JA，Boes CJ. Clinical features and long-term prognosis of trochlear headaches[J]. Eur J Neurol，2014，21（4）：577-585.

[2] 赵荣乐，郑光宇. 流脑与脑膜炎奈瑟球菌[J]，生物学通报，2005，40（6）：6-8.

[3] Ambardar S，Gupta R，Trakroo D，et al. High throughput sequencing：an overview of sequencing chemistry[J]. Indian J Microbiol，2016，56（4）：394-404.

[4] Gu W，Milllers S，Chiu CY. Clinical metagenomic next-generation sequencing for pathogen detection[J]. Annu Rev Pathol，2019，14：319-338.

[5] 徐晓丽，林娟，鄢仁祥. 基因芯片与高通量测序技术的原理与应用的比较[J]. 中国生物化学与分子生物学报，2018，34（11）：1166-1174.

[6] Xie Y，Du J，Jin W，et al. Next generation sequencing for diagnosis of severe pneumonia：China，2010—2018[J]. J Infect，2019，78（2）：158-169.

[7] Guo LY，Li YJ，Liu LL，et al. Detection of pediatric bacterial meningitis pathogens from cerebrospinal fluid by next-generation sequencing technology[J]. J Infect，2019，78（4）：323-337.

[8] Long Y，Zhang Y，Gong Y，et al. Diagnosis of sepsis with cell-free DNA by next-generation sequencing technology in ICU patients[J]. Arch Med Res，2016，47（5）：365-371.

[9] 窦安华，韩崇旭，周成林. 病毒宏基因组学技术及其在医学领域的应用[J]. 病毒学报，2020，36（1）：130-137.

# 32　mNGS诊断鸟分枝杆菌肺炎

陈琳[1]，陈云[2]，严晓敏[2]，王健[2]，陈雨欣[1]

（南京医科大学附属鼓楼医院：1.检验科；2.感染科）

## 【案例介绍】

患者，男，73岁，因"间断咳嗽、咳痰"来笔者所在医院就诊。主诉：间断咳嗽、咳痰1个月余，剧烈咳嗽时伴有胸痛。既往史：喉癌术后10年，有未分化结缔组织病、间质性肺炎史。无发热、气促、尿少、呼吸困难、下肢肿胀，否认药物过敏史，无疫区接触史，无工业毒物、粉尘、放射性物质接触史。体格检查：体温36.8℃，脉搏78次/分，呼吸15次/分，血压130/76mmHg。患者自发病以来饮食、睡眠、精神、大小便正常。患者曾于他院治疗，实验室检查结果如下。①血常规示 WBC $9.4×10^9$/L，N% 71%；②生化检查 CRP 60mg/L↑；③结核分枝杆菌抗体阳性[TB-Ab（+）]，结核菌素试验（PPD）强阳性；④支原体IgM阳性；⑤支气管镜示肺部感染，NGS（－）。影像学检查：2022年1月19日CT示右肺感染，2022年1月27日CT示右肺感染性病变、右侧胸膜增厚，2022年2月7日CT示右下肺病灶，较前片增多，给予莫西沙星抗感染治疗。2022年2月24日咳嗽咳痰稍好转，支原体IgM弱阳性，痰结核菌涂片（3次）（－），CT示右肺感染病灶较前稍吸收，右侧胸膜轻度增厚，遂于2022年3月2日来笔者所在医院风湿免疫科就诊。

入院查体：体温正常，双肺呼吸音粗，余未及特殊阳性体征。实验室检查：①血常规示：WBC $8.0×10^9$/L，N% 83.9%↑；ESR 79mm/h↑；PCT正常。②生化检查：CRP 166.0mg/L↑。③结核检查：PPD弱阳性，T-SPOT阳性，痰抗酸涂片阴性。④痰培养（－）。⑤EB病毒、巨细胞病毒（－）。入院诊断：①未分化结缔组织病；②肺部感染；③间质性肺炎；④喉癌术后；⑤高血压病2级（高危）；⑥腰骶横突骨折；⑦前列腺增生；⑧肝囊肿；⑨肾囊肿；⑩脑梗死个人史。

胸部CT检查：①两肺感染伴局部实变，两侧胸膜肥厚；②左侧胸腔积液伴前缘肺组织轻度膨胀不全；③右肺中叶局限性肺气肿，左肺下叶钙化灶。

支气管镜检查（2022-03-08）：①肺泡灌洗液细菌/真菌培养、找抗酸杆菌、肿瘤学检查阴性。②灌洗液细胞比例，N%为80%，L%为10%；③灌洗液宏基因组二代测序（mNGS）检出副流感嗜血杆菌、肺炎链球菌、假肺炎链球菌、鸟分枝杆菌复合群（序列数：3）；④肺组织病理，支气管黏膜及肺组织示间质纤维组织增生，少量慢性炎症细胞浸润。

### 病原鉴定及耐药检测

病原微生物检测结果如下。①细菌：检出副流感嗜血杆菌、肺炎链球菌、假肺炎链球菌。②真菌：未检出。③DNA病毒：未检出。④其他：鸟分枝杆菌复合群。

耐药基因检测：未检出。

疑似背景检测：检出小韦荣球菌、限制性马拉色菌、空肠普氏菌、黏滑罗氏菌、微黄奈瑟球菌、长奈瑟菌、产黑素普雷沃菌、殊异韦荣球菌。

感染科会诊后，考虑鸟分枝杆菌感染，予以克拉霉素500mg（每天2次）、乙胺丁醇0.75g（每天1次）、利福平600mg（每天1次）等治疗，疗程1年以上。

出院1个月后（2022-04-16）复诊，症状体征：体温正常，咳嗽、咳痰好转。血常规：WBC $5.2×10^9$/L，N% 55.1%。ESR：14mm/h。肝肾功能：ALT 52U/L，余无异常。胸部CT检查结果：①两肺炎症伴局部实变，较前好转，左肺下叶钙化灶；②两侧胸膜增厚。

## 【案例分析】

宏基因组二代测序（mNGS）是最近在临床已广泛使用的新技术，相比传统培养方法拥有更高的敏感性，同时，又与"精准诊疗"的理念相契合，具有通量大、读长短、测序速度快和低成本等特点[1]。样本不需要培养，可直接进行测序检测，对无法培养的病原微生物检测更有优势；可一次性检出数千种病原微生物，全面覆盖[2]，mNGS对临床可疑和疑难复杂的血流、中枢神经、呼吸道及局灶性感染，或免疫抑制患者继发感染具有重要临床价值。需要强调的是，mNGS在临床应用过程中同样要求规范其应用范围和诊断标准，强调正确的样本采集、分析解读和客观的诊断评价[3]。

本病例2022年2月7日在他院进行mNGS检测，结果为阴性。2022年3月8日于笔者所在医院进行灌洗液mNGS，结果显示鸟分枝杆菌复合群（序列数：3）。两次结果不一致，且第2次送检的序列数量也很少，其可能原因：①在他院采集样本操作不当，未采集到病原体；②样本运输时间过长；③鸟分枝杆菌复合群载量低。根据肺泡灌洗液细菌/真菌培养、找抗酸杆菌、肿瘤学检查阴性；肺组织病理结果示支气管黏膜及肺组织间质纤维组织增生，少量慢性炎症细胞浸润等结果，猜测鸟分枝杆菌复合群载量低是第2次检测序列数量很少的主要原因，这突出了多次送检提高检出率的必要性。由于mNGS操作流程复杂，各环节均易引入污染，干扰检测结果，且检出的病原体无法具体确定是定植菌、背景菌还是致病菌，因此对于测序结果为阳性的报告应根据患者临床特点、实验室及辅助检查结果系统分析、解读和验证，做出综合判断[4]。

## 【案例拓展】

mNGS技术不包含对某个特定微生物种群的靶向，即不会对微生物特定种群（真菌、细菌或病毒）进行单一性测序，而是检测所有微生物基因组的总和[5]。目前mNGS已广泛应用于临床感染性疾病病原体检测，在2021年出版的《宏基因组高通量测序技术应用于感染性疾病病原检测中国专家共识》中提到，患者表现为发热或发热症候群，病因未明确，考虑感染或不除外感染，但规范性经验抗感染治疗无效；各种原因导致患者急危重症表现，不除外感染所致，或考虑继发或并发危及生命的严重感染；免疫受损患者疑似继发感染，可以考虑开展mNGS。但mNGS仅检测样本中的核酸（包括DNA与RNA），是否反映患者真实感染状况，需要将检测结果与临床情况结合，进行甄别。

鸟分枝杆菌复合群（MAC）包括鸟分枝杆菌和胞内分枝杆菌，又称鸟-胞内分枝杆菌复合群，是最常见的非结核分枝杆菌。MAC为机会致病菌，广泛存在于自然环境，最主要的传播途径是通过支气管或肠黏膜传播。MAC肺病无特异性症状，常见表现有咳嗽、咳痰、发热、盗汗、乏力等，缺乏特异性，可有结节、斑片、实变、空洞、树芽征、支气管扩张、磨玻璃影等。mNGS技术结合临床可用于肺结核与鸟分枝杆菌肺病的鉴别诊断。

该病例检测显示PPD强阳性、抗核抗体阳性、痰结核菌涂片（3次）阴性，影像学、常规实验室检查和临床表现都不能排除肺结核诊断，有被误诊的可能性。但是该病例胸部CT显示病变位于右肺中叶和左肺下叶，而肺结核一般好发于肺上叶。温夫人综合征是右肺中叶与左肺舌叶的鸟分枝杆菌复合体感染，由于维多利亚时期，妇女坚信"淑女不吐痰"，因此分泌物的积累使易于感染患者，特别是右中叶支气管较为狭长。

MAC肺病的诊断：有呼吸道症状，影像学检查示结节、空洞或多发支气管扩张，并符合下列条件之一可诊断：①痰标本至少两次培养出MAC；②至少一次支气管灌洗发现MAC；③肺活检有典型结核分枝杆菌病理学改变（肉芽肿炎症或抗酸染色阳性），且培养发现MAC。

## 【案例总结】

明确病原学对感染性疾病的诊疗至关重要。MAC肺病的临床表现、影像学改变缺乏特异性，易造成误诊、漏诊；病原学检查是确诊MAC肺病的必备条件；NGS等方法提高了MAC的检出率，但价格高昂，难以普及；治疗疗程长，易耐药、病情反复是目前治疗的困难，优化治疗方案仍是未来的研究方向。mNGS技术可通过对临床肺泡灌洗液样本中的DNA或RNA进行测序，可以无偏倚地检测临床少见病原微生物。由于其不依赖培养及使用抗生素的影响小，较病原学培养有更高的检测效率[6, 7]。本案例对临床医生的诊断和治疗均具有指导意义，同时建议针对非结核分枝杆菌（NTM）病的易感因素、传播方式及危害性等，进行健康宣教，采取必要的预防措施，降低患病率。在临床解读mNGS报告结果时需要紧密结合临床实践，以审慎的态度进行结果分析，以更好地指导临床工作[3]。

### 参 考 文 献

[1] Hu T，Chitnis N，Monos D，et al. Next-generation sequencing technologies：an overview[J]. Hum Immunol，2021，82（11）：801-811.

[2] Simner PJ，Miller S，Carroll KC，et al. Understanding the promises and hurdles of metagenomics next-generation sequencing as a diagnostic tool for infectious diseases[J]. Clin Infect Dis，2018，66（5）：778-788.

[3] 罗越，胡洋洋，张兴，等.《中国宏基因组学第二代测序技术检测感染病原体的临床应用专家共识》解读[J]. 河北医科大学学报，2021，42（7）：745-749.

[4] Miller S，Naccache SN，Samayoa E，et al. Laboratory validation of a clinical metagenomic sequencing assay for pathogen detection in cerebrospinal fluid[J]. Genome Res，2019，29（5）：831-842.

[5] Li N，Cai Q，Miao Q，et al. High-throughput metagenomics for identification of pathogens in the clinical settings[J]. Small Methods，2021，5（1）：2000792.

[6] Handel AS，Muller WJ，Planet PJ，et al. Metagenomic next-generation sequencing（mNGS）：SARS-CoV-2 as an example of the technology's potential pediatric infectious disease applications[J]. J Pediatric Infect Dis Soc，2021，10（Suppl_4）：S69-S70.

[7] Chen M，Lu W，Wu S，et al. Metagenomic next-generation sequencing in the diagnosis of leptospirosis presenting as severe diffuse alveolar hemorrhage：a case report and literature review[J]. BMC Infect Dis，2021，21（1）：1230.

# 33　mNGS诊断狒狒巴拉姆希阿米巴脑炎

王哲颖，王丽丽，邹明瑾，张义

（山东大学齐鲁医院检验科）

## 【案例介绍】

患者，女，51岁，因"突发意识丧失伴肢体抽搐1个月"入院。既往风湿性关节炎多年，体格检查：T 37.7 ℃，R 19次/分，BP 101/59mmHg。患者神志清，精神可，言语流利，对答切题，粗测高级智能下降。双侧瞳孔等大等圆，对光反射灵敏，双侧眼球活动灵活，未见眼震。双侧鼻唇沟对称，伸舌居中。四肢肌张力正常，四肢肌力5级，四肢腱反射对称等扣（++），双侧病理征阴性。左侧指鼻试验欠稳准，余共济运动正常。左下肢浅感觉减退，余深浅感觉未见异常。脑膜刺激征阴性。实验室检查结果如下。白蛋白36.5g/L。体液免疫系列：补体$C_3$ 0.819g/L。甲状腺功能：游离三碘甲腺原氨酸2.76pmol/L，游离甲状腺素11pmol/L，血红蛋白108g/L。尿常规：尿隐血（++）。血细胞分析五分类、C反应蛋白、凝血系列、粪便常规+隐血、肾功能、尿酸、心肌酶谱、糖化血红蛋白、类风湿系列、抗核抗体谱、抗中性粒细胞、梅毒血清两项检测（RPR+TPAb）、女性肿瘤系列、TORCH筛查未见明显异常。影像学检查：颅脑MRI显示右侧大脑多发异常信号，其中右额叶病灶范围较前略缩小，考虑免疫相关性炎性改变或脱髓鞘改变。病理活检显示：局部胶质细胞增生，轻度异型，血管周围查见淋巴细胞浸润，不能除外低级别胶质瘤。初步诊断：①颅内病变待查，怀疑颅内感染？自身免疫性脑炎？颅内肿瘤？②双上颌窦炎；③风湿性关节炎。

入院后给予抗感染、抗癫痫治疗，经颅脑+胸+腹+盆腔CT检查排除全身性肿瘤，查外周血和脑脊液自身免疫脑炎抗体、脱髓鞘抗体均阴性。脑脊液常规：WBC $192×10^6$/L，单个核细胞66.3%，多核细胞33.7%；脑脊液生化：葡萄糖（GLU）2.06mmol/L，氯离子（$Cl^-$）127mmol/L，蛋白质1.27g/L。脑脊液培养结果为阴性。其间患者出现意识模糊、精神差，间断发热，无法对答交流，查体不配合，左上肢坠落试验阳性，左侧巴氏征、查多克（Chaddock）征阳性，右侧病理征阴性。复查颅脑MRI显示：双侧额叶、右侧颞叶及枕叶多发占位性病变，较前明显扩大（图33-1），脑炎可能性大。脑脊液mNGS检测结果如下。①DNA检测：狒狒巴拉姆希阿米巴3760条；②RNA检测：狒狒巴拉姆希阿米巴309条，丙型流感病毒15条。经多学科讨论，诊断为狒狒巴拉姆希阿米巴脑炎，结合文献报道，给予氟康唑、甲硝唑、克拉霉素治疗。隔日外周血mNGS检测结果回报检出狒狒巴拉姆希阿米巴356条，人类疱疹病毒4型（EBV4）1条。患者病情迅速加重，最终家属放弃治疗。

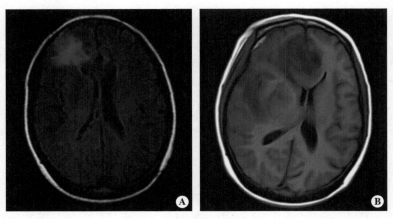

**图 33-1** 患者颅脑 MRI 检查

A. 入院检查结果；B. 病情进展检查结果

mNGS 检测：使用华大智造 +200P 测序仪对患者脑脊液及外周血样本进行 DNA/RNA mNGS 检测，读长为 50bp。

（1）脑脊液 mNGS 检测 DNA 结果显示：检出巴拉姆希阿米巴属（*Balamuthia*）狒狒巴拉姆希阿米巴（*Balamuthia mandrillaris*）种序列 3760 条，相对丰度 98.87%。细菌、真菌、病毒未检出。

（2）脑脊液 mNGS 检测 RNA 结果显示：检出巴拉姆希阿米巴属狒狒巴拉姆希阿米巴种序列 309 条，相对丰度 9.51%；流感病毒 γ 属丙型流感病毒（*Influenza C virus*）序列 15 条，相对丰度 18.75%。细菌、真菌未检出。

（3）外周血 mNGS 检测 DNA 结果显示：检出巴拉姆希阿米巴属狒狒巴拉姆希阿米巴种序列 356 条，相对丰度 96.48%；淋巴隐病毒属人类疱疹病毒 4 型（EB 病毒）序列 1 条，相对丰度 100%。细菌、真菌未检出。

【案例分析】

该病例中患者因颅脑占位性病变入院，可能的原因不除外颅内感染、自身免疫性脑炎或者颅内肿瘤。因其临床症状不典型，仅有粗测高级智能下降和左侧运动感觉轻度异常，血常规、CRP 等炎性指标正常，虽然脑脊液常规和生化检测提示感染可能，但脑脊液培养阴性，经影像学检查和病理活检都难以进行鉴别诊断。后患者病情突然进展，MRI 检查显示，占位较前快速扩大，感染可能性大，立即行脑脊液 mNGS 检测明确病原体为狒狒巴拉姆希阿米巴，为疾病诊断提供了直接证据。此外，在后续对该患者外周血标本进行 mNGS 检测时同样发现该病原体，表明感染已扩散到全身，提示患者预后极差。狒狒巴拉姆希阿米巴感染在临床上少见，通过培养等常规方法难以进行诊断，且缺乏有效的治疗药物，病死率高达 95%。如果早期明确诊断并对可切除的病灶进行手术治疗，或许可提高治疗的成功率。

mNGS技术不依赖于传统的微生物培养，直接对临床样本中所有病原微生物核酸序列进行检测，尤其适用于常规检测无法明确病原体的情况，特别是对狒狒巴拉姆希阿米巴感染此类罕见、疑难病例。本案例中，mNGS检测从送样到报告发送仅用一天时间，由于兼具高灵敏度和高特异度的巨大优势，mNGS技术快速为临床医生疾病诊断和治疗提供了更多的可靠证据。

【 案例拓展 】

宏基因组二代测序（metagenomic next-generation sequencing，mNGS）是通过对临床样本中核酸分子进行高通量二代测序，实现广覆盖、无偏倚的病原体鉴定的新型分子检测技术。mNGS检测的工作流程包含干实验和湿实验两个过程，干实验流程包括样本前处理（包括破壁和选择性的宿主细胞去除等）、核酸提取、文库构建（包括核酸片段化和接头连接等）和高通量测序，干实验包括对无效信息（接头序列、简单重复序列及人源序列）的过滤，以及获取所有特异的微生物种属信息（序列数和相对丰度等），从而进行最终的报告解读。mNGS技术的优势明显，可在一次实验中检测样本中所有的潜在病原微生物，与常规的靶向分子检测技术如聚合酶链反应（PCR）等相比，mNGS可用于罕见病原体感染的诊断以及新型病原微生物的发现，从而使未能预先假设特定病原体的疑难感染患者获益。此外，mNGS技术具有快速、高灵敏度和高特异度的优点，适用于急危重症患者临床样本的快速、精准病原学检测。mNGS的劣势在于其方法学十分复杂且缺乏统一标准，为保证检测质量，必须从分析前、分析中和分析后全流程对mNGS的检测过程进行室内质量控制，包括但不限于对获取样本质量、核酸提取质量、文库构建质量及生信数据质量的控制[1]。

目前，mNGS技术已应用于包括中枢神经系统感染在内的多种感染性疾病的临床诊断[2]。狒狒巴拉姆希阿米巴是一种致病性自生生活阿米巴，存在于自然界的水和土壤中，可以通过呼吸道或者破损的皮肤侵入人体。该致病菌不仅会感染免疫抑制的宿主，还可以感染正常免疫状态的宿主。狒狒巴拉姆希阿米巴感染的案例少见，我国累计报道确诊病例32例，其中20例（62%）侵犯中枢神经系统，目前对巴拉姆希阿米巴脑炎的病理生理机制研究仍远远不足，尚缺乏有效的治疗药物，病死率达95%以上[3]。狒狒巴拉姆希阿米巴脑炎的临床症状无特异性，可有发热、头痛、恶心、呕吐、意识和语言障碍等症状，其滋养体和包囊与组织细胞形态十分相似，即使通过组织病理活检也难以鉴别。免疫组化、免疫荧光技术以及核酸分子检测技术是其重要诊断手段，但由于缺少商业化试剂，狒狒巴拉姆希阿米巴的病原学检测是临床实验室中不常规配备的检查项目[4]。以狒狒巴拉姆希阿米巴为例，mNGS检测为临床罕见病原体诊疗中面临的困扰提供了快速有效的解决方案。同时，随着mNGS技术的发展和在临床应用中的实践加深，检验医生对特殊病原体的检测能力也大大提升，如惠普尔养障体、细环病毒、各种疱疹病毒等以往并未充分关注的病原体，此类特殊病原体检出的临床意义也成为新的研究热点。

【案例总结】

　　mNGS技术是通过对临床样本中的全部核酸成分进行提取和二代测序，从而实现无偏倚、全覆盖病原体鉴定的新型分子检测方法，尤其适用于常规检测无法明确病原体的罕见感染性疾病的诊断，从而使未能预先假设特定病原体的疑难感染患者获益。对于罕见病原体感染的患者而言，不当治疗或延误治疗都会导致其死亡率的升高，而mNGS技术可以使临床医生快速获取疾病诊断有价值的信息，有助于罕见感染性疾病的早期精准诊断，从而帮助提升患者治疗的成功率和改善预后。

参 考 文 献

[1] Diao Z，Han D，Zhang R，et al. Metagenomics next-generation sequencing tests take the stage in the diagnosis of lower respiratory tract infections[J]. J Adv Res，2022，38：201-212.

[2] Zhang Y，Cui P，Zhang HC，et al. Clinical application and evaluation of metagenomic next-generation sequencing in suspected adult central nervous system infection[J]. J Transl Med，2020，18（1）：199.

[3] Zhang Z，Liang J，Wei R，et al. Facial Balamuthia mandrillaris infection with neurological involvement in an immunocompetent child[J]. Lancet Infect Dis，2022，22（3）：e93-e100.

[4] Siddiqui R，Khan NA. Balamuthia mandrillaris：morphology，biology，and virulence[J]. Trop Parasitol，2015，5（1）：15-22.

# 34　mNGS检测发现革兰氏阴性专性厌氧菌感染所致脑脓肿

黎娉，王丽丽，邹明瑾，张义

（山东大学齐鲁医院检验科）

## 【案例介绍】

患者，男，64岁，因"头痛2周，右侧肢体活动不灵8天"急诊入院。既往有高血压、2型糖尿病、乙肝小三阳病史，无重大外伤及其他手术史，否认药物及食物过敏史。体格检查：体温38℃，脉搏81次/分，呼吸38次/分，血压118/67mmHg，神志清，精神差，失语偏瘫，格拉斯哥昏迷评分（GCS评分）10分=E4V1M5（睁眼反应4分；语言反应1分；肢体运动5分）。自主睁眼，不能言语，侧瞳孔直径约3mm，对光反射灵敏。双肺呼吸音粗，未闻及干湿啰音；左侧肢体可遵嘱活动，右侧肢体疼痛刺激可见肌肉收缩，四肢肌张力不高，双侧巴氏征阴性。辅助检查：2022年2月16日颅脑CT+强化示左侧侧脑室旁脑白质内可见类圆形低密度、中心更低密度、周围大片状低密度水肿，增强扫描环形强化，临近侧脑室受压，中线结构居中（图34-1A）。化验结果：血常规白细胞$13.39×10^9$/L，中性粒细胞比率77.6%。入院诊断：①颅内占位，脑脓肿；②高血压2级；③2型糖尿病；④乙肝小三阳。

患者入院后无发热症状，完善相关辅助检查，排除手术禁忌，于2022年2月17日全身麻醉下行电磁导航脑内脓肿穿刺引流+侧脑室体外引流术，术中探查，左颞部标记点处破皮后电钻颅骨钻孔，刺破硬膜后，电磁导航下用12号引流管按导航方向进行穿刺，进入约5.8cm，可见少量黄色浑浊脓性液体流出，较黏稠，固定引流管，缓慢抽出适量脓液，之后适量万古霉素液体反复轻柔灌洗至较为清亮液体，后连接引流袋。重新消毒铺巾，行右侧脑室体外引流术。取术前标记右额部穿刺点，快速颅钻钻一个孔，取10号引流管向双外耳道连线中点方向穿刺进入约7cm，见较清亮无色脑脊液流出，压力较正常稍高，暂夹毕引流管并固定，连接引流袋。同时穿刺引流液送需氧及厌氧培养+药敏检测以明确病原。术后予以重症监护、特级护理，予以呼吸机辅助呼吸、检测颅内压等，予以美罗培南、万古霉素抗感染、维持电解质平衡、降颅内压、雾化祛痰等积极药物治疗。2022年2月18日患者神志清，精神差，体温37.6℃，予以脓腔内注射万古霉素抗感染治疗。2022年2月20日复查颅脑强化CT提示脑脓肿穿刺引流术后，颅内引流管影，左侧放射冠区见类圆形低密度灶，边缘密度较高，增强扫描边缘明显强化，周围见不规则低密度灶，左侧侧脑室略受压，临近脑沟裂变宽，中线结构居中（图34-1B）。考虑常规细菌培养结果未回报，2022年2月21日行脑脊液mNGS检查。2022年2月22日mNGS检查结果提示具核梭杆菌等厌氧菌感染（表34-1，图34-2），考虑甲硝唑血脑屏障通透性高，予以静脉应用甲硝唑加强抗感染治疗。2周后患者病情稳定，言语表达欠流利，右侧肢体肌力较前好转3～4级，复查CT见脓腔消失，脑水肿减轻，中线结构居中（图34-1C），嘱外院继续治疗。后续电话随访患者康复尚可。

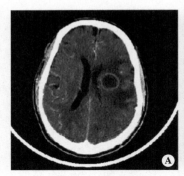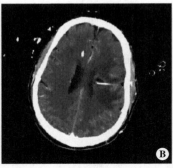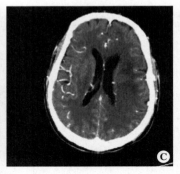

**图34-1　具核梭杆菌感染所致脑脓肿患者颅脑CT结果**

A.（2022-02-16）左侧侧脑室旁脑白质内可见类圆形低密度、中心更低密度、周围大片状低密度水肿，增强扫描环形强化；
B.（2022-02-20）脑脓肿穿刺引流术后，颅内引流管影，左侧放射冠区见类圆形低密度灶，边缘密度较高，增强扫描边缘明显强化；C.（2022-03-05）脓腔消失，脑水肿减轻，中线结构居中

**表34-1　脑脊液mNGS检查细菌列表**

| 类型 | 属 | | | 种 | | |
| --- | --- | --- | --- | --- | --- | --- |
| | 物种名 | 序列数 | 相对丰度（%） | 物种名 | 序列数 | 相对丰度（%） |
| G⁻ | 梭杆菌属 *Fusobacterium* | 18166 | 84.68 | 具核梭杆菌 *Fusobacterium nucleatum* | 13178 | 84.68 |
| G⁻ | 坦纳菌属 *Tannerella* | 804 | 3.75 | 福赛斯坦纳菌 *Tannerella forsythia* | 804 | 3.75 |
| G⁻ | 卟啉单胞菌属 *Porphyromonas* | 650 | 3.03 | 牙髓卟啉单胞菌 *Porphyromonas endodontalis* | 647 | 3.03 |

注：具核梭杆菌覆盖到基因组上的总长度为626 423bp，覆盖度为28.8077%，平均深度为1.23×。

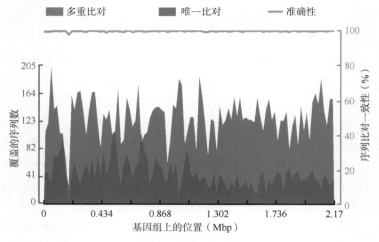

**图34-2　具核梭杆菌序列分布图**

## 【案例分析】

脑脓肿是一类颅内感染性病变，起病隐匿，发病早期可能出现不典型的发热、乏力、头痛等症状，常为患者所忽视。起病原因多为体内致病菌经血源播散、邻近部位感染灶扩散或开放性颅脑损伤。本病例患者虽然通过手术方式进行了脓肿的穿刺引流，但是术后个体化的抗感染治疗仍然决定着患者的治疗恢复情况。为了比常规脓液细菌培养更快得到结果，治疗团队决定，在明确致病菌之前，先行经验性广谱抗生素治疗，同时抽取脑脊液进行更为快速高效的高通量测序分析（mNGS）。mNGS能够快速、准确地检测脑脊液广泛病原菌，且不受抗生素应用的影响，越来越多地被应用于临床感染性疾病的精准诊断[1]。

患者脑脊液病原微生物mNGS结果证实，脑脊液中存在具核梭杆菌，这是一种厌氧口腔共生菌和牙周病原菌，能引起口腔及口腔外的多种感染性疾病，包括脑脓肿[2]、心包炎[3]、阑尾炎[4]、盆腔炎[5]等。该患者脑脓肿很可能是由口腔内的具核梭杆菌通过血液循环等途径进入大脑，从而导致脑脓肿的发生。据患者家属回忆，数月前患者因使用异物剔牙导致牙周发炎，并未引起足够的重视。结合患者病史及mNGS测序结果，治疗团队及时调整了抗生素使用方案。而送检的脓液及脑脊液普通细菌培养并未检出致病菌，所以建议对于可疑脑脓肿患者在病情允许的情况下应尽早行脑脊液mNGS检测。mNGS能够鉴别脑脓肿病原微生物，为明确诊断提供依据，对临床最佳治疗方案制定起到重要的指导作用[6]。

## 【案例拓展】

宏基因组二代测序（mNGS），以特定环境中整个微生物群落作为研究对象，利用高通量测序平台进行基因组DNA和RNA测序，与微生物专用数据库进行对比分析，分析所有微生物组成、种类和活性等，并提供全面深入的报告参数。mNGS流程分为实验操作（湿实验）和生信分析（干实验）两部分。湿实验从收到标本（如痰液、肺泡灌洗液、血浆、脑脊液等）开始，针对不同的样本类型进行特异处理，提取核酸进行文库构建，然后上机测序；干实验包括下机数据的分析，去人源宿主序列，对比病原微生物数据库，进行种属鉴定，最后解读报告。

目前，mNGS的应用包括以下几个方面：①感染性疾病的诊断；②患病和健康状态下的微生物组特征分析；③宿主转录学分析确定人类宿主对感染的反应特征；④鉴定肿瘤相关病毒及鉴定基因组整合位点。感染性疾病严重威胁人类健康，全球每年约有1500万人死于感染性疾病，占全球总死亡人数的25%，近年来，因病因不明致抗菌药物滥用，全球每年约有70万人死于抗生素耐药。病原学诊断是感染性疾病诊治中的重要环节，传统病原学诊断是临床医师根据患者临床表现做出鉴别诊断，并进行针对性检测，通常只能检测一种病原；mNGS因其覆盖度广、时效性强等特点越来越多地被应用于临床感染性疾病的精准诊断。

值得注意的是，mNGS在病原体检测中仍然具有局限性。mNGS由于采用鸟枪法测序，其主要缺点是，大多数患者样本的微生物核酸受人类宿主背景的影响。绝大多数的测序片段读长（reads）（通常＞99%）来自人类宿主，因此限制了病原体检测方法的整体分析灵敏度。去宿主则可以降低mNGS数据中人类宿主背景序列的相对比例。这种方法不明确要寻找的病原体，保留了无偏倚宏基因组测序的优势。已经开发的去宿主RNA方法包括使用捕获探针进行消减杂交、基于核糖核酸酶（RNase）H的方法或CRISPR-Cas9切割目标序列。

mNGS的另一个潜在缺点是样品、试剂或实验室环境中的微生物污染，这可能会使结果的分析和解读变得复杂，甚至无菌部位的活组织检查也可能在常规采集临床样本时被无意污染，这可能包括细针穿刺时的皮肤菌群污染或支气管肺泡灌洗过程中的口腔菌群污染。因此，严格遵守试剂和工作流程质量控制程序以保持尽可能无菌和无核酸的实验环境是必要的。需要使用阴性对照、试剂评估和定期检测，以确保实验室和样本交叉污染不会产生假阳性结果。此外，实验室必须熟悉一系列临床样本类型中常见的微生物菌群。

## 【案例总结】

宏基因组测序（mNGS）是综合分析来自患者样本的微生物和宿主的基因物质（DNA和RNA），通过构建宏基因组文库，利用基因组学的研究策略研究环境样品中所包含的全部微生物的遗传组成、群落，并可开发研究新的生理活性物质（或获得新基因）。传统病原检测方法，检测细菌/真菌以培养为主，阳性率仅在15%～20%，需要3～5天时间得出报告；病毒的检测则以PCR与血清检测为主，检测目标狭窄，靶标固定；传统病原检测方法难以检测新发/罕见病原，难以检测疑难混合感染。而宏基因组测序方法能做到无偏倚病原体覆盖，深入提供病原鉴定、分型，而且可以序列为基础，检测新发病原体，并进行溯源分类。随着基因测序技术的迅猛发展，基于二代测序的宏基因组学（宏基因组测序）正成为临床检测的焦点，已应用于多种感染性疾病的诊断、疾病和健康状态下微生物学分析、人类宿主反应对感染传播的特征化、肿瘤相关病毒识别，特别是在传统诊断方法有局限性的领域。同时，新一代测序有望提高诊断、查询和跟踪传染病的能力。

## 参 考 文 献

[1] Wilson MR, Naccache SN, Samayoa E, et al. Actionable diagnosis of neuroleptospirosis by next-generation sequencing[J]. N Engl J Med, 2014, 370（25）: 2408-2417.

[2] Han XY, Weinberg JS, Prabhu SS, et al. Fusobacterial brain abscess: a review of five cases and an analysis of possible pathogenesis[J]. J Neurosurg, 2003, 99（4）: 693-700.

[3] Truant AL, Menge S, Milliorn K, et al. Fusobacterium nucleatum pericarditis[J]. J Clin Microbiol, 1983, 17（2）: 349-351.

[4] Swidsinski A, Dörffel Y, Loening-Baucke V, et al. Acute appendicitis is characterised by local invasion with Fusobacterium nucleatum/necrophorum[J]. Gut, 2011, 60（1）: 34-40.

[5] Altshuler G, Hyde S. Clinicopathologic considerations of fusobacteria chorioamnionitis[J]. Acta Obstet Gynecol Scand, 1988, 67（6）: 513-517.

[6] Deng S, Zhu H, Li Y, et al. An unusual case report of brain abscess caused by prevotella loescheii identified using the metagenomic next-generation sequencing[J]. ID Cases, 2020, 20: e00758.

# 35 结核性脑膜炎合并布鲁菌脑膜脑炎诊断

贾天红，李伟（河北大学附属医院检验科）

## 【案例介绍】

患者，男，59岁，农民，主因"发作性抽搐、意识不清3个月，关节疼痛1个月余，加重8小时"于2022年6月23日入住笔者所在医院神经内科重症监护室。主诉3个月前无明显诱因出现肢体抽搐，表现为目翻上视、四肢强直，颈部后仰，伴舌咬伤、意识不清，伴头部摔伤，无尿便失禁，30多分钟后患者肢体抽搐缓解，但意识模糊，后意识逐渐恢复，意识清醒后患者不能回忆当时情况，就诊于当地县医院，未予特殊治疗。就诊当晚再次出现肢体抽搐，性质同前。既往有高血压、2型糖尿病病史，冠状动脉支架术后。实验室检查：血常规、肝功能、凝血四项未见明显异常。肾功能：肌酐48μmol/L，余未见异常，电解质：钾3.0mmol/L，氯97mmol/L，镁0.39mmol/L，余未见异常。随机血糖：9.87mmol/L。心肌三项：肌红蛋白257.7ng/mL，余未见异常。新型冠状病毒核酸检测：阴性。入院查体：体温36.5℃，脉搏95次/分，呼吸20次/分，血压130/70mmHg，指脉氧95%，查体不合作。双侧巴氏征未引出，颈软无抵抗。肺呼吸音粗，未闻及干湿啰音。心律齐，各瓣膜听诊区未闻及杂音。腹软，肠鸣音存在。颅脑CT平扫未见明确异常，胸部CT可见双肺下叶慢性炎症、部分坠积性改变。初步诊断：抽搐原因待查，可疑颅内感染，可进一步行腰穿明确诊断。

6月27日行腰椎穿刺术，测压180mmH$_2$O，留取脑脊液5mL送检常规检测。同时由于患者可疑颅内感染，原因不明，送检脑脊液宏基因组二代测序（mNGS）。同日回报脑脊液常规检查结果：外观微黄透明，细胞总数170×10$^6$/L，白细胞计数110×10$^6$/L，红细胞计数60×10$^6$/L。脑脊液生化检查结果：脑脊液蛋白1.47g/L，乳酸5.3mmol/L，氯116mmol/L，葡萄糖1.4mmol/L，腺苷脱氨酶18U/L。血糖：12.8mmol/L。电解质：钠131mmol/L，氯89mmol/L，镁0.44mmol/L。墨汁染色：未找到隐球菌。抗酸染色：连续观察300个不同视野，未发现抗酸杆菌。革兰染色：未发现细菌。脑脊液细胞学：异常脑脊液细胞学，以淋巴细胞反应为主，可见2%嗜中性粒细胞。据患者脑脊液葡萄糖及氯化物降低，白细胞增高，以单核细胞为主，蛋白质明显增高，以及脑脊液细胞学所见以淋巴细胞反应为主，考虑结核性脑膜炎不除外，进行结核感染T细胞检测。

6月29日回报结核感染T细胞检测结果：刺激T细胞水平，结核感染T细胞阴性对照水平为27.6pg/mL，结核感染T细胞检测结果为阳性。

6月30日为明确诊断，再次行腰穿检查脑脊液，查脑脊液结核菌DNA，除外结核性可能。脑脊液mNGS结果回报羊布鲁菌阳性。患者有羊接触史，修正考虑布鲁菌病脑膜脑炎，加做血清布鲁菌病抗体四项。

7月1日回报脑脊液副肿瘤综合征相关抗体、脑脊液自身免疫性脑炎相关抗体阴性，排除自身免疫性脑炎。

7月2日回报脑脊液结核分枝杆菌复合群核酸阴性。

7月4日回报布鲁菌病虎红平板凝集试验阳性（＋），布鲁菌病试管凝集试验1∶100（++），布鲁菌病IgG抗体检测弱阳性（±），布鲁菌病IgM抗体检测阴性（−）。根据外送血清布鲁菌病抗体结果及脑脊液DNA病原微生物宏基因组检测结果[检出羊布鲁菌（序列数15）]，修正诊断：布鲁菌病脑膜脑炎明确，结核性脑膜炎不除外。

7月5日实验室危急值：脑脊液培养为马耳他布氏杆菌阳性，与mNGS结果符合。患者目前诊断为布鲁菌病脑膜脑炎，结核性脑炎不除外。复查脑脊液，进行脑脊液结核分枝杆菌复合菌群MTBC及非结核分枝杆菌（NTM）核酸质谱检测（快检＋菌种鉴定＋全套耐药基因）：MTBC阳性，NTM阴性。一线药物耐药相关基因突变检测结果为结核分枝杆菌（TB）：未检出鼻烟肼，检出乙胺丁醇；DNA浓度9.35ng/μL。根据基因检测结果，结核性脑膜炎诊断明确。患者病情相对稳定，转至结核病科继续治疗。

## 【案例分析】

### 1. 布鲁菌脑膜脑炎的诊断

布鲁菌病是由布鲁菌感染所导致的一种人畜共患的传染病，主要通过摄入受污染的食品，如没有经过消毒的奶制品和肉类，或通过职业接触受污染的动物（羊、牛、骆驼）而传播给人类。布鲁菌脑膜脑炎是布鲁菌侵犯神经系统后引起的并发症，其发生率较低，占布鲁菌病的1.7%～5.0%[1]，临床表现与其他神经系统疾病类似，可引起脑膜脑炎、脑膜炎、脑脓肿、癫痫发作等精神症状[2]。在本案例中，患者无发热、寒战、多汗等布鲁菌病的典型临床表现，为临床诊疗增加了难度。

mNGS可同时鉴定数千种细菌、真菌、病毒甚至寄生虫，适用于新的、罕见的和不典型的复杂传染病病因诊断。在本案例中，虽然脑脊液布鲁菌培养是布鲁菌病脑膜脑炎诊断的金标准，实验室7月5日回报脑脊液培养马耳他布氏杆菌阳性，但体外培养需要的时间过长，且阳性率低，而mNGS于6月30日即报告羊布鲁菌阳性，为患者的及时治疗赢得了宝贵的时间。

### 2. 结核性脑膜炎的诊断

目前临床常用的结核性脑膜炎的诊断依据包括临床表现、脑脊液特征、脑影像学表现等。本案例患者脑脊液生化及细胞学表现符合结核性脑膜炎特征，结核感染T细胞阳性，结核性脑膜炎可能性大，但脑脊液微生物检查及结核菌DNA检测均为阴性，亟须寻找新的结核性脑膜炎诊断学依据。核酸质谱技术是一种新型的生物质谱分析技术，具有高敏感度、高通量、快速检测的特点。送检脑脊液分枝杆菌核酸质谱检测不仅快速鉴定出结核分枝杆菌阳性，而且报告了耐药基因突变，为临床抗结核用药提供了指导。

**3. 结核性脑膜炎合并布鲁菌脑膜脑炎的文献回顾分析**

本案例患者最终确诊为结核性脑膜炎合并布鲁菌脑膜脑炎，临床比较少见。查阅既往文献有胸椎结核合并布鲁菌感染的相关病例报道[3]。该患者长期从事牛羊养殖业工作，实验室检查虎红平板凝集试验阳性，试管凝集试验为1：200，病理组织检测结核分枝杆菌DNA阳性。目前重叠感染发病机制尚不清楚，但从理论上讲，结核分枝杆菌感染患者后，患者机体免疫力会降低，而且结核分枝杆菌会导致机体巨噬细胞功能障碍，在接触布鲁杆菌传染源后更容易感染。

本案例mNGS只检出羊布鲁菌，未能检出结核分枝杆菌，分析可能原因为结核菌生长缓慢，且结核分枝杆菌为胞内菌，细胞壁不易被打破，核酸提取困难，导致核酸拷贝数目偏低。中枢神经系统感染性疾病脑脊液mNGS应用专家共识指出[4]，脑脊液结核分枝杆菌的特异性序列数可以低至1即可报告阳性，需考虑其致病可能。有文献报道[5]两例儿童结核性脑膜炎患者第1次查脑脊液病原体mNGS时未见异常，因抗感染治疗仍无效，对患儿进行了第2次脑脊液mNGS检查，发现结核分枝杆菌。故对临床高度疑似结核性脑膜炎者，建议多次送检脑脊液病原菌mNGS或结核菌复合群PCR检测，并在核酸提取过程中进行去宿主化处理，或结合其他方法如核酸质谱进行鉴定。

**【案例拓展】**

mNGS利用二代测序技术获取样本中所有核酸片段的序列信息，经过生物信息分析与比对，检测出送检标本中所有微生物的种类及序列数。目前mNGS已应用于多种感染性疾病的病原诊断，包括中枢神经系统感染、循环系统感染、肺部感染、骨与关节感染等，并表现出良好的诊断性能。《中枢神经系统感染性疾病的脑脊液宏基因组学第二代测序应用专家共识》指出：对于病因不明、经验治疗效果不佳、重症、免疫缺陷（抑制）的脑炎、脑膜炎和脑脓肿患者，建议送检脑脊液mNGS。脑脊液mNGS检出致病病原体的比例为15.7%～57.0%；mNGS在脑膜炎诊断中的敏感度为73%，特异度为99%[4]。

核酸质谱是一种基于基质辅助激光解吸电离飞行时间质谱技术的检测系统，它的原理是样品分析物与芯片基质（硅化物）共价结合形成结晶后在质谱仪的真空腔中经高能激光激发，核酸分子解吸附为单电荷离子。在电场中离子飞行时间与离子的质量成反比，通过检测解吸的核酸分子在真空腔中飞行的时间从而计算获得样品分析物的精确分子量，进而得到分析物的基因型信息。核酸飞行质谱检测平台是对复杂生物样品中痕量核酸进行全方位研究的技术平台，具有通量高、检测速度快、成本低的特点。据文献报道[6]，核酸质谱快速结核分枝杆菌菌种鉴定结果与抗酸和培养完全一致，在对临床痰涂片阴性的标本进行结核分枝杆菌直接检测中核酸质谱比罗氏Cobas检验更敏感（61.9% *vs.* 46.6%），核酸质谱检测在结核菌菌种鉴定及耐药基因检测方面具有非常重要的应用价值，其敏感性、检测通量均远高于荧光定量PCR检测，而检测周期又远低于传统的一代测序和二代测序，少量的临床标本也可进行多基因多位点的检测，可极大满足临床检测的需求。

## 【案例总结】

本案例患者在确诊结核性脑膜炎合并布鲁菌脑膜脑炎过程中,分子生物学技术发挥了重要作用。首先患者出现不明原因颅内感染,采用mNGS技术检出了羊布鲁菌,然后根据临床症状,采用结核分枝杆菌核酸质谱技术检出了结核分枝杆菌。对病原体的快速鉴定和药敏结果使患者得到了精准的抗菌药物治疗,患者感染得到了有效控制,最终也获得了较好的预后。

虽然在感染性疾病病原学诊断过程中,细菌培养依然是金标准,但分子诊断技术具有高通量、快速的优点,可辅助临床危重症患者的诊断。随着分子诊断技术的普及与检测费用的降低,其将为临床诊断提供更多的实验室依据。

### 参 考 文 献

[1] Maji S,Manjunath N,Bahubali VH,et al. Neurobrucellosis:a neglected entity? An update from tertiary care Neurocentre of South East Asia[J]. J Neurol Sci,2020,411:116683.

[2] Patra S,Kalwaje Eshwara V,Pai AR,et al. Evaluation of clinical,diagnostic features and therapeutic outcome of neurobrucellosis:a case series and review of literature[J]. Int J Neurosci,2022,132(11):1080-1090.

[3] Zhao G,Wang I,Xiang G,et al. Cervical spinal tuberculosis combined with brucellosis[J]. J Infect Dev Ctries,2020,14(10):1217-1220.

[4] 中华医学会神经病学分会感染性疾病与脑脊液细胞学组. 中枢神经系统感染性疾病的脑脊液宏基因组学第二代测序应用专家共识[J]. 中华神经科杂志,2021,12:1234-1240.

[5] 钱乔乔,王芳. 脑脊液二代测序对5例结核性脑膜炎患儿精准诊断价值研究[J]. 中国实用儿科杂志,2021,36(1):53-56.

[6] Su KY,Yan BS,Yu SL,et al. Rapid sputum multiplex detection of the *M. tuberculosis* Complex(MTBC)and resistance mutations for eight antibiotics by nucleotide MALDI-TOF MS[J]. Sci Rep,2017,30(7):41486.

# 36 多重数字PCR连续监测恶性疟阳性患者

董柳，顾剑飞，徐倩倩，蒋浩琴，关明

（复旦大学附属华山医院检验医学科）

## 【案例介绍】

患者，男，51岁，1天前因"无明显诱因出现心慌、气喘不适，无发热、头痛、咳嗽咳痰、腹痛腹泻、尿频尿急等不适"前来笔者所在医院急诊就诊。患者否认肝炎史、结核史，否认食物及药物过敏史。患者自述长期在非洲几内亚务工，于2021年11月5日从几内亚乘飞机经法国转机返沪，11月20日来院时尚处于隔离期，多次新型冠状病毒核酸检测阴性。

**1. 实验室检查**

血常规：白细胞计数31.04×$10^9$/L ↑，中性粒细胞绝对值24.18×$10^9$/L ↑，中性粒细胞百分比77.9% ↑，血红蛋白123g/L ↓，血小板计数37×$10^9$/L ↓，网织红细胞百分比1.87%，未成熟网织红细胞指数16.6% ↑；C反应蛋白＞220mg/L ↑。

**2. 生化检查**

血清钾4.8mmol/L，血清钠115mmol/L ↓，血清钙1.80mmol/L ↓，天冬氨酸转氨酶276U/L ↑，丙氨酸转氨酶189U/L ↑，碱性磷酸酶189U/L ↑，结合胆红素53.4μmol/L ↑，非结合胆红素46.4μmol/L ↑，总胆红素116.9μmol/L ↑，总蛋白66g/L，白蛋白39g/L，肌酐495μmol/L ↑，乳酸脱氢酶1244U/L ↑，肌酸激酶2769U/L ↑。

**3. 免疫学检查**

氨基端前脑钠素（NT-proBNP）1948.0pg/mL ↑，肌红蛋白2271.00ng/mL ↑，肌钙蛋白T 0.047ng/mL ↑，CK-MB 29.23ng/mL ↑。

**4. 凝血检查**

凝血酶原时间15.0s ↑，国际标准化比值1.35 ↑，部分凝血活酶时间31.9s，凝血酶时间17.7s，纤维蛋白原定量2.1g/L，纤维蛋白原降解产物43.2μg/mL ↑，D-二聚体22.74mg/L FEU（纤维蛋白原当量）↑，抗凝血酶Ⅲ 57.4% ↓。

考虑患者非洲务工归来且血小板降低，建议对患者开具疟原虫检查，血标本送至检验科后立即制备厚片和薄片血涂片，显微镜下查见恶性疟原虫环状体、滋养体（图36-1A），红细胞感染率约为3.8%；疟疾快速诊断试验（RDT）也显示恶性疟阳性（图36-1B），遂诊断为恶性疟原虫感染，伴有急性肾功能不全、肝功能不全、黄疸，遂入院治疗。

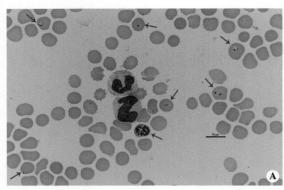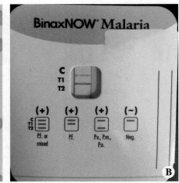

**图36-1　患者2022年11月20日下午第1次血标本检查**

A. 血涂片检查结果（薄血片，吉姆萨染色，×100，红色箭头所示为含疟原虫的受感染红细胞）；B. RDT检查结果

　　2021年11月20日，予告病危，患者床旁隔离、心电监护、吸氧5L/min、留置导尿管及深静脉导管、记24h尿量，并予青蒿琥酯抗疟治疗，哌拉西林他唑巴坦经验性抗感染治疗，甲泼尼龙（甲强龙）、人免疫球蛋白抗炎，同时予保肝、护胃、利尿、维持酸碱电解质平衡及营养支持治疗。

　　在患者入院的27天内（2021年11月20日至2021年12月16日），多次送检疟原虫检查，检验科同时进行疟原虫定性和定量检测，即血涂片显微镜检查和多重数字PCR检测全血疟原虫DNA含量。镜检结果及数字PCR检测结果见表36-1。

**表36-1　患者全血样本镜检结果及数字PCR检测结果汇总**

| 样本编号 | 采集日期（年.月.日） | 镜检结果 | 数字PCR结果 | 数字PCR DNA浓度（copies/μL） |
|---|---|---|---|---|
| 1 | 2021.11.20（15：13） | 阳性 | 恶性疟 | 2313 |
| 2 | 2021.11.20（20：10） | 阳性 | 恶性疟 | 5474 |
| 3 | 2021.11.21 | 阳性 | 恶性疟 | 1972 |
| 4 | 2021.11.22 | 阳性 | 恶性疟 | 60.50 |
| 5 | 2021.11.23 | 阳性 | 恶性疟 | 14.50 |
| 6 | 2021.11.25 | 阳性 | 恶性疟 | 2.62 |
| 7 | 2021.11.26 | 阳性 | 恶性疟 | 2.76 |
| 8 | 2021.11.28 | 未查见 | 恶性疟 | 1.04 |
| 9 | 2021.11.29 | 未查见 | 恶性疟 | 0.59 |
| 10 | 2021.11.30 | 未查见 | 恶性疟 | 0.68 |
| 11 | 2021.12.01 | 未查见 | 恶性疟 | 0.69 |
| 12 | 2021.12.02 | 未查见 | 恶性疟 | 0.41 |
| 13 | 2021.12.03 | 未查见 | 恶性疟 | 1.12 |
| 14 | 2021.12.06 | 阳性 | 恶性疟 | 26.80 |
| 15 | 2021.12.07 | 阳性 | 恶性疟 | 265 |
| 16 | 2021.12.08 | 阳性 | 恶性疟 | 67.50 |

续表

| 样本编号 | 采集日期（年.月.日） | 镜检结果 | 数字PCR结果 | 数字PCR DNA浓度（copies/μL） |
|---|---|---|---|---|
| 17 | 2021.12.09 | 未查见 | 恶性疟 | 0.09 |
| 18 | 2021.12.10 | 未查见 | 阴性 | 0 |
| 19 | 2021.12.11 | 未查见 | 阴性 | 0 |
| 20 | 2021.12.12 | 未查见 | 阴性 | 0 |
| 21 | 2021.12.13 | 未查见 | 阴性 | 0 |
| 22 | 2021.12.14 | 未查见 | 阴性 | 0 |
| 23 | 2021.12.15 | 未查见 | 阴性 | 0 |
| 24 | 2021.12.16 | 未查见 | 阴性 | 0 |

通过数字PCR检测结果，发现针对恶性疟、间日疟、三日疟、卵形疟的4种特异性探针中，仅针对恶性疟的ROX标记荧光探针表现出强阳性，明确了患者全血恶性疟原虫DNA浓度，并且排除了不同种疟原虫混合感染的存在（图36-2）。连续多天的监测显示，患者全血中恶性疟原虫DNA拷贝数随着用药过程发生明显动态变化，患者体内疟原虫DNA浓度在入院当晚达到高峰（5474copies/μL），随着青蒿琥酯抗疟治疗的持续，疟原虫DNA浓度持续降低，但由于药品短缺问题，患者于2021年11月23日暂停青蒿琥酯静注治疗12天，并于2021年12月7日恢复青蒿琥酯抗疟治疗。数字PCR检测显示，在停药的第6天，患者体内疟原虫DNA浓度开始逐渐增高，并逐渐到达镜检阳性（2021年12月6日，样本14），出现第2个感染高峰，且在恢复用药后迅速下降。患者在12月13日至12月15日，连续3天行耳垂处外周血涂片，未找到疟原虫，且连续1周无发热症状，第2天转至康复医院，维持当前治疗方案继续治疗。

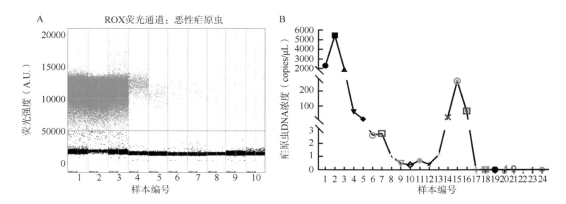

图36-2  患者血液样本数字PCR检测结果

A.荧光阈值设定为5000，阳性点标记为橘色；B.各样本中疟原虫DNA浓度（copies/μL）

【案例分析】

疟疾（malaria）是一种由疟原虫引起并经按蚊传播的一种严重的传染病，与艾滋病、结核病并称为当前最重要的世界三大公共问题。寄生于人体的疟原虫主要有4种，即恶性疟原虫、间日疟原虫、三日疟原虫和卵形疟原虫[1]。

2021年，中国被世界卫生组织（WHO）认定为无疟国家。早在1950～2016年，上海作为疟疾非高发地，共报道1 378 944例疟疾感染病例，331例死亡病例[2]。随着疟疾防控措施的不断实施，疟疾感染病例数近年来急剧下降。目前，我国主要以境外输入性疟疾感染病例为主。根据上海市疾控中心公布的数据，2016～2019年，上海确诊疟疾患者总数为436人，其中95.18%的病例为境外感染并在回国后确诊[3]。

疟疾的一次典型发作表现为寒战、高热和出汗退热3个连续阶段。发作由红细胞内期的裂体增殖所致，当经过几代红细胞内期裂体增殖后，血中疟原虫的密度达到发热阈值，感染者血液中疟原虫的密度从低于每微升1个到数万个不等。显微镜血涂片检查是目前疟疾诊断最常用的实验检查方法，其操作简便、价格低廉，被公认为疟疾诊断的金标准[4]。不同种疟原虫混合感染时或有不同批次的同种疟原虫重复感染时，发作多不典型，密度低，传统的显微镜检查也较难查见并做出判断[5]。同时，鉴于传统薄血片的检出限为每微升4～20个寄生虫，即使是含有更多血液样本的厚血片（10～20倍），其灵敏度也有限[6]。阳性检出率往往与血涂片质量及检验人员的专业能力密切相关。目前，疟疾感染逐渐成为一种罕见病，这对检验人员提出了更高的要求。疟疾的早期快速诊断有助于及时治疗感染患者。寻找快速、简单、高敏感性和高特异性的疟疾检测方法，是当前疟疾诊断研究的一个重要方面，迫切需要一种新的灵敏的准确的检测方法来辅助疟疾的诊断，从而提高阳性检出率，有效降低患者死亡率。

在本案例中，考虑到患者长期在非洲几内亚务工，不排除存在复杂混合感染，采用数字PCR对患者的血液样本进行了复检，准确判断患者所感染疟原虫的种类，有效排除了该患者多重疟疾感染的可能性。同时，数字PCR还可以准确定量患者全血中疟原虫DNA浓度，可以反映患者体内疟原虫感染情况。本案例中通过数字PCR对治疗过程中患者血液样本的连续监测，达到了实时监测抗疟药物疗效的目的。

目前，连续3次血涂片阴性可作为疟疾清除与否的判断依据，血涂片的镜检结果是患者疗效的重要判断依据。数字PCR作为一种灵敏度更高的定量检测方法，对于低浓度疟原虫感染的判断更加精准，能有效避免假阴性的出现。在患者治疗过程中，尽管患者的血涂片样本8～13中未检出疟原虫，但数字PCR仍能发现低浓度的疟原虫DNA，这为临床持续用药或改进治疗方案提供强有力的实验数据支持，也体现出数字PCR作为疟疾诊疗辅助手段的临床价值。

## 【案例拓展】

在过去的几十年中，多种基于核酸检测的分子方法已被用于检测寄生虫感染，包括传统PCR、巢式PCR、实时荧光定量PCR、PCR限制性片段长度多态性（PCR-RFLP）、随机扩增多态性DNA（RAPD）、扩增片段长度多态性（AFLP）、高分辨率熔解曲线（HRM）分析、环介导等温扩增（LAMP）和DNA测序（如Sanger测序、二代测序）等[7]。上述方法已成功应用于寄生虫鉴定，但对于低丰度的样本仍然需要灵敏度、特异度更高的方法来检测低寄生虫负荷并区分不同的种属。

目前，对于疟疾分子检测的探索多集中在实时荧光定量PCR上，然而至今尚无商品化检测试剂盒面世。同时由于缺乏可靠的内参及标准品，实时荧光PCR实际应用时难以做到真正的准确定量分析，且大多数现有文献报道方法均为双探针方法，需多管检测方能进行准确分型。此外，由于多数患者可能存在疟疾感染率极低或自行服药后就诊等情况，往往导致实时荧光PCR扩增Ct值较大，这对临界（cut-off）值的确定和引物探针的特异性提出了极高要求，如何有效平衡假阳性与避免漏检也是限制实时荧光定量PCR实际应用的巨大考验。

不同于传统PCR，数字PCR技术通过将含核苷酸的样品分散在数以万计的独立液滴中，进而从最大限度稀释的样品中扩增单个DNA模板，根据荧光信号检测及泊松分布原理实现核酸单分子绝对定量，可以从前未有的精度和灵敏度进行罕见突变检测、拷贝数变异分析、病原微生物的分型及载量检测[8, 9]。数字PCR可以更精准地提供绝对定量结果，更好地耐受PCR抑制剂，并在实验室间具有更好的一致性[10, 11]。目前，该技术在寄生虫检测领域尚处于探索阶段，但在现有发表论文中已表现出巨大的潜力，具有广阔的应用前景。本案例中使用的数字PCR疟疾检测体系不依赖于标准品及标准曲线，仅通过一次反应就能同时检测4种常见疟原虫。该检测从样本DNA提取到结果最终读取的整个检测过程大约需要3.5小时。单个样品的分析时间为3～5分钟，每批可同时检测16个样本。尽管检测通量较低，但也足以应对目前的可疑疟疾感染病例数，确保在1天内对疑似疟疾感染患者进行快速准确的诊断，尤其适用于低浓度疟原虫感染的诊断及疗效监测。

此外，本案例中的数字PCR扩增体系已被证实可在其他存在多种混合感染的临床病例中明确检出2种或3种疟原虫混合感染的全血样本，从而有效诊断混合感染。这是对传统血涂片镜检方法的理想补充，可以及时弥补血涂片中疟原虫形态不典型及存在微量其他类型疟原虫的混合感染情况造成的漏检，从而帮助临床医生及时调整用药方案。

## 【案例总结】

疟疾是一种由寄生虫引起的威胁生命的疾病，通过受感染的雌性按蚊叮咬传播给人类。疟疾最初的症状（发热、头痛和寒战）通常会在受感染蚊虫叮咬10～15天后显现。疟疾初期症状可能较轻，难以发现，如果不予以治疗，恶性疟原虫疟疾可能在24小时内发展成严重疾病，甚至导致死亡。

血涂片镜检是目前临床应用最广泛的疟疾检测方法，但其灵敏度低，依赖于检测人员的临床经验，不能满足目前的临床需求。在分子检测方法不断更新迭代的今天，更多更新的检测手段值得被尝试用于寄生虫感染领域。本案例通过对重度恶性疟感染患者进行了长达27天，共24个样本的连续检测，证实了数字PCR可用于监测患者血液中疟原虫DNA浓度的动态变化，从而判断抗疟药物的治疗效果，为患者疟疾清除提供更加可靠的实验室依据。

尽管数字PCR技术对仪器设备的要求较高，但尚未被纳入临床实验室检验的常规方法，该技术不依赖于检验人员的临床经验，检测结果清晰直观、结果判读简便，能够及时明确疟疾种类、准确定量全血疟疾浓度，是对传统方法的有效补充和完善。随着技术的不断成熟，更低的检测成本、更优化的检测流程，配以高灵敏度、高准确度、精准定量的技术优势，数字PCR技术将在感染性疾病早期诊断中占一席之地。未来多重数字PCR技术还可以应用于其他血液寄生虫，如巴贝西虫、锥虫等感染的辅助诊断和临床治疗监测。

## 参 考 文 献

[1] Vitoria M，Granich R，Gilks CF，et al. The global fight against HIV/AIDS，tuberculosis，and malaria：current status and　future perspectives[J]. Am J Clin Pathol，2009，131（6）：844-848.

[2] Ding C，Huang C，Zhou Y，et al. Malaria in China：a longitudinal population-based surveillance study[J]. Epidemiol Infect，2020，148：e37.

[3] Dai S，Zhu M，Wu H，et al. From malaria elimination to post-elimination：a 10-year surveillance data study in Shanghai[J]. Malar J，2021，20（1）：199.

[4] Kang JM，Cho PY，Moe M，et al. Comparison of the diagnostic performance of microscopic examination with nested polymerase chain reaction for optimum malaria diagnosis in Upper Myanmar[J]. Malar J，2017，16（1）：119.

[5] 顾亚萍，朱国鼎，张超，等. 2011—2017年江苏省疟疾镜检工作质量分析[J]. 中国血吸虫病防治杂志，2018，30（4）：369-373.

[6] Payne D. Use and limitations of light microscopy for diagnosing malaria at the primary health care level[J]. Bull World Health Organ，1988，66（5）：621-626.

[7] Verweij JJ，Stensvold CR. Molecular testing for clinical diagnosis and epidemiological investigations of intestinal parasitic infections[J]. Clin Microbiol Rev，2014，27（2）：371-418.

[8] Hall Sedlak R，Jerome KR. The potential advantages of digital PCR for clinical virology diagnostics[J]. Expert Rev Mol Diagn，14（4）：501-507.

[9] Pomari E，Piubelli C，Perandin F，et al. Digital PCR：a new technology for diagnosis of parasitic infections[J]. Clin Microbiol Infect，2019，25（12）：1510-1516.

[10] Chen B，Jiang Y，Cao X，et al. Droplet digital PCR as an emerging tool in detecting pathogens nucleic acids in infectious diseases[J]. Clin Chim Acta，2021，517：156-161.

[11] Wang B，Han SS，Cho C，et al. Comparison of microscopy，nested-PCR，and real-time-PCR assays using high-throughput screening of pooled samples for diagnosis of malaria in asymptomatic carriers from areas of endemicity in Myanmar[J]. J Clin Microbiol，2014，52（6）：1838-1845.

# 37　mNGS诊断播散性诺卡菌病

刘俊枫[1,3]，尤崇革[1]，杨军芬[2]，刘燕玲[3]

（1.兰州大学第二医院检验医学中心；2.兰州大学第一医院重症医学科；

3.兰州大学第一医院传染病研究室）

【案例介绍】

患者，男，58岁，因"反复乏力39天，加重伴发热17天"于2020年10月30日入住兰州大学第一医院重症医学科。入院前39天（9月21日）受凉后出现乏力，10月6日就诊于当地医院，胸部CT示左侧肺部阴影及胸腔积液，考虑"肺脓肿"，予以头孢他啶抗感染治疗6天后缓解，10月12日复查胸部CT示左肺阴影较前略减小，次日突发寒战、高热，最高体温39.1℃，伴乏力加重。10月21日无明显诱因再次出现寒战、高热，最高体温39.8℃，伴乏力，伴一过性意识丧失，就诊于他院，血常规示白细胞计数22.88×10⁹/L，中性粒细胞绝对值17.31×10⁹/L，C反应蛋白100.55mg/L，降钙素原8.36ng/mL，红细胞沉降率97.3mm/h；痰培养示酵母样真菌大量；电子支气管镜示急性炎症改变；胸部CT示左肺团片影，局部空洞形成，先后经美罗培南+左氧氟沙星、青霉素抗感染、胸腔穿刺引流之后，体温仍间断升高；10月26日复查胸部CT示左侧肺部阴影较前无明显改善，右侧胸腔积液增多。10月28日转入兰州大学第一医院急诊科，经头孢他啶、依替米星抗感染等治疗后，体温波动于38～38.5℃，10月30日以"肺部阴影（双肺）性质待查，肺炎？肺真菌病？"收入重症医学科。

既往史、个人史及家族史：肾病综合征病史1年余，规律服用泼尼松30mg每天1次，他克莫司2mg（早）、1mg（晚）治疗，自诉疗效尚可，此次病程中逐渐减药，已停止服用上述药物1周余；2型糖尿病病史半年，规律使用胰岛素（具体不详），空腹血糖约6mmol/L，餐后血糖约8mmol/L；发现右上肢体表肿物1个月余，使用多黏菌素B软膏后较前稍好转。既往吸烟、饮酒史30余年。

体格检查：体温38℃，心率110次/分，血压140/83mmHg，身高170cm，体重58kg，急性病容，口唇发绀，神志清楚，查体配合，平车推入病房。右上肢皮肤及黏膜色泽异常，可见一直径4cm肿物，表面破溃，可见一窦道。口周可见数个疱疹及血痂，无皮疹。肺部：左肺呼吸音低，左肺底可闻及散在痰鸣音，双肺可闻及散在哮鸣音。腹部：可见一直径约4cm肿物，周围红肿。10月28日辅助检查：N端脑钠肽前体1536.00pg/mL；外周血白细胞计数13.84×10⁹/L，中性粒细胞百分比85.2%，红细胞计数3.27×10¹²/L，血红蛋白101g/L，C反应蛋白54.77mg/L，D-二聚体1.76mg/L。生化检验结果：血清钾3.08mmol/L，血清钙离子1.91mmol/L，糖化血红蛋白4.9%，血清白蛋白29.8g/L。血气分析：pH=7.54，PCO₂ 30.6mmHg，PO₂ 55mmHg，SaO₂ 92.2%。11月2日血常规：白细胞计数12.5×10⁹/L，

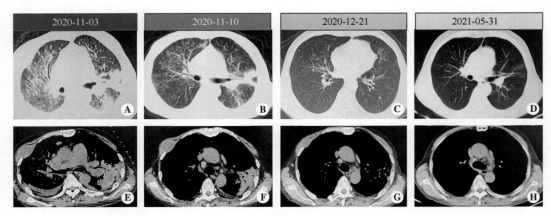

**图37-1　比较患者4次CT检查结果**

A～B. 2020年11月3日的胸部CT，左肺下叶大面积致密影，双侧胸腔积液，双肺多发结节；C～H. 与之前图像具有相同切片的后续CT，显示双肺多个结节、斑块和脊髓病变逐渐变浅的过程

红细胞计数2.68×10$^{12}$/L，血红蛋白 80g/L，中性粒细胞百分比68.5%。造血功能检查：血清铁蛋白1088ng/mL，血清铁总铁结合力3.7μmol/L，未饱和铁结合力22.5μmol/L，总铁结合力26.2μmol/L，血清铁0.14μmol/L。24小时蛋白尿定量0.28g。GM试验：GMI 0.84。呼吸道病毒抗体8项：副流感病毒IgM阳性。超声检查发现：①右侧胸腔积液；②双下肢动脉多发斑点、斑块；③右下肢小腿外侧肌间可探及一大小约53mm×19mm的不均匀低回声区，边界欠清，形态尚规则（多考虑为脓肿）。

入院后给予莫西沙星经验性抗感染治疗。11月2日行电子支气管镜检查表现为左肺上叶支气管急性炎症性改变，左肺上叶各段支气管腔可见白色黏稠分泌物。在右肺上叶后段及下叶背段行支气管肺泡灌洗，并将灌洗液送第三方检验公司进行病原菌宏基因组二代测序（mNGS），左肺上叶后支进行刷检细胞涂片检查，显微镜下见纤毛状上皮及少量中性粒细胞。11月3日进行CT检查（图37-1），并在引导下行经皮肺穿刺，穿刺出组织数条送病理检查，病理检查结果为机化性肺炎伴脓肿。11月4日肾内科会诊，针对肾病综合征，患者24小时尿蛋白定量0.28g，暂时不调整用药，定期复查。11月5日血液科会诊，诊断为慢性病性贫血，给予补充右旋糖酐铁50mg每天3次，口服；维生素C片 0.1g每天3次，口服（与铁剂同服）。11月6日肺泡灌洗液mNGS提示：盖尔森基兴诺卡菌，序列数58。遂予复方磺胺甲噁唑、哌拉西林舒巴坦抗感染治疗。11月8日出现间断言语不清，30～60s后好转。无眼前发黑，无视物模糊，无意识丧失，查体双下肢肌力3级。右上肢体表肿物较前缩小、左侧腹部体表肿物较前增大，最大长径由3cm增至4cm，触摸有波动感。用10mL无菌注射器穿刺腹部肿物抽脓并送细菌培养，最终检验科通过基质辅助激光解吸电离飞行时间质谱（MALDI-TOF MS）鉴定为盖尔森基兴诺卡菌（*Nocardia cyriacigeorgica*），置信度为99.9%。

11月10日 MR头颅平扫：①双侧额叶、左侧顶枕叶、右侧小脑半球多发异常强化灶，考虑脑内多发脓肿伴周围脑实质水肿；②双侧额顶叶皮层下、半卵圆中心、侧脑室旁多发缺血性脱髓鞘灶。CT胸部平扫：①双肺多发实性结节及条索；②左肺下叶大片致密影，考虑炎症；③右前侧胸壁稍低密度影，考虑囊肿；④双侧胸膜增厚，双侧胸腔少量积液。患者存在多发头颅脓肿，有突发偏瘫、癫痫或意识丧失等严重危及生命的情况，增加复方磺胺甲噁唑至4片（每12小时1次），并联合利奈唑胺注射液0.6g（每12小时1次）抗感染。患者出现恶心、食欲差，考虑复方磺胺甲噁唑所致药物不良反应的可能性大，但不能排除因颅内脓肿所致的神经系统症状可能，密切观察病情，必要时行头颅CT检查。11月13日复查胸部CT示感染灶较前明显缩小，查体体表肿物较前缩小、左侧腹部肿物表面红肿，局部结痂，肿物破溃，流出淡黄色脓液。患者食欲差、恶心、呕吐较前加重，予甲氧氯普胺镇吐、胃酶合剂改善食欲。经复方磺胺甲噁唑及利奈唑胺抗感染治疗，患者情况好转后出院。出院后嘱患者继续口服复方磺胺甲噁唑，每次4片，每天2次，口服利奈唑胺片每次0.6g，每天2次。1个月后复查胸部及头颅CT及肝肾功能，明确病变吸收情况。2021年5月31日患者于笔者所在医院复查胸部CT及颅脑MR，结果显示肺部和颅脑病灶较前基本吸收，见图37-2。

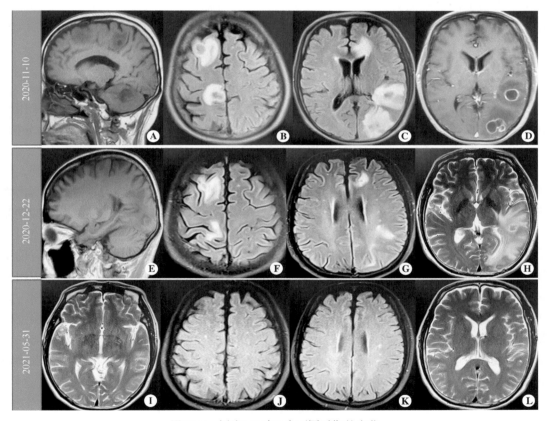

**图37-2　颅脑MR在3个不同时期的变化**

A～D. 2020年11月10日检查结果，示双侧额叶、左侧顶枕叶、右侧小脑半球多发异常强化灶，半卵圆中心和侧脑室旁多发缺血性脱髓鞘灶；E～H. 2020年12月22日检查结果；I～L. 2021年5月31日检查结果，显示患者治疗后颅脑病变逐渐吸收

**【案例分析】**

诺卡菌为一种革兰氏阳性需氧菌，属放线菌目，广泛分布于土壤和水源中[1]，当机体

免疫力下降时，可通过呼吸道吸入或侵入创口引起皮肤化脓性感染、肺部感染，甚至通过血源性播散到脑、肾脏等器官[2]。播散性感染患者的死亡率为20%～30%，特别是对中枢神经系统（CNS）的传播，相对常见并且可能危及生命，免疫功能低下个体的死亡率高达85%[3,4]。由于诺卡菌生长缓慢，通过传统的培养方式，敏感性较低，很容易漏诊。

本例患者为农民，有糖尿病和肾病综合征基础疾病，笔者推测患者的感染情况与糖尿病基础病有关，而糖尿病更容易导致皮肤软组织感染[5]，还可能通过直接吸入受污染的尘土颗粒而引起肺部感染。本例患者先后使用了以莫西沙星、阿莫西林、头孢他啶、美罗培南、左氧氟沙星经验性抗感染治疗，效果都不好。通过痰培养、血培养、肺泡灌洗液培养等，也都没有找到致病病原菌，最后通过肺泡灌洗液 mNGS 提示盖尔森基兴诺卡菌，此是诊疗的关键所在。通过送标本到第三方实验室检测，对于落后地区不失为一种好办法，可以大大缩短检测周转时间[6]。有研究表明[7]，亚胺培南、阿米卡星和利奈唑胺对不同诺卡菌种具有最低的最小抑菌浓度（$MIC_{90}$）值。对于这种播散性诺卡菌，加大复方磺胺甲噁唑的用量，同时联合利奈唑胺抗感染治疗后好转。

## 【案例拓展】

病原 mNGS 技术不需要细菌培养，无偏好性，直接提取临床样本 DNA/RNA，采用高通量测序技术，获取样本中包含的微生物种类和丰度信息，经过数据库比对与生信分析，一次性完成细菌、真菌、病毒和寄生虫等病原体检测，且不需特异性扩增。

mNGS 技术主要围绕合成测序，即通过捕捉新合成末端的标记来确定 DNA 序列，以确定疑似病原体的种类、比例及所携带的耐药、毒力基因信息，能快速、精准地检测出临床样本中的疑似致病菌[8]。Miao 等[9]研究指出，mNGS 诊断感染性疾病的灵敏度和特异度分别为50.7%和85.7%，其灵敏度高于传统病原体培养（50.7%和35.2%）。在不明原因感染和免疫功能低下合并感染患者的临床应用中已得到证实[10]。有研究表明，mNGS 有助于重症肺炎的诊断，并可能降低重症监护病房患者的病死率[11]。然而，mNGS 的临床应用并非没有局限，除高人源序列干扰导致灵敏度不足外，在 mNGS 检测结果的判读方面，如区分病原体定植和污染也存在争议，到目前为止还没有统一权威的判读标准。在实验室检测方面，多个参数需要考虑，如比对序列数、相对丰度、基因组覆盖率、测序深度等。在临床实践中，临床医师需根据某些微生物的致病性、患者的临床表现和影像学特点确定 mNGS 所检测到的微生物的意义。

## 【案例总结】

肺泡灌洗液 mNGS 结果回报为患者赢得了时间，立即使用复方磺胺甲噁唑进行抗感染治疗。而治疗2天后，患者出现了言语不清，下肢肌力减退的神经症状，通过颅脑 MRI 扫描显示多发脑脓肿，这与经验不足造成的延迟诊断有关。当找到病原菌为诺卡菌时，应该考虑到排查皮肤、肺部、颅脑感染的可能性。之后通过抽取患者腹部皮肤脓液培养，MALDI-TOF MS 鉴定为盖尔森基兴诺卡菌，与 mNGS 结果一致。遗憾的是，限于技术，未进行相应药敏试验，根据经验与查阅相关文献，使用复方磺胺甲噁唑联合利奈唑胺抗感染，患者的皮肤、肺部、颅脑感染均得到很好的控制。本病例增加了我们对诺卡菌致病力的认识，而应用mNGS有助于提高早期诊断率。

## 参 考 文 献

[1] Beaman B，Beaman L. Nocardia species：host-parasite relationships[J]. Clin Microbiol Rev，1994，7（2）：213-264.

[2] Lerner P. Nocardiosis[J]. Clinl Infect Dis，1996，22（6）：891-903.

[3] Cattaneo C，Antoniazzi F，Caira M，et al. Nocardia spp infections among hematological patients：results of a retrospective multicenter study[J]. Int J Infect Dis，2013，17（8）：e610-e614.

[4] Wilson J. Nocardiosis：updates and clinical overview[J]. Mayo Clin Proceed，2012，87（4）：403-407.

[5] Polk C，Sampson M，Roshdy D，et al. Skin and soft tissue infections in patients with diabetes mellitus[J]. Infect Dis Clin North Am，2021，35（1）：183-197.

[6] Weng S，Zhang H，Ai J，et al. Rapid detection of nocardia by next-generation sequencing[J]. Front Cell Infect Microbiol，2020，10：13.

[7] Lai CC，Liu WL，Ko WC，et al. Multicenter study in Taiwan of the in vitro activities of nemonoxacin, tigecycline，doripenem，and other antimicrobial agents against clinical isolates of various Nocardia species[J]. Antimicrob Agents Chemother，2011，55（5）：2084-2091.

[8] 肖华，周晨，蔡峰，等. NGS检出微小微单胞菌肺炎1例及文献复习[J]. 中国实验诊断学，2021，25（2）：232-235.

[9] Miao Q，Ma Y，Wang Q，et al. Microbiological diagnostic performance of metagenomic next-generation sequencing when applied to clinical practice[J]. Clin Infect Dis，2018，67（Suppl 2）：S231-S240.

[10] Wu X，Li Y，Zhang M，et al. Etiology of severe community-acquired pneumonia in adults based on metagenomic next-generation sequencing：a prospective multicenter study[J]. Infect Dis Ther，2020，9（4）：1003-1015.

[11] Xie Y，Du J，Jin W，et al. Next generation sequencing for diagnosis of severe pneumonia：China，2010—2018[J]. J Infect，2019，78（2）：158-169.

# 38　mNGS诊断坏死梭杆菌侵袭性感染引起的勒米尔综合征

韩东升[1]，谢梦晓[1]，刘剑[2]，陈瑜[1]

（浙江大学医学院附属第一医院：1.检验科；2.重症监护室）

## 【案例介绍】

患者，男，24岁，既往体质良好，无传染病、遗传病、吸毒及动物接触史，有吸烟史，无其他不良嗜好。2022年6月24日外出饮酒后，出现咽痛，食欲减退，不愿进食。6月28日因持续咽痛至药店买感冒药（苯磺贝他斯汀片、扑感片和四季抗病毒合剂）自服，未见好转。6月29日出现颈部疼痛，不能扭动，伴腰痛、食欲缺乏，偶有胡言乱语（主诉看到车祸），难以入眠，无恶心呕吐、全身抽搐等不适，至当地医院就诊，检查结果仅显示腰部轻微椎间盘突出，未处理。7月4日患者无明显诱因下出现胸痛，伴气促、大汗淋漓、皮肤及巩膜黄染、双下肢大面积片状瘀斑（图39-1A），无发热畏寒、恶心呕吐等不适。至当地医院查血常规，示白细胞计数（WBC）$10.84 \times 10^9$/L，血小板计数（PLT）仅为$2 \times 10^9$/L，钠127mmol/L，氯89mmol/L，考虑疾病危重，于当日转诊至笔者所在医院急诊救治。

入院后复查血常规：白细胞WBC $9.27 \times 10^9$/L，中性粒细胞百分比85.9%，PLT仅为$2 \times 10^9$/L，D-二聚体2422μg/L，血气分析乳酸明显升高，为5.3mmol/L，降钙素原（PCT）＞100.00ng/mL，总胆红素/直接胆红素为240.5/211.8μmol/L。胸部CT见两肺多发结节及团片影，两侧胸腔积液（图39-1D），考虑感染性病变。腰椎平扫示$L_5/S_1$椎间盘后方轻度突出，心电图正常。其间予以补液，多巴胺联合间羟胺升压、气管插管等支持治疗，经肾脏病中心、呼吸内科、血液科、感染科、心血管内科、重症监护室（ICU）多学科会诊后，7月5日拟以"感染性休克、血小板减少查因"收入ICU。

病原体鉴定：

（1）宏基因组二代测序（mNGS）：患者入住ICU当天（2022-07-05），表现出高热（38.1～39.3℃）、感染性休克、多器官衰竭，为尽快明确病原体，分别取静脉血和支气管肺泡灌洗液（BALF）在笔者所在医院内平台行mNGS。7月6日血浆mNGS报告：坏死梭杆菌[标准化序列数（RPM）=32 115]，中间型链球菌（RPM=21）；肺泡灌洗液（BALF）mNGS报告坏死梭杆菌（序列数670 377），中间型链球菌（RPM=613）。经感染科会诊，考虑到患者入院以来病情进展迅猛，多脏器衰竭，肺部CT提示两肺多发感染病灶伴空洞形成（图38-1E），同时结合患者咽痛、颈部疼痛的起病史及颈内静脉内血栓形成（图38-1B），颅底磁共振（MR）提示脑桥中央髓鞘溶解症（图38-1C）等，诊断为坏死梭杆菌侵袭性感染引起的勒米尔综合征（Lemierre syndrome，也称咽峡后脓毒症）。临床治疗上停用万古霉素和头孢唑林，行美罗培南1g每8小时1次+甲硝唑氯化钠针（静脉滴注500mg，每6小时1次）抗感染治疗。住院25天后（2022-07-30），考虑患者感染得到控制，循环系统条件稳定，肺部感染较前吸收、部分空洞消失、左侧积液较前吸收（图38-1F），下肢瘀斑消退（图38-1G），但是仍存在由神经功能障碍引起的发声障碍、声门关闭不全和吞咽时的误吸，转至他院（康复医院）继续进行神经康复治疗。本病例的治疗经过见图38-2。

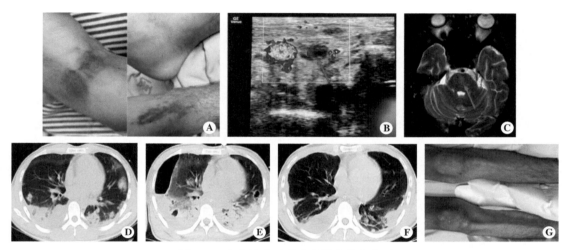

**图38-1　患者诊疗过程中的部分临床表现**

A. 双下肢瘀斑（血小板计数$2\times10^9$/L）；B. 左侧颈静脉管腔内低回声充填，未见明显血流信号，提示血栓形成（箭头所指）；C. 脑桥内斑片状异常信号灶（箭头所指），提示脑桥中央髓鞘溶解症；D.（2022-07-04）胸部CT见两肺多发结节及团片影，两侧胸腔积液；E.（2022-07-10）两肺感染较前进展，部分病灶空洞形成，右侧液气胸，左侧胸腔积液；F.（2022-07-25）肺部感染较前吸收、部分空洞消失、左侧积液较前吸收；G. 血小板恢复后，双下肢瘀斑消退

（2）其他病原学诊断方法：患者自7月4日入院起，同时抽静脉血行血培养、血清学（HIV抗体、军团菌抗体）、16种病原菌多重液滴数字PCR（ddPCR）检测；除了ddPCR报告结果为链球菌属151.2copies/mL外（并不是真正的病原体），其他检测均为阴性。且在患者住院期间（7月4日至30日），连续的血培养、痰培养均为阴性，数次胸腔积液穿刺引流培养也为阴性。

## 【案例分析】

坏死梭杆菌作为严格厌氧的革兰氏阴性梭杆菌，培养时间较长，且培养条件苛刻，常规的细菌培养漏检率高，很难对该菌做出及时准确的诊断[1]。该病例中，连续多次送检培养均未检出坏死梭杆菌。虽然本案例中使用了能检测16种病原菌多重液滴数字PCR（ddPCR）的科研方法，报告了血中存在链球菌属，但该微生物并未被认为是真正的致病菌。mNGS作为一种不依赖培养的微生物核酸检测技术，受经验性抗感染治疗后的影响，阳性率明显高于传统的微生物培养，有助于发现培养难以得到的细菌、病毒、真菌、非典型病原体等，是更快速更准确的检测手段[2]。对于脓毒血症和脓毒症休克患者，抗生素的首次给药时间和患者的病死率息息相关，每延迟一小时，患者的病死率呈线性上升[3]。本案例中mNGS的介入较早，确定了病原体元凶并为临床的诊断和正确的治疗提供了决定性的病原学参考依据，通过针对性的抗感染治疗和其他辅助治疗，患者最终转危为安。另外，本研究中连续3次使用血浆mNGS检测对患者体内病原体进行监测（图38-2），且发现随着治疗的深入和患者情况的好转，血液中检测出的坏死梭杆菌序列数在下降（图38-2），这似乎说明血浆mNGS对同一患者的纵向检测具有监测诊疗效果的价值。

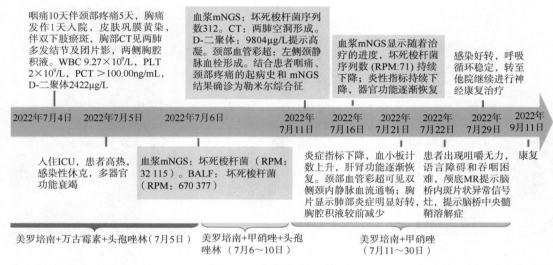

图38-2 患者诊治经过概述

## 【案例拓展】

mNGS是一种不依赖传统微生物培养，基于先进的高通量测序（二代测序）平台和生物信息学分析流程通过一次测试确定样本中存在的所有微生物（包括病毒、细菌、真菌和寄生虫等）的技术[4]。鉴于该技术不依赖微生物培养、不需预先临床假设，已经被广泛应用于各种临床感染性疾病相关标本的检测，为中枢神经系统感染、血液循环系统感染、呼吸系统感染及其他多种感染性疾病的鉴别诊断提供了较为及时的病原学证据[5]。研究证明，mNGS的检出率明显高于基于传统培养的方法，并在鉴定少见、新发和混合感染及排除感染方面体现出较大的优势，同时也在耐药基因检测、毒力基因鉴定、病原体分型及预测感染的发生等方面表现出潜在的应用前景。

然而，尽管mNGS具有较好的应用前景，但技术复杂，操作烦琐，对环境、设备和人员技术能力要求高，而且仍处于向临床常规技术转化的早期阶段[6]。目前，仍缺乏通用指南和建议以帮助mNGS在诊断实验室的常规开展，并确保结果的准确性及可靠性。所以，实验室应该集中临床医生和微生物学、分子生物学、生物信息学等多学科的专业人才共同努力去建立结果与报告解读标准，并在进入临床使用前完成检测流程的方法学性能确认[7, 8]，明确所用流程的分析敏感性（检出限）、精密度、准确性、分析特异性（包括抗干扰能力）

等性能特征。此外，为保证日常运行结果的可靠性，需要做好室内质量控制和参加室间质量评价活动，每批次mNGS检测都需要伴有随临床标本共同上机的阳性质控、阴性质控和无模板质控。阳性质控品中应涵盖不同类型的微生物，为了防止阳性质控品与临床样本交叉污染引发假阳性的风险，阳性质控中的微生物可倾向性选择非致病性外源微生物。阴性质控品不应含有检测范围内的病原体。由于分析敏感度会受到样品基质和核酸组成复杂度的影响，所以为了最大限度地提高痕量污染的检测灵敏性，应尽量使用低背景的体液（如健康人血浆）作为阴性样本的基质成分。无模板质控可以由人源细胞和纯水制备而成，该质控非常重要，它的检测结果可以作为本地的微生物（污染）背景基线，能够用来和临床样本结果配对分析，剔除可能来自试剂成分或其他操作环节引入的微生物污染。除了日常的室内质控外，实验室还应定期参加外单位组织的室间质量评价（EQA）或实验室间比对活动，有利于发现检测过程存在的问题，也利于检测方法及流程的优化和标准化。

## 【案例总结】

勒米尔综合征引起的症状进展迅速，18～25岁青壮年好发，但因为病原菌（坏死梭杆菌）是一个常规临床微生物培养方法难以鉴定到的苛养菌，如不能及时鉴定，死亡率很高。本案例中，mNGS正是发挥了其"准"和"快"的特点，能够在常规方法检测未果的情况下，准确地检测到真正的致病菌并确诊，指导临床合适准确地更换治疗方案使感染得到及时控制，最终挽救了患者的性命，充分体现了mNGS在鉴定少见感染方面的巨大优势。

## 参 考 文 献

[1] Blairon L，Maza ML，Wybo I，et al. Vitek 2 ANC card versus BBL Crystal Anaerobe and RapID ANA Ⅱ for identification of clinical anaerobic bacteria[J]. Anaerobe，2010，16（4）：355-361.

[2] Han D，Li Z，Li R，et al. mNGS in clinical microbiology laboratories：on the road to maturity[J]. Crit Rev Microbiol，2019，45（5-6）：668-685.

[3] 张淋，洪城，孟新科，等. 宏基因组学第二代测序技术对比传统实验室微生物培养在脓毒症病原学诊断中的优势[J]. 中国急救医学，2022，42（2）：114-120.

[4] Chiu CY，Miller SA. Clinical metagenomics[J]. Nat Rev Genet，2019，20（6）：341-355.

[5] Bryson AL，Miller SA，Filkins LM，et al. Navigating clinical utilization of direct-from-specimen metagenomic pathogen detection：clinical applications，limitations，and testing recommendations[J]. Clin Chem，2020，66（11）：1381-1395.

[6] Han D，Diao Z，Lai H，et al. Multilaboratory assessment of metagenomic next-generation sequencing for unbiased microbe detection[J]. J Adv Res，2021，38：213-222.

[7] Schlaberg R，Chiu CY，Miller S，et al. Validation of metagenomic next-generation sequencing tests for universal pathogen detection[J]. Arch Pathol Lab Med，2017，141（6）：776-786.

[8] Blauwkamp TA，Thair S，Rosen MJ，et al. Analytical and clinical validation of a microbial cell-free DNA sequencing test for infectious disease[J]. Nat Microbiol，2019，4（4）：663-674.

# 39 纳米孔测序用于脑水肿合并颅内感染诊断

姚钱，汪明

（武汉大学人民医院检验科/武汉大学人民医院转化医学研究院）

## 【案例介绍】

患者，男，66岁，因"腰骶部疼痛2个月余，加重1日"入院，无其他明显不适。曾于当地医院予以对症处理后症状缓解。现感觉疼痛加重，无法走路，平躺时可缓解。患者无特殊病史。

体格检查：下肢抬高试验（＋），双侧腹股沟平面以下肢体感觉减退。

辅助检查：外院MRI提示轻度脑积水。

入院诊断：①腰骶部疼痛待查；②脑积水？

诊疗经过：入院后完善术前相关检查，腰骶椎MRI提示：腰5～骶1/2层面椎管内占位，腰椎退行性变，腰3～骶1相邻椎间盘突出，腰5/骶1双侧椎间孔狭窄，腰5/骶1椎体相对缘终板骨软骨炎；考虑肿瘤性病变。头部CT：脑积水，脑白质病。行腰骶椎管内病损切除术且术后给予预防感染等对症治疗，术后无发热。复查头部CT显示脑积水较前进展，并且患者精神、认知功能逐渐变差，脑积水症状加重，有脑室外引流手术指征。后全麻下行脑室穿刺术，脑脊液常规检查：有核细胞总数 $0.157\ 2\times10^9$/L。脑脊液生化检查：脑脊液蛋白 1 313.30mg/L，予以脑室外引流。术后定期进行脑脊液常规、生化检查，显示脑脊液中细胞数和蛋白含量升高，考虑中枢神经系统感染可能。患者一直无发热，术后多次脑脊液常规检查提示有核细胞数升高，生化检查提示脑脊液蛋白含量升高。

实验室检查结果见表39-1、表39-2。

表39-1 术后脑脊液常规检查

| 编号 | 缩写 | 项目名称 | 结果 | 提示 | 单位 |
| --- | --- | --- | --- | --- | --- |
| 1 | Color | 颜色 | 淡黄 | | |
| 2 | Clarity | 清晰度 | 微浊 | | |
| 3 | Clot | 凝块 | 未见 | | |
| 4 | RBC-BF# | 红细胞计数 | 0.000 | | $10^{12}$/L |
| 5 | TC-BF# | 有核细胞总数 | 0.769 | | $10^9$/L |
| 6 | HF-BF# | 间皮细胞计数 | 0.012 | | $10^9$/L |
| 7 | WBC-BF# | 白细胞总数 | 0.757 | | $10^9$/L |
| 8 | HF-BF# | 间皮细胞：白细胞 | 1.6 | | /100* |
| 9 | NE-BF# | 中性粒细胞计数 | 0.493 | | $10^9$/L |

续表

| 编号 | 缩写 | 项目名称 | 结果 | 提示 | 单位 |
|---|---|---|---|---|---|
| 10 | MO-BF# | 单核细胞计数 | 0.178 | | $10^9$/L |
| 11 | LY-BF# | 淋巴细胞计数 | 0.083 | | $10^9$/L |
| 12 | EO-BF# | 嗜酸性粒细胞计数 | 0.003 | | $10^9$/L |
| 13 | NE-BF% | 中性粒细胞/白细胞 | 65.1 | | % |
| 14 | MO-BF% | 单核细胞/白细胞 | 23.5 | | % |
| 15 | LY-BF% | 淋巴细胞/白细胞 | 11.0 | | % |
| 16 | EO-BF% | 嗜酸性粒细胞/白细胞 | 0.4 | | % |
| 17 | Others | 其他 | 无特殊 | | |

\* 每100个白细胞中有多少个间皮细胞。

表39-2 术后脑脊液生化检查

| 编号 | 缩写 | 项目名称 | 结果 | 提示 | 单位 | 参考范围 |
|---|---|---|---|---|---|---|
| 1 | ADA | 腺苷脱氨酶 | 1.82 | | U/L | 0～5 |
| 2 | Glu | 葡萄糖 | 3.28 | | mmol/L | |
| 3 | Cl | 氯 | 113.00 | ↓ | mmol/L | 120～132 |
| 4 | CSF-TP | 脑脊液蛋白 | 1681.30 | ↑ | mg/L | 120～600 |

多次脑脊液细菌涂片、细菌培养、厌氧菌培养、真菌培养、真菌染色等检查，均未发现病原菌。

患者脑脊液细胞数高，但脑脊液培养未见病原菌，考虑脑脊液培养假阴性可能，经验性使用利奈唑胺＋美罗培南/利奈唑胺＋舒普森/万古霉素等方案控制感染、补充营养及对症治疗，脑脊液中蛋白和细胞数下降不明显。为缓解脑积水症状，行腰大池引流术及"神经内镜第三脑室造瘘术＋脑室外引流术"，第三脑室造瘘术后，脑积水减轻，患者神志、认知功能好转，但夹闭脑室外引流管后，脑积水症状再次加重。其间又进行多次脑脊液细菌涂片、细菌培养、厌氧菌培养、真菌培养、真菌染色等检验，仍未发现病原菌。遂行纳米孔高通量测序神经系统病原菌检测，检验结果为黄曲霉（*Aspergillus flavus*），27 025读长（reads），覆盖度为98%，占全部检出真菌的比例为100%。

据此，治疗方案改为伏立康唑＋两性霉素＋氟胞嘧啶抗真菌治疗。观察脑脊液中细胞数和蛋白含量的变化情况，发现抗真菌治疗后脑脊液中细胞数和蛋白含量明显下降。后期继续对患者进行脑室引流术＋抗真菌治疗。复查脑脊液检查示蛋白与细胞数较前明显下降（表39-3、表39-4）。患者病情逐渐趋于稳定。

表39-3 更改治疗方案后脑脊液生化检查

| 编号 | 缩写 | 项目名称 | 结果 | 提示 | 单位 | 参考范围 |
|---|---|---|---|---|---|---|
| 1 | ADA | 腺苷脱氨酶 | 1.29 | | U/L | 0～5 |
| 2 | Glu | 葡萄糖 | 4.46 | | mmol/L | |
| 3 | Cl | 氯 | 116.40 | ↓ | mmol/L | 120～132 |
| 4 | CSF-TP | 脑脊液蛋白 | 936.70 | ↑ | mg/L | 120～600 |

表 39-4　更改治疗方案后脑脊液常规检查

| 编号 | 缩写 | 项目名称 | 结果 | 提示 | 单位 |
|---|---|---|---|---|---|
| 1 | Color | 颜色 | 无色 | | |
| 2 | Clarity | 清晰度 | 清亮 | | |
| 3 | Clot | 凝块 | 未见 | | |
| 4 | RBC-BF# | 红细胞计数 | 0.000 | | $10^{12}$/L |
| 5 | TC-BF# | 有核细胞总数 | 0.008 | | $10^9$/L |
| 6 | HF-BF# | 间皮细胞计数 | 0.001 | | $10^9$/L |
| 7 | WBC-BF# | 白细胞总数 | 0.007 | | $10^9$/L |
| 8 | HF-BF# | 间皮细胞：白细胞 | 14.3 | | /100 |
| 9 | NE-BF# | 中性粒细胞计数 | 0.001 | | $10^9$/L |
| 10 | MO-BF# | 单核细胞计数 | 0.002 | | $10^9$/L |
| 11 | LY-BF# | 淋巴细胞计数 | 0.004 | | $10^9$/L |
| 12 | EO-BF# | 嗜酸性粒细胞计数 | 0.000 | | $10^9$/L |
| 13 | NE-BF% | 中性粒细胞/白细胞 | 14.3 | | % |
| 14 | MO-BF% | 单核细胞/白细胞 | 28.6 | | % |
| 15 | LY-BF% | 淋巴细胞/白细胞 | 57.1 | | % |
| 16 | EO-BF% | 嗜酸性粒细胞/白细胞 | 0.0 | | % |
| 17 | Others | 其他 | 无特殊 | | |

出院诊断：①脑积水；②颅内黄曲霉菌感染；③颈5（$C_5$）～骶1（$S_1$）椎管脊膜瘤；④脑白质病；⑤腰椎退行性病变；⑥胆囊壁隆起样病变；⑦前列腺增生。

【案例分析】

患者腰骶椎管内病损切除术后脑水肿逐渐加重，精神、认知功能日益变差，且脑脊液常规与生化检查结果明确提示感染的可能。传统的实验室检测技术对脑脊液进行涂片和培养仍是诊断中枢神经系统感染最常用的方法，也是诊断的金标准。脑脊液培养的临床意义，在于让医生了解患者颅内感染具体是哪种病原菌导致的感染，从而选择敏感抗生素进行治疗。未经抗菌药物治疗的患者脑脊液培养阳性率为70%～85%，而腰椎穿刺前已经接受抗菌药物治疗者，阳性率明显降低。该患者术后行抗感染治疗，脑脊液培养结果往往呈阴性。培养耗时长且受菌量、活性、培养条件等影响，阳性率较低[1]。因此，虽然临床表现、脑脊液生化与脑脊液常规检查结果提示颅内感染特征非常明显，临床上也无法针对性应用抗生素进行抗感染治疗，只能常规或经验性应用抗生素，通过抗感染治疗的效果决定是否调整抗生素，传统培养方法已无法满足临床诊疗需求。

在近1个月的时间内，虽进行了积极的抗感染治疗，患者仍多次出现嗜睡、昏睡情况，且脑水肿逐渐加重。而通过纳米孔高通量测序神经系统病原菌检测，仅2天时间内，便鉴别出了感染菌为黄曲霉菌，后经针对性调整抗生素用药，将广谱抗菌药物改为伏立康唑＋两性霉素＋氟胞嘧啶并给予对症治疗。其中，伏立康唑为2008年美国感染病学会制订的曲霉菌病治疗指南[2]推荐的首选药物。患者病情日渐趋于稳定，再次复查脑脊液蛋白与细胞数明显下降，颅内感染得到有效控制。与培养方法相比，纳米孔测序克服了脑脊液培养方法面临的限制性因素——抗生素的使用对结果的影响，且极大缩短了检测时间。另外，纳米孔测序以其准确度高、通量高等优势在早期指导感染性疾病的诊疗，防止抗生素错误使用及过度使用等方面具有重要的临床意义。

## 【案例拓展】

曲霉菌化脓性脑室炎在临床上少见，是深部曲霉菌感染的一种表现形式，好发于恶性肿瘤（如白血病、淋巴瘤等）、获得性免疫缺陷综合征（AIDS）、器官移植、易感染状态（如糖尿病、吸毒、慢性酒精中毒等）及长期大量应用抗生素/糖皮质激素等存在免疫抑制的患者，但也有少量免疫力正常人群感染曲霉菌的报道[3]。曲霉菌可通过呼吸道、鼻旁窦、中耳乳突、手术与外伤的伤口等途径侵入颅内。颅内曲霉菌感染以鼻源性、耳源性最多见，其次是肺源性，且多与鼻窦、耳、肺部病变曲霉菌感染并存，但亦有单纯颅内感染。单纯脑实质内曲霉菌感染的临床与影像学表现特异性不强。其诊断比较依赖于病理学、微生物学及分子诊断学。

纳米孔测序技术以纳米孔测序仪为载体将DNA分子通过纳米孔进行传输，因为纳米孔孔径只容许单个核苷酸分子复合物通过，因而可进行单独测序，也称单分子测序。纳米孔测序仪 MinION 为一种手持式的便携式设备，总质量仅为20g，体积小巧[4]。MinION核心器件是一组由α-溶血素构成的生物纳米孔薄膜，膜的一面附着有核酸外切酶。在测序时，由一种特殊合成的电子传感器连接到小孔内，薄膜两侧有含离子的盐溶液，当仪器工作时，薄膜两侧会通上电流，从而产生不同的电位差，离子也将由小孔经过，从薄膜的一侧转移到另一侧[5]，此时，传感器检测到由于不同的核苷酸序列移动引起的不同的离子电流，并转换成相应碱基，最终得出DNA分子的序列，其原理见图39-1。

纳米孔测序技术采用半自动法提取样本中所有DNA，利用 PCR 技术对检测样本中的微生物核酸进行扩增放大信号，检测步骤与一般NGS技术的检测流程类似[6]，一般分为片段修复与末端制备、接头连接与去除和上机测序三大部分，通过检测数据与数据库比对分析在短时间内鉴定样本中所有细菌、真菌、病毒等。

人类在感染某些病原体后会出现症状不典型、发病快、病程急的特点。目前在临床应用的病原体检测方法包括培养、镜检、核酸扩增实验、抗原和抗体检测等[7]。这些传统的检测方法普遍面临着检测周期过长或无法进行精确检测的问题[8]，往往无法满足临床诊断需求；而各种病原体感染所使用的抗生素乃至整体治疗方案都有很大差异，在缺乏明确的病原学诊断依据的情况下只能进行广谱抗感染药物的经验性用药，可能会延误治疗时机导致病情进一步加重，明确病原后采用病原敏感的治疗药物才能使治疗效果立竿见影。所以，纳米孔测序作为一种新的技术手段可以在第一时间迅速确定病原种类、指导精准用药。另外，鉴于纳米孔测序设备操作简单、携带方便的特性，可实时测序，直接对RNA进行测序，对资源的需求相对较少，可在疫区现场对样本进行实时检测，非常适用于流行性疾病的现场测序和基因分析。

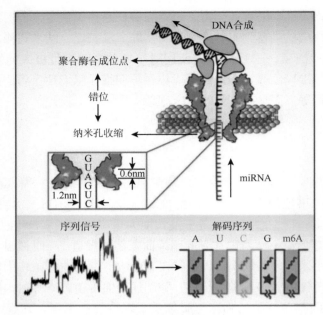

图39-1 纳米孔测序技术原理

## 【案例总结】

既往对中枢神经系统感染病原菌的诊断多依靠脑脊液常规与生化、培养与镜检等检查方法。但传统的检查方法常因患者的病程或者抗生素的使用而出现非特异性的表现[9]，阳性病原菌识别率较低，无法早期指导临床治疗。纳米孔测序技术具有检测速度快、准确率高、覆盖面广等特点，可直接从少量临床样本（血液、脑脊液、肺泡灌洗液等）中识别罕见、难以培养和共感染的病原菌，甚至在已经过抗生素治疗的样本中也是如此[10]。这显示了纳米孔测序技术在简单、易获、即时检测中的应用潜力。本案例通过报道对患者使用纳米孔测序明确颅内黄曲霉菌感染，确定病原体后及时调整治疗方案，最终患者病情趋于稳定的诊疗经过，有助于启发临床在处理感染性疾病时，若多次使用传统检测方法无法识别感染病原菌，仅能经验性使用抗生素控制感染，而患者的情况短期内控制不佳，可尽早选择纳米孔测序技术进行高通量测序病原菌检测，以早期为临床感染性疾病的诊治提供有力的依据，从而改善患者的临床预后。同时，也强调了在感染性疾病的诊疗过程中引入纳米孔高通量测序检测方法与技术的必要性。

### 参 考 文 献

[1] 王辉，马筱玲，宁永忠，等. 细菌与真菌涂片镜检和培养结果报告规范专家共识[J]. 中华检验医学杂志，2017，40（1）：17-30.

[2] 周为. 2008年美国感染病学会曲霉菌病诊治临床实践指南解读[J]. 中国医刊，2009，40（1）：62-67.

[3] Garcia-Giraldo AM，Mora BL，Loaiza-Castaño JM，et al. Invasive fungal infection by in immunocompetent hosts：A case series and literature review[J]. Med Mycol Case Rep，2019. 23：12-15.

[4] McIntyre ABR，Rizzardi L，Yu A，et al. Nanopore sequencing in microgravity[J]. NPJ Microgravity,

2016，2：16035.

[5] Wang Y，Zhao Y，Bollas A，et al. Nanopore sequencing technology，bioinformatics and applications[J]. Nat Biotechnol，2021，39（11）：1348-1365.

[6] Mikheyev AS，Tin MMY. A first look at the Oxford Nanopore MinION sequencer[J]. Mol Ecol Resources，2014，14（6）：1097-1102.

[7] 戴媛媛，马筱玲. 宏基因组二代测序技术在临床病原学诊断中的应用[J]. 临床检验杂志，2021，39（1）：1-5.

[8] Glaser CA，Honarmand S，Anderson LJ，et al. Beyond viruses：clinical profiles and etiologies associated with encephalitis[J]. Clin Infect Dis，2006，43（12）：1565-1577.

[9] 李霞，谭少华，韩孟，等. mNGS在中枢神经系统感染中的诊断效能评估[J]. 吉林医学，2020，41（8）：1864-1865.

[10] Miller S，Naccache SN，Samayoa E，et al. Laboratory validation of a clinical metagenomic sequencing assay for pathogen detection in cerebrospinal fluid[J]. Genome Res，2019，29（5）：831-842.

# 40　鹦鹉热衣原体感染引起的重症肺炎

田文杰，吴文娟

（同济大学附属东方医院检验科）

## 【案例介绍】

患者，男，65岁，因"咳嗽、咳痰2周，加重伴发热1天"，于2021年12月11日入院。患者2周前无明显诱因出现咳嗽、咳痰，呈阵发性咳嗽，咳白色黏痰，伴鼻塞、流涕。无发热、气促，无胸闷、胸痛，无心悸、乏力，无恶心、呕吐，无头晕、头痛。自服药物治疗（具体不详）5天，咳嗽、咳痰较前减轻。1天前患者外出散步后出现咳嗽、咳痰加重，伴发热、乏力、气促，无胸痛、心悸，无恶心、呕吐，无头晕、头痛，无腹痛、腹泻，体温自测37.8℃，未行诊治，自行来笔者所在医院急诊就诊，测体温39.6℃，转入发热门诊，完善相关检查，辅助检查结果提示：①双侧基底节区多发缺血灶；②老年脑改变，脑白质变性；③副鼻窦炎；④左肺炎症，左侧少量胸腔积液。新型冠状病毒核酸检测：阴性；血常规：中性粒细胞百分比（Neu%）93%，白细胞计数（WBC）4.54×10⁹/L。转入急诊抢救室：查电解质、肝肾功能，提示低钾、肝功能异常，给予补钾、护肝、莫西沙星（拜复乐）联合头孢唑肟钠（益保世灵）抗感染，血必净注射液抗炎等对症支持治疗，患者出现血氧饱和度进行性下降、烦躁不安，予无创面罩接呼吸机辅助通气后改善，为进一步监护及治疗，对患者拟"重症肺炎"收入院。病程中患者食欲可，睡眠可，二便正常，体重无明显变化。

患者高血压病史3年余，长期服用降压药（具体不详），血压控制在130/80mmHg；否认糖尿病、脑梗死、冠心病、胃溃疡、慢性支气管炎等慢性疾病史。患者10年前因鼻息肉于外院行手术治疗（具体不详），治愈后出院。否认食物、药物过敏史。

**1. 常规检测**

（1）血常规检查：白细胞5.02×10⁹/L，中性粒细胞百分比94.6%↑，血小板71×10⁹/L↓，红细胞3.67×10¹²/L↓，血红蛋白114g/L↓，其余无异常。C反应蛋白＞240mg/L，血清淀粉样蛋白＞288mg/L，降钙素原9.09ng/mL，白介素6600.9pg/mL，γ干扰素15.6pg/mL。

（2）生化检查：总蛋白29.4μmol/L↑，白蛋白22g/L↓，丙氨酸氨基转移酶78U/L，天冬氨酸氨基转移酶217U/L，γ-谷氨酰转肽酶30U/L，肌酐226μmol/L，乳酸脱氢酶1000U/L，胆碱酯酶4376U/L，尿素156mmol/L↑，碱性磷酸酶727μL↑，钾3.1mmol/L，钠131mmol/L，氯95mmol/L，钙2.04mmol/L，IgG抗体58.1g/L↑，IgE抗体824g/L↑，尿蛋白2+，尿葡萄糖3+。

（3）病毒检测：甲型/乙型流感及呼吸道合胞病毒阴性，呼吸道病毒7项（流感病毒A

抗原、流感病毒B抗原、呼吸道合胞病毒抗原、腺病毒抗原、副流感病毒A抗原、副流感病毒B抗原、副流感病毒C抗原）检测阴性，丙肝抗体、人类免疫缺陷病毒、梅毒螺旋体特异性抗体、梅毒螺旋体非特异性抗体均为阴性。

（4）肿瘤标志物：癌胚抗原7.7ng/mL，糖类抗原CA-125 36.3U/mL，神经元特异性烯醇化酶30.2ng/mL，其余无异常。

（5）凝血指标：凝血酶原时间12.1s，国际标准化比值1.31，活化部分凝血酶时间74.6s，凝血酶时间23.6s，D-二聚体4.1mg/L。

（6）常规病原学检测：血培养、痰培养、涂片均未见异常；微生物快速检测（X-pert）阴性；抗酸杆菌染色阴性；GM试验和G试验均为阴性。

（7）影像学检查：胸部CT（2021年12月10日）示：左肺炎症，左侧胸腔积液。头颅CT检查示：①双侧基底节区多发缺血灶；②老年脑改变，脑白质变性；③副鼻窦炎。腹部超声（2021年12月10日）示：肝脏回声增粗，胰腺显示不清，脾大，双侧肾囊肿。

**2. 宏基因组二代测序（mNGS）**

2021年12月11日患者入院后留取外周血进行培养、涂片检查，但因血培养需要3～5天出结果，为快速明确病原体，第2天早晨取痰标本进行mNGS检测。2021年12月13日报告结果示：检出鹦鹉热衣原体，序列数462，相对丰度87.5%，RPM（阳性序列数/百万条序列数）20.04。

为进一步明确病原体是否入血，2021年12月13日送检血标本mNGS，2021年12月15日报告结果示：鹦鹉热衣原体，序列数5，相对丰度26.32%，标准化序列数RPM（阳性序列数/百万条序列数）0.27。

**3. 治疗经过及预后**

抗感染治疗：患者入院时症状较重，重症肺炎诊断明确并伴有Ⅰ型呼吸衰竭，遂给予经验性用药方案：注射用哌拉西林钠他唑巴坦钠3g静脉滴注q8h（每8小时1次）、盐酸莫西沙星氯化钠注射液0.4g静脉滴注，每天1次。辅以化痰平喘、抑酸护胃、维持水电解质平衡等治疗。

器官支持治疗：患者入院后第2天，血气分析显示二氧化碳分压（$PCO_2$）28.5mmHg，为避免二氧化碳蓄积，行气管插管、呼吸机辅助通气，同时留置导尿、胃管，监测血气和血压。

抗生素调整治疗：2021年12月13日mNGS结果回报鹦鹉热衣原体感染，抗生素方案调整为替加环素联合拜复乐抗感染；患者白细胞较低，炎症因子较高，予人粒细胞刺激因子注射液促白细胞生成，予甲泼尼龙抗炎，丙种球蛋白调节免疫力；余治疗同前。

病原体监测：2021年12月21日通过mNGS再次评估病原体情况，结果见表40-1。

血标本mNGS检测结果示：鲍曼不动杆菌，人疱疹病毒1型。痰标本mNGS示：鲍曼不动杆菌，人疱疹病毒1型，鹦鹉热衣原体。其中，鹦鹉热衣原体序列数2，相对丰度0%。

表 40-1　鹦鹉热衣原体检出情况前后对比表

| 日期（年-月-日） | 标本类型 | 序列数 | RPM | 相对丰度（%） |
| --- | --- | --- | --- | --- |
| 2021-12-11 | 痰标本 | 462 | 20.04 | 87.5 |
| 2021-12-13 | 血标本 | 5 | 0.27 | 26.32 |
| 2021-21-21 | 痰标本 | 2 | 0.13 | 0 |
| | 血标本 | 无 | \ | \ |

注：\表示此项无数据，RPM：阳性序列数/百万条序列数。

### 4. 预后

2021年12月24日患者胸片示两肺炎症较前明显吸收，生命体征平稳，予以拔除气管插管、导尿管、胃管，停用静脉用药，抗生素降级后予以使用左氧氟沙星片0.5g口服，qd（每日1次）。

## 【案例分析】

mNGS能够快速、客观地检测临床样本中的较多病原微生物（包括病毒、细菌、真菌、寄生虫），且不需特异性扩增，尤其适用于急危重症和疑难感染的诊断。本案例为一名危重症患者，且常规检测手段未能明确病原体，治疗效果较差，临床医生及时使用mNGS进行检测，利用mNGS将所有病原体"一网打尽"的优势，明确了致病体为鹦鹉热衣原体，及时调整抗生素后，患者症状明显好转，后续连续监测时也发现使用替加环素联合拜复乐后，血标本检测结果转阴，痰标本中鹦鹉热衣原体的序列数也明显减少，可见治疗有效。

## 【案例拓展】

mNGS与传统微生物检测方法相比，不依赖于微生物培养，不需预设，直接提取临床样本中的核酸（DNA或RNA），采用高通量测序技术，然后经过数据库比对与生信分析，一次性完成细菌、真菌、病毒和寄生虫等病原体检测的技术。mNGS尤其适用于急危重症和疑难感染的诊断，与传统方法相比较，具有精准、简便、快速等特点[1]。随着测序技术和平台的完善，目前mNGS方法逐渐在感染性疾病早期诊断、指导抗感染治疗等方面逐渐得到了认可。

mNGS的检测流程可大致分为5个步骤：核酸提取、文库构建、上机测序、生信分析与报告解读。文库构建的目的在于给未知序列的核酸片段两端加上已知序列信息的接头以便于测序，单样本文库构建完成后需要经历PCR扩增、再将多个文库样本混合后进行测序[2, 3]。测序完成后，数据会自动进入搭建好的病原体自动分析流程，该流程包括去除人源宿主序列和低质量序列，以及微生物数据库比对注释等步骤。最后，解读专家根据自动化系统产生的初步结果，再结合部分临床指标、样本类型、病原体种类等因素进行综合分析解读[3]。

mNGS用于临床的时间并不长。第一例报道于2014年发表于*New England Journal of Medicine*，该报道中使用mNGS在脑脊液标本检测出了钩状螺旋体病毒[4]。2016年第一次针对脓毒血症使用抽血化验进行mNGS[5]。2020年，复旦大学附属中山医院感染病科的胡必杰教授团队在*Small Methods*期刊上发表了一篇综述[6]，对高通量测序技术在感染病原检测方面的应用进行详细阐述。之后，mNGS检测在我国的临床应用迅速发展起来。

mNGS在病原体检测上有其不可替代的优势，但在临床应用中仍有不足：①无法确定所检测到的序列是来自活菌还是死菌，不能区分定植菌和致病菌；②检测出DNA只能表明存在何种生物，检测出RNA才可以揭示这种生物具有转录活性；③即使是血液标本的mNGS检测仍然无法区分致病菌与短暂的菌血症以及白细胞内所含微生物核酸片段的差别；④mNGS的阅读核酸序列相对较短（300bp），很难获取耐药基因全长序列等信息，也不能将耐药基因与相应的微生物物种进行关联；⑤mNGS仅限于粗略判断病原微生物的种类和估算微生物的大致比例（以序列读取总数的百分比来量化病原体读取量）；⑥mNGS阴性结果可能仅仅反映了样本的非微生物核酸成分高和（或）微生物核酸成分低，而不是指病原体的缺乏；⑦一些低含量的胞内细菌，如结核杆菌、军团菌、布鲁菌和细胞壁较厚的真菌的检出率较低（需要明显的细胞壁破坏才能检出）[7, 8]。

总之，目前mNGS并不能取代当前传统的微生物检验方法，而是作为这些传统方法的一种补充。

## 【案例总结】

鹦鹉热衣原体属于衣原体科，是一类比细菌小比病毒大、有细胞壁、严格细胞内寄生的一种微生物，可在禽类及哺乳动物中引起肺炎。文献报道，鹦鹉热衣原体肺炎约占社区获得性肺炎的1%，潜伏期为1～2周。临床症状常为急性发病，伴有高热、咳嗽、咳痰等呼吸道症状，也会引起腹泻等消化道症状[9]。鹦鹉热衣原体很难通过培养的方式鉴定，与传统方法比较，mNGS在检测新发未知病原体、罕见病原体、跨物种传播病原体、混合感染病原体、培养阴性的细菌/真菌性病原体中有着巨大的优势。同时，mNGS在新型冠状病毒的发现和鉴定中也发挥了重要作用。本例患者所患的鹦鹉热属人兽共患疾病，通过mNGS检测出罕见的致病原鹦鹉热衣原体。

因此，mNGS现已广泛应用于重症感染、慢性感染、疑难复杂感染、免疫缺陷患者感染的诊疗中。

## 参 考 文 献

[1] Grumaz S，Grumaz C，Vainshtein Y，et al. Enhanced performance of next-generation sequencing diagnostics compared with standard of care microbiological diagnostics in patients suffering from septic shock[J]. Crit Care Med，2019，47（5）：e394-e402

[2] Blauwkamp TA，Thair S，Rosen MJ，et al. Analytical and clinical validation of a microbial cell-free DNA sequencing test for infectious disease[J]. Nat Microbiol，2019，4（4）：663-674.

[3] Schlaberg R，Chiu CY，Miller S，et al. Validation of metagenomic next-generation sequencing tests for universal pathogen detection[J]. Arch Pathol Lab Med，2017，141（6）：776-786.

[4] Wilson MR. Actionable diagnosis of neuroleptospirosis by next-generation sequencing[J]. N Engl J Med, 2014, 370 (25): 2408-2417.

[5] Wang L, Guo W, Shen H, et al. Plasma microbial cell-free DNA sequencing technology for the diagnosis of sepsis in the ICU[J]. Front Mol Biosci, 2021, 8: 659390.

[6] Li N, Cai QQ, Hu BJ, et al. High-throughput metagenomics for identification of pathogens in the clinical settings[J]. Small Methods, 2021, 5 (1): 2000792.

[7] Greninger AL. The challenge of diagnostic metagenomics[J]. Expert Rev Mol Diagn, 2018, 18 (7): 605-615.

[8] Han D, Li Z, Li R, et al. mNGS in clinical microbiology laboratories: on the road to maturity[J]. Crit Rev Microbiol, 2019, 45 (5-6): 668-685.

[9] 朱榕生, 罗汝斌, 王选锭. 鹦鹉热衣原体致重症社区获得性肺炎 1 例[J]. 中华结核和呼吸杂志, 2019, 7: 548-551.

# 41　新型冠状病毒核酸检测室间比对符合率仅为60%的原因分析

黄中强，王雪亮，肖艳群

（上海市临床检验中心分子室）

## 【案例介绍】

按照国家新型冠状病毒核酸检测质量监管的要求，核酸检测实验室应定期开展实验室间比对工作。2022年4月30日晚，A实验室在进行新型冠状病毒核酸检测室间比对时，20例样本比对结果符合率较低，仅为60%（12/20），见表41-1。

表41-1　A实验室对20例样本的检测结果

| 编号 | 靶值/Ct值 | | | 实验室结果* | | | | 上报结果 | 比对结果 |
| --- | --- | --- | --- | --- | --- | --- | --- | --- | --- |
| | | | | 初检结果/Ct值 | | 复检结果/Ct值 | | | |
| | O基因 | N基因 | 结果 | O基因 | N基因 | O基因 | N基因 | | |
| 1 | 22.44 | 21.89 | 阳性 | / | / | / | / | 阴性 | 不符 |
| 2 | 26.40 | 26.04 | 阳性 | 23.66 | 24.84 | 19.21 | 16.30 | 阳性 | 符合 |
| 3 | / | / | 阴性 | 27.29 | 27.20 | 22.92 | 16.30 | 阳性 | 不符 |
| 4 | 34.66 | 33.42 | 阳性 | 31.95 | 32.44 | 28.38 | 24.12 | 阳性 | 符合 |
| 5 | 37.65 | 36.43 | 阳性 | 34.70 | 35.47 | / | 28.59 | 阳性 | 符合 |
| 6 | 20.48 | 18.68 | 阳性 | 16.13 | 18.38 | 14.42 | 17.67 | 阳性 | 符合 |
| 7 | / | / | 阴性 | 27.86 | 28.65 | / | 21.89 | 阳性 | 不符 |
| 8 | 34.50 | 33.21 | 阳性 | 31.43 | 31.07 | / | 25.42 | 阳性 | 符合 |
| 9 | 32.32 | 32.08 | 阳性 | 31.28 | 31.07 | 29.40 | 23.45 | 阳性 | 符合 |
| 10 | / | / | 阴性 | 28.91 | 29.60 | / | 22.85 | 阳性 | 不符 |
| 11 | 16.09 | 15.04 | 阳性 | 12.77 | 14.49 | 16.87 | 13.63 | 阳性 | 符合 |
| 12 | 25.48 | 24.65 | 阳性 | 25.52 | 27.30 | 21.30 | 17.24 | 阳性 | 符合 |
| 13 | / | / | 阴性 | / | / | / | / | 阴性 | 符合 |
| 14 | / | / | 阴性 | 31.52 | 32.23 | / | 25.76 | 阳性 | 不符 |
| 15 | / | / | 阴性 | / | / | / | / | 阴性 | 符合 |
| 16 | / | / | 阴性 | / | / | / | / | 阴性 | 符合 |
| 17 | / | / | 阴性 | 19.12 | 19.96 | 15.00 | 12.61 | 阳性 | 不符 |
| 18 | / | / | 阴性 | 30.89 | 31.76 | 27.51 | 24.02 | 阳性 | 不符 |
| 19 | 32.52 | 32.20 | 阳性 | 27.62 | 28.56 | 24.34 | 20.73 | 阳性 | 符合 |
| 20 | / | / | 阴性 | 31.88 | 32.38 | / | 25.32 | 阳性 | 不符 |

*初检试剂盒阳性判断值为Ct值＜40，复检试剂盒阳性判断值为Ct值≤30。

比对结果表明，该实验室存在明显的检测质量问题，于是笔者在次日上午对该实验室进行了一次新型冠状病毒核酸检测质量调查，调查内容包括检测系统、检测流程、室内质控、环境设施等方面。此外，通过调阅实验室的视频监控录像来回顾样本的整个检测过程，以明确造成检测结果错误的原因。

### 1. 检测系统

该实验室有2种检测试剂，试剂均在有效期内，实验室内仪器设备也均已校准。调查发现，该实验室部分非配套扩增仪为外地临时调配而来，检测前未能完成性能验证，且2种试剂更换批号时也未进行批间差验证。

### 2. 检测流程

20例样本包含阴性和阳性样本各10例，样本均为咽拭子样本，其中阳性样本来源于确诊人群。样本由专人冷链运送至该实验室，检测人员收到样本后立即进行检测，初检结束后进行复检，复检时重新提取样本核酸，2种试剂检测结果一致，实验室随即报告阳性16例、阴性4例。经与靶值比对后，共有8例结果错误（图41-1），符合率仅为60%（12/20）。

调查发现初检和复检所涉及的扩增仪均为外地实验室临时调配而来。另外，该实验室存在扩增试剂提前配制的情况，且配制后的试剂在2～8℃冰箱中放置时间超过8小时。

### 3. 室内质控及环境样本

该实验室按2份弱阳性、2份阴性和1份生理盐水设置室内质控，检测人员在完成加样后再处理质控品，且实验室当天未对阳性质控品进行稀释等其他操作。20例样本所在初检和复检批次的质控结果均在控（图41-2），样本人源性内标基因扩增正常。

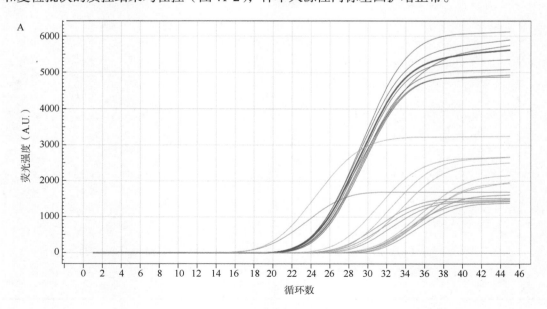

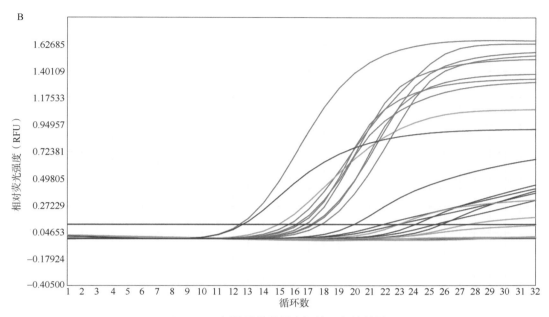

**图41-1** 8例结果错误样本初检、复检结果

A. 8例结果错误样本初检结果；B. 8例结果错误样本复检结果

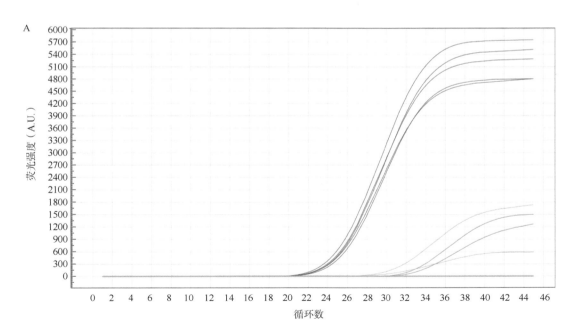

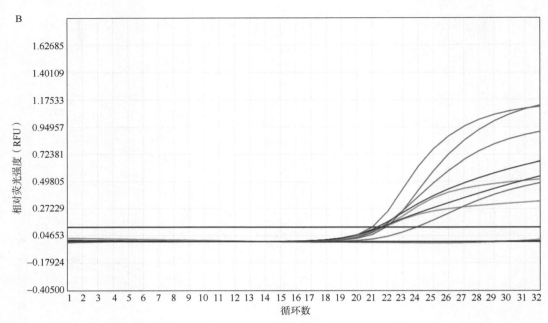

**图41-2** 20例样本初检、复检批次室内质控结果

A. 20例样本初检批次室内质控结果（在控）；B. 20例样本复检批次室内质控结果（在控）

该实验室上报结果后，自行采集了20例环境样本进行检测，检测结果均为阴性，但环境样本中有17例样本人源性内标基因为阳性（图41-3）。

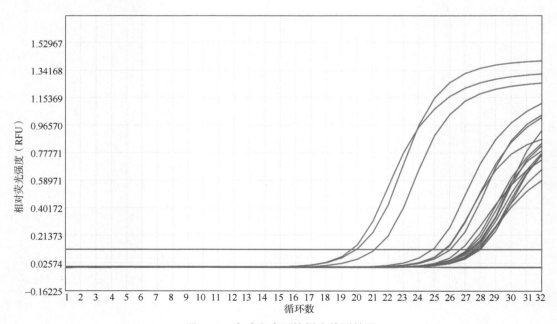

**图41-3** 实验室内环境样本检测结果

**4. 视频监控录像情况**

通过调阅生物安全柜内的监控录像来回顾整个操作过程，发现检测人员存在操作不规范行为，如 20 例样本在检测前侧翻入医废桶中未及时处理等。经了解，样本侧翻入医废桶前，检测人员正在对来自方舱医院的待检样本进行检测。

经调查，该实验室主要存在以下质量问题：①新进非配套扩增仪在使用前未进行性能验证；②试剂和关键耗材更换批号时未进行批间差验证；③试剂配制时未能按实验室标准操作规程的要求现配现用；④检测人员操作不规范。这些问题均是造成实验室检测结果错误的原因，最终，要求该实验室立即进行整改。

【 案例分析 】

为明确实验室检测结果错误的原因，需要回顾样本的检测全过程。该实验室的 8 例错误结果中，假阳性率占 87.5%（7/8），假阴性率占 12.5%（1/8）。对于 7 例假阳性样本，笔者推测该实验室存在较为明显的污染，所以重点关注造成污染的主要来源，如是否存在环境污染、阳性质控品使用不规范、样本间交叉污染等情况。对于 1 例假阴性结果，更加关注样本或核酸是否漏加、检测系统性能是否满足要求等环节[1, 2]。

对于实验室假阳性，由环境样本和多批次阴性质控的结果可排除实验室环境污染。结合整体质控结果和对质控品的使用，也可排除阳性质控品造成的污染。为了进一步查找污染源，查看了生物安全柜内的视频监控录像，发现 20 例样本在开始加样提取前有侧翻入医废桶中的情况，检测人员将手伸入医废桶中取出样本后，在未更换手套且未采取其他措施的情况下对样本进行检测，而在此之前，检测人员正在对方舱医院样本进行加样提取，故初步判断为样本侧翻入医废桶中造成污染从而导致假阳性结果。对于假阴性结果，初检和复检时人源性内标均扩增正常，再结合视频监控录像，可排除样本或核酸漏加造成的假阴性结果；而实验室在更换试剂批号时未进行批间差验证，新进扩增仪也未进行性能验证，且检测试剂配制时间过长，故很可能是由检测前问题导致的假阴性。因此，该实验室在检测前和检测中存在的问题，均是造成检测结果错误的原因。

环境样本检测结果表明实验室存在人源性样本气溶胶污染，虽然这种情况对新型冠状病毒靶基因的检测几乎不造成影响，但也反映出该实验室在防污染和质量管理等方面的不足。通过以上分析得出，该实验室存在严重的质量问题，所以责令该实验室限期完成整改，如整改不到位则暂停该实验室核酸检测业务。

【 案例拓展 】

聚合酶链反应（PCR）这项革命性的技术已成为目前最成熟、临床应用最广泛的分子诊断技术[3]。因其在短时间内的极大扩增效率及高灵敏度、高特异性，PCR 技术已在感染性疾病诊断、肿瘤的个体化治疗、基因检测、个体化用药指导、遗传咨询和产前诊断等多个领域得到广泛应用，特别是基于该技术的新型冠状病毒核酸检测在疫情防控中发挥了不可替代的作用,其检测结果的准确性直接影响到感染者的早诊断、早治疗、早隔离及疫情防控政策[4]。但该技术本身的特点导致在临床检测中,其结果易受到检验前、检验中和检验后多个环节及多种因素的影响[5, 6];如果实验室未按要求规范地应用,将造成非技术本身问题所导致的错误结果。因此,加强实验室质量管理并建立完善的质量控制体系,是保证检验结果准确可靠的重要前提和方法。

质量管理的重要手段包括室内质控和室间质评[7],室内质控的目的是检测和控制实验室常规工作的精密度,其结果决定了实验室即时测定结果的可靠性和有效性;而室间质评的目的主要包括评价实验室的检测能力并持续监控其检测质量,识别实验室存在的问题,确定不同实验室和不同检测方法的有效性和可比性等。因此,实验室应规范开展室内质控,定期参加室间质评或室间比对,最终保证检测结果的准确可靠。

## 【案例总结】

在本案例中,该核酸检测实验室同时存在假阳性和假阴性的情况,笔者通过回顾样本检测的全过程,最终找到引起结果错误的主要原因。当前,以PCR技术为主的分子诊断技术在疾病诊断、治疗监测和预后判断等诸多领域中展现出巨大的应用价值,但PCR技术因其极高的灵敏度和扩增效率,极易受多个环节和因素的影响,进而导致检测结果出现错误。因此,实验室需要对检测前、中、后的每个环节进行规范化管理来保证每个样本检测结果的准确性;同样,对于诸如核酸杂交、基因芯片和测序等多种新技术,实验室也必须采取更严格的质量保证措施,规范、合理地应用分子诊断技术,保证检验报告的准确、可靠,从而更好地为临床诊疗服务。

## 参 考 文 献

[1] 王雪亮,徐幸,朱凯,等. 新型冠状病毒核酸检测室间质量评价分析[J]. 中华检验医学杂志,2020,43(11):1100-1105.
[2] 里进,叶光明,陈良君,等. 新型冠状病毒核酸检测假阴性结果原因分析及对策[J]. 中华检验医学杂志,2020,43(3):221-225.
[3] Heid CA,Stevens J,Livak KJ,et al. Real time quantitative PCR[J]. Genome Res,1996,6(10):986-994.
[4] 徐英春,胡继红. 新型冠状病毒实验室检测专家共识[J]. 协和医学杂志,2021,12(1):18-26.
[5] Rahbari R,Moradi N,Abdi M. rRT-PCR for SARS-CoV-2:analytical considerations[J]. Clin Chim Acta,2021,516:1-7.
[6] Munne K,Bhanothu V,Bhor V,et al. Detection of SARS-CoV-2 infection by RT-PCR test:factors influencing interpretation of results[J]. Virusdisease,2021,32(2):187-189.
[7] 肖艳群,王华梁. 临床分子诊断质量管理问题及思考[J]. 中华检验医学杂志,2018,41(2):85-87.

# 42　快检阴性而普检阳性的新型冠状病毒感染

陈佳，陈伟琴，张冠怡，刘维薇

（上海中医药大学附属龙华医院检验科）

## 【案例介绍】

患者，女，74岁，因"言语不利、四肢乏力"由120急救车送至本院。主诉：言语不利、四肢乏力3天。既往有肝硬化、糖尿病、脑梗死、双下肢静脉血栓史，无发热咳嗽、无气促、无尿少肢肿，否认药物过敏史、食物过敏史、疫区疫水接触史，无工业毒物、粉尘、放射性物质接触史。体格检查：体温37℃，脉搏81次/分，呼吸18次/分，血压165/87mmHg，意识清醒，精神状态良好。实验室检查：①生化检查：$K^+$ 3.4mmol/L↓，$Na^+$ 131.0mmol/L↓，$Cl^-$ 101.4mmol/L，$CO_2$ 30mmol/L，Glu 16mmol/L；②新型冠状病毒感染检测：新型冠状病毒核酸快速检测（快检）（−），新型冠状病毒核酸常规检测（普检）初检N基因（+），复检N基因（+）。立即联系笔者所在医院发热门诊进行快检复核，并将标本送至新型冠状病毒检测实验室复测，通知临床重新采样送检，快检复核结果为阴性，新型冠状病毒实验室复测快检标本结果显示N基因（+），重采样本普检结果同样显示N基因（+）。诊断：①肝硬化；②糖尿病；③脑血管病；④新型冠状病毒感染（？）。遂收治于负压病房，给予补液、改善脑循环、稳定血压等各项治疗用药，并每天检测新型冠状病毒核酸。7天后，患者出现发热症状，新型冠状病毒核酸检测显示ORF1ab基因（+）、N基因（+），确诊为新型冠状病毒感染并开展治疗。

新冠病毒核酸检测：

（1）快检结果：使用甲试剂采用实时荧光定量PCR仪对患者的鼻咽拭子样本进行分析，3个检测通道分别为FAM、HEX及ROX。其中，FAM通道用于检测ORF1ab基因，HEX通道用于检测RNP（内标），ROX通道用于检测N基因。检测结果显示，患者新型冠状病毒核酸检测结果呈阴性。

（2）普检结果：患者鼻咽拭子样本抽提后，使用乙试剂在宏石荧光定量PCR仪SLAN-96S上进行扩增，检测通道分别为FAM、VIC及ROX。其中，FAM通道用于检测ORF1ab基因，VIC通道用于检测N基因，ROX通道用于检测IC（内标）。检测结果显示ORF1ab基因阴性，N基因Ct值36.21（图42-1A）。随后，使用乙、丙双试剂对原标本复查。乙试剂检测结果ORF1ab基因阴性，N基因Ct值36.83（图42-1B）。丙试剂检测通道分别为FAM、VIC及CY5。其中，FAM通道用于检测N基因，VIC通道用于检测ORF1ab基因，CY5通道用于检测IC（内标）。检测结果显示ORF1ab基因阴性，N基因Ct值30.27（图42-1C）。二者均显示N基因（+），与初检结果一致。

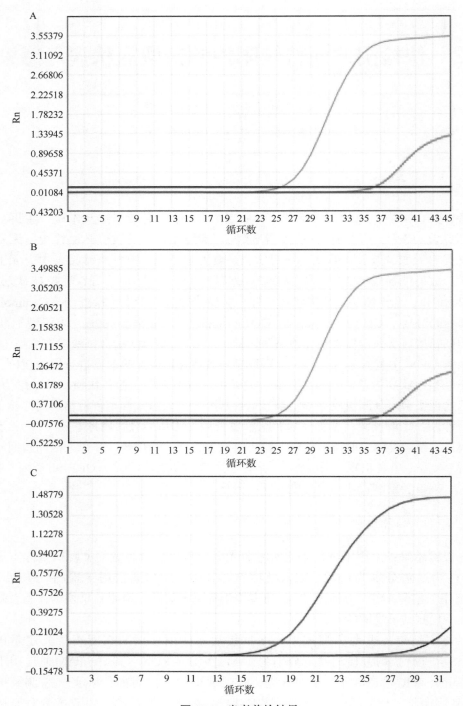

**图42-1 患者普检结果**

A. 初检扩增曲线；B. 复检乙试剂扩增曲线；C. 复检丙试剂扩增曲线

（3）快检标本复检结果：患者快检标本送至新型冠状病毒检测实验室，样本抽提后，使用乙、丙双试剂复检。乙试剂检测结果显示ORF1ab基因阴性，N基因Ct值36.45（图42-2A）；丙试剂检测结果显示ORF1ab基因阴性，N基因Ct值30.64（图42-2B）。

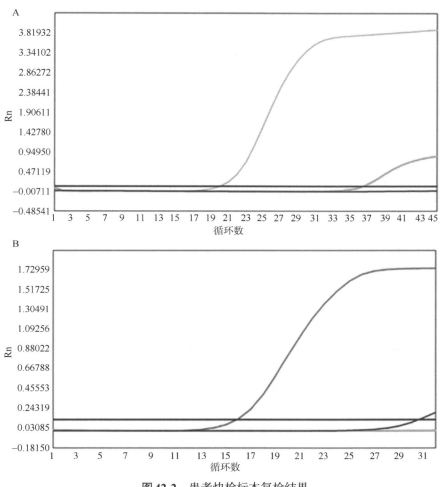

**图42-2** 患者快检标本复检结果

A.乙试剂扩增曲线；B.丙试剂扩增曲线

（4）重采样本普检结果：对患者重采样本抽提后，使用乙、丙双试剂进行分析。乙试剂检测结果显示ORF1ab基因阴性，N基因Ct值36.58（图42-3A）；丙试剂检测结果显示ORF1ab基因阴性，N基因Ct值30.88（图42-3B）。

（5）第7天新型冠状病毒核酸检测结果：患者鼻咽拭子样本抽提后，使用乙试剂和丙试剂进行扩增。乙试剂检测结果显示ORF1ab基因Ct值32.27，N基因Ct值30.06（图42-4A）；丙试剂检测结果显示ORF1ab基因Ct值24.70，N基因Ct值22.13（图42-4B）。

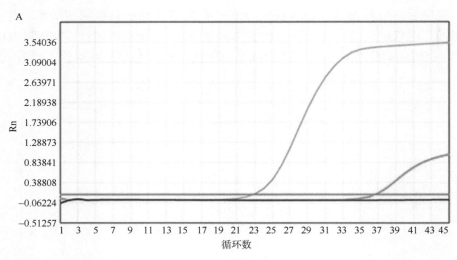

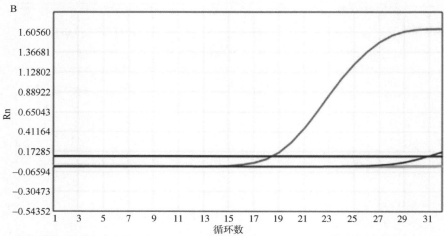

**图 42-3　重采样本普检结果**

A. 乙试剂扩增曲线；B. 丙试剂扩增曲线

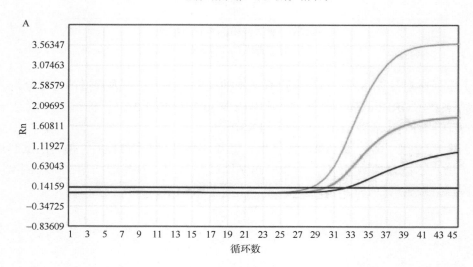

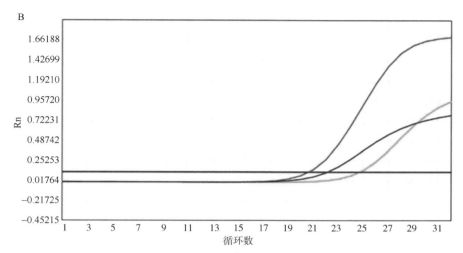

**图 42-4** 第 7 天新型冠状病毒核酸检测结果

A. 乙试剂扩增曲线；B. 丙试剂扩增曲线

【案例分析】

荧光定量聚合酶链反应（qPCR）检测新型冠状病毒核酸具有早期、敏感、特异性高等优点，但其结果准确性受到样本、试剂盒性能、实验因素、患者感染周期等多因素影响[1, 2]。该病例由 120 救护车送至笔者所在医院急诊科后，根据疫情防控要求，需行新型冠状病毒核酸快检及普检以便进一步采取治疗措施。患者快检结果呈阴性，普检初检、复检均呈 N 基因弱阳性，二者不一致。可能原因：①病毒载量过低，未达快检试剂盒检测下限；②快检标本采集时操作不当导致未采集到病毒；③普检样本污染。

为了进一步验证检测结果，立即联系发热门诊进行快检复核，复检结果为阴性。将快检标本送至新型冠状病毒检测实验室复测，并通知临床人员重采样本送检。检测结果均显示 N 基因弱阳性，ORF1ab 基因阴性，排除了快检标本未采集到病毒、普检样本污染的可能性。根据厂家声明，乙、丙试剂检测下限为 500copies/mL，甲试剂检测下限为 400copies/mL。然而，本案例中，乙、丙试剂灵敏度明显优于甲试剂。需注意的是，N 基因的保守程度不及 ORF1ab 基因，可能存在与其他冠状病毒 [ 如中东呼吸综合征冠状病毒（MERS-CoV）] 有一定程度的交叉反应，导致 N 基因扩增阳性而 ORF1ab 基因阴性。因此，需对患者进行连续监测以避免误诊。后续，该患者出现发热症状，且新型冠状核酸检测显示 ORF1ab 基因（＋）、N 基因（＋），最终确诊新型冠状病毒感染。因此，推断病毒载量过低是造成本案例快检阴性的主要原因。此外，快检的灵敏度、准确性可能不及普检。

【案例拓展】

qPCR 是一种在 DNA 扩增反应中，将荧光基团加入 PCR 反应体系，利用荧光信号积累实时监测整个 PCR 进程，最后通过标准曲线对未知模板进行定量分析的方法。整个反应过程可分为荧光背景信号阶段、荧光信号指数扩增阶段和平台期 3 个阶段。qPCR 中有 2 个概念比较重要，即荧光阈值（threshold）和阈值循环数（threshold cycle，Ct）。荧光阈值是在荧光扩增曲线上人为设定的值，缺省设置为3～15个循环的荧光信号标准差的10倍。Ct值是指在PCR循环过程中，每个反应管内的荧光信号达到设定阈值时所经历的循环次数[3]。通常起始拷贝数越多，Ct值越小[4]。qPCR技术凭借其精准定量、简易高效、特异灵敏等特点，被广泛地应用于分子生物学、医学等多个领域，在临床常用于乙肝病毒（HBV）和丙肝病毒（HCV）等的检测、抗病毒疗效动态观察、等位基因鉴别、单核苷酸多态性（SNP）分型、疾病耐药基因研究、多重定量等。

新型冠状病毒疫情以来，此项技术已应用于新型冠状病毒的检测。新型冠状病毒为一种正义单链RNA病毒，其基因组包含12个开放阅读框（open reading frame，ORF），编码多聚蛋白、结构蛋白和非结构蛋白等。其中，结构蛋白主要包括暴露在磷脂膜上的刺突蛋白（S）、核衣壳蛋白（N）等[5-7]。qPCR检测新型冠状病毒核酸是先将RNA逆转录为cDNA，以cDNA为模板进行扩增，通过荧光染料或荧光标记的特异性探针，对PCR产物进行跟踪并进行产物分析，高度特异的ORF1ab基因和相对保守的N基因为其常见检测靶点。在新型冠状病毒核酸检测工作中，为了确保检测质量，需规范开展室内质控。室内质控要求每批检测应设置2份弱阳性质控品（不同品牌的弱阳性质控品各一种）和3份阴性质控品（1份生理盐水，1份既往阴性样本，1份试剂盒自带阴性对照）。质控品随机放在临床标本中，参与从提取到扩增的全过程。弱阳性质控品浓度通常为检出限的1.5～3.0倍，可通过稀释方式得到，稀释液推荐使用RNA专用保存液。此外，实验室还需常态化地参加室间质评，包括每月定期的飞行检查和国家卫生健康委临床检验中心组织的室间质评活动等。

## 【案例总结】

qPCR检测新型冠状病毒核酸是基于聚合酶链反应在体外快速特异地扩增目的片段，放大目的核酸分子，扩大信号，并根据荧光信号达到预定荧光阈值时所经过的Ct判断目标核酸分子的有无，其结果受样本、试剂盒性能、实验因素、病毒载量等多因素影响。在病毒载量过低时（如感染早期、康复期）可能出现假阴性的检测结果，需要多次检测才能确诊。qPCR检测新型冠状病毒核酸时，N基因敏感性比ORF1ab基因高，但特异性相对较低。N基因可能存在与其他冠状病毒，如MERS-CoV，有一定程度的交叉反应，如检测显示ORF1ab基因阴性，N基因阳性，则结果不确定，需进行连续观察监测。若条件不足只能做一个靶标的检测，应至少针对新型冠状病毒核酸最为保守及特异性强的ORF1ab区域进行检测，以提高核酸检测结果的特异性。

### 参 考 文 献

[1] 王玉倩，薛秀花. 实时荧光定量PCR技术研究进展及其应用[J]. 生物学通报，2016，51（2）：1-6.

[2] 安钢力. 实时荧光定量PCR技术的原理及其应用[J]. 中国现代教育装备，2018，（21）：19-21.

[3] Chan JF，Kok KH，Zhu Z，et al. Genomic characterization of the 2019 novel human-pathogenic coronavirus isolated from a patient with atypical pneumonia after visiting Wuhan[J]. Emerg Microbes Infect，2020，9（1）：221-236.

[4] Jackson CB，Farzan M，Chen B，et al. Mechanisms of SARS-CoV-2 entry into cells[J]. Nat Rev Mol Cell Biol，2022，23（1）：3-20.

[5] Kim D，Lee JY，Yang JS，et al. The architecture of SARS-CoV-2 transcriptome[J]. Cell，2020，181（4）：914-921.

[6] Rahbari R，Moradi N，Abdi M. RT-PCR for SARS-CoV-2：analytical considerations[J]. Clin Chim Acta，2021，516：1-7.

[7] Yüce M，Filiztekin E，Özkaya KG. COVID-19 diagnosis：a review of current methods[J]. Biosens Bioelectron，2021，172：112752.

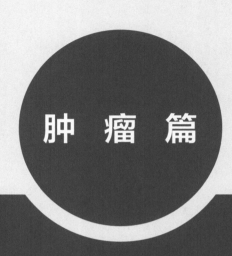

肿瘤篇

# 43 结肠癌*KRAS*基因检测：PCR与NGS检测结果为何不一致

吴江

（重庆医科大学附属第一医院临床分子医学检测中心）

## 【案例介绍】

患者，女，62岁，门诊以"结肠癌"收入院。患者因"腹痛半年，黑便1个多月"入院。半年前患者无明显诱因出现中上腹隐痛，伴腹胀、反酸、呃逆，排便后腹痛稍缓解。于当地医院就诊以"十二指肠球部溃疡"治疗后上述症状无明显缓解。1个多月前，患者出现黑便，大便次数减少（2～3天1次）、稀便，伴活动后头晕、乏力。半个月前于当地医院行肠镜检查提示：横结肠见一菜花样新生物。病理检查提示：横结肠腺癌。肠镜检查后出现半流质饮食后腹胀，予以输液治疗，腹痛、腹胀缓解。现患者无腹痛及肌紧张，大便次数正常（每天1次），黏液便。

入院诊断：①升结肠癌伴肺转移；②结肠息肉；③慢性浅表性胃炎。入院后完善相关辅助检查，2020年9月28日血常规检查示：血红蛋白97.0g/L↓，红细胞比容31.70%↓。9月29日生化检验报告示：糖类抗原125 43.1U/mL↑，糖类抗原19-9 144.1U/mL↑，铁蛋白19.2ng/mL↓，癌胚抗原17.7ng/mL↑，生长激素82.29pg/mL↓。肝肾功能、电解质、凝血功能未见明显异常。心电图未见明显异常。动态心电图未见明显异常。肠镜提示：①结肠癌；②乙状结肠腺瘤。

为解除、预防再次梗阻，患者有手术指征，无明确手术禁忌，于2020年9月30日在全身麻醉下行腹腔镜下右半结肠切除术，术后病理检查显示：升结肠腺癌，右半结肠中分化腺癌，侵及外膜，网膜见癌结节。为评估患者术后能否使用抗EGFR单抗指导靶向治疗或指导免疫治疗，送检肿瘤基因检测。

肿瘤基因检测结果：①突变扩增阻滞系统PCR（amplification refractory mutation system PCR，ARMS-PCR）肿瘤基因检测结果：*KRAS* c.35G＞A（p.G12D）阳性，提示对抗EGFR单抗治疗耐药，不建议用抗EGFR单抗治疗。②二代测序（next-generation sequencing，NGS）肿瘤基因检测结果显示*KRAS* c.30_35dup（p.A11_G12dup），为框内插入突变。该位点在ONCOKB、COSMIC、CLINVAR、UCSC等数据库及文献中鲜见报道，人群频率为0，被判断为临床意义不明确变异。未检出*KRAS* c.35G＞A（p.G12D），且无其他耐药基因变异（*KRAS/NRAS/BRAF* V600E），提示可能能用抗EGFR单抗治疗。③一代测序验证：突变位点附近有多个套峰，经过分析发现插入一段序列AGCTGG，实际为*KRAS* c.30_35dup（p.A11_G12dup），与NGS肿瘤基因检测结果一致。

## 【案例分析】

本案例中，患者ARMS-PCR检测为 *KRAS* c.35G＞A（p.G12D），而NGS、一代测序检测为 *KRAS* c.30_35dup（p.A11_G12dup），未检出 *KRAS* p.G12D，检测结果不一致。

原因分析：首先，由于该样本肿瘤细胞比例高，且ARMS-PCR检测 *KRAS* c.35G＞A（p.G12D）的Ct值较小，突变丰度较高，一代测序与NGS出现 *KRAS* c.35G＞A（p.G12D）假阴性的可能较低；其次，针对试剂和环境污染可能因素，回溯ARMS-PCR检测同一批次其他样本及阴性质控，若样本或者环境、试剂等存在污染，则其他样本也可能大批出现 *KRAS* p.G12D低水平污染及阴性质控异常，但是实际上阴性质控正常，其他样本也不存在 *KRAS* p.G12D低水平扩增曲线，同时鉴于该样本 *KRAS* p.G12D的Ct值较小且不在临界值附近，可以排除由ARMS-PCR试剂和环境污染导致 *KRAS* c.35G＞A（p.G12D）假阳性的可能。

因此，判断该患者的检测结果应为 *KRAS* c.30_35dup（p.A11_G12dup），而非 *KRAS* c.35G＞A（p.G12D），推测上述不一致的原因为ARMS-PCR试剂盒性能问题导致 *KRAS* p.G12D非特异扩增。

随后，联系ARMS-PCR试剂生产厂家，经过分析后发现：

（1）生产厂家提供了相应ARMS-PCR引物序列，该技术以等位基因特异性延伸反应为基础，只有当待测等位基因特异性引物3′端的碱基与突变位点处的碱基互补时，才能进行PCR延伸反应。为了提高引物延伸的特异性，厂家在针对 *KRAS* p.G12D的PCR引物3′端倒数第3位碱基处引入一个错配碱基（T＞G），该错配碱基与3′端的错配碱基共同作用，使引物在与其3′端不互补的模板中扩增产物率显著降低（野生型位点G），而引物在与其3′端互补的模板（突变型位点G＞A）中正常扩增，从而使得野生型不扩增而突变型（ *KRAS* p.G12D）扩增，见图43-1。

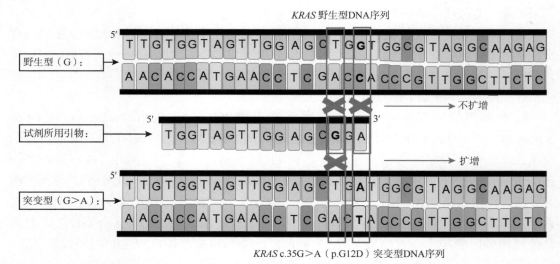

**图43-1** ARMS-PCR试剂引物设计原理（针对 *KRAS* p.G12D）

（2）采用ARMS-PCR试剂对该样本进行复测，结果仍为阳性，即 *KRAS* c.35G ＞ A（p.G12D）。

（3）对该问题样本一代测序结果进行分析，发现在突变位点附近有多个套峰，经过分析发现插入一段序列AGCTGG，而这段插入序列中的T在G12D引物与模板扩增过程中由于不匹配会形成一个凸起结构，T后的GG与先前序列形成GGA碱基序列刚好与G12D引物完全匹配（图43-2），因此对于 *KRAS* c.30_35dup（p.A11_G12dup），该厂家的 *KRAS* c.35G ＞ A（p.G12D）引物同样可以扩增，所以该ARMS-PCR结果实际为非特异性扩增所致。

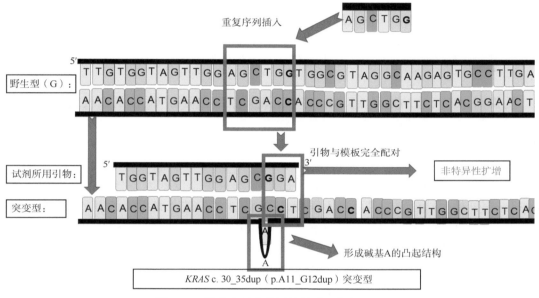

**图43-2**  样本出现非特异性扩增现象的原因

因此，ARMS-PCR检测到 *KRAS* c.35G ＞ A（p.G12D）为假阳性，该患者实际肿瘤突变为 *KRAS* c.30_35dup（p.A11_G12dup），以一代测序和NGS结果为准。该突变在ONCOKB、COSMIC、CLINVAR、UCSC等数据库及文献中鲜见报道，暂未查到有关该片段的基因频率，该缺失为罕见的变异，评估为临床意义尚不明确的变异，且患者无其他耐药基因突变（ *KRAS/NRAS/BRAF* V600E），提示可能能用抗EGFR单抗治疗。

【案例拓展】

扩增阻滞突变系统PCR（ARMS-PCR）主要基于等位基因的特异性延伸反应，唯有待测等位基因的特异性引物3′端碱基与待测突变位点处碱基能互补时，才可以进行PCR的延伸反应[1]。在普通的PCR扩增中，上、下游引物需要与靶序列完全匹配，ARMS-PCR则与之不同，它采用等位基因的两条特异上游引物，两条引物在3′端的核苷酸不同，一条是野生型的等位基因的特异引物，另一条是突变型等位基因的特异引物，在Taq酶（DNA聚合酶）的作用下，与DNA模板不能完全匹配的上游引物不能退火，无法产生PCR产物，而与DNA模板匹配的上游引物体系可扩增出PCR产物，进而利用凝胶电泳或qPCR就能分辨有无扩增产物，由此确定基因型。当前主流的检测方法是ARMS联合TaqMan探针和qPCR技术。

ARMS-PCR的特点在于其引物设计，理论上来说Taq DNA聚合酶只有在引物3′端的碱基与DNA模板完全配对的情况下才可以进行DNA聚合反应，但实际上由于Taq DNA聚合酶的严谨性受到多种因素的影响，在某些特殊情况，即使引物3′端的碱基与DNA模板不完全配对/错配，PCR延伸反应依然可以继续进行，例如引物的3′端仅有一个碱基不匹配，此时引物仍然可能错配结合模板DNA，并进行延伸反应，只是延伸效率低于那些3′端完全匹配的引物，而且不同类型的3′端错配有不同的延伸效率。例如，人为地在3′端引入错配碱基，当错配数目达到一定程度，3′端将无法进行延伸反应，所以仅仅靠引物3′端的单个碱基错配（如普通PCR）是无法可靠区分相似的2个等位基因，由此可能造成假阳性结果。

为提高PCR反应的特异性，ARMS-PCR设计通常在引物3′端的倒数第二位或第三位碱基处人为引入一个错配的碱基，该错配碱基与3′端错配的碱基一起作用，使得引物在与其3′端不匹配的DNA模板的扩增效率显著降低，而引物在与其3′端匹配的DNA模板中能正常扩增。

ARMS-PCR的特异引物设计好后，还要加入一对等位基因特异性的TaqMan探针，TaqMan探针的两端分别连着两种不同荧光染料，3′端连着荧光猝灭基团，5′端连着荧光基团。一个这样的完整探针上，由于荧光共振能量转移作用，荧光基团和猝灭基团在距离上非常靠近会导致荧光猝灭，因此一般情况下仪器检测不到TaqMan探针5′端荧光基团的荧光，只会检测到背景荧光。而在目标基因的扩增过程中，特异性的PCR引物和TaqMan探针会在退火时与目标DNA序列配对结合，在Taq DNA聚合酶作用下进而延伸，当Taq DNA聚合酶遇到与DNA模板结合的TaqMan探针时，其5′→3′外切核酸酶会把与模板结合的TaqMan探针降解，进而使TaqMan探针上的荧光基团分离，荧光共振能量转移的猝灭效应消失，从而发出荧光。如果上游引物与目标DNA序列有错配，就会显著减少荧光释放。随后，通过计算机软件分析荧光数据确定基因型，ARMS-PCR通常通过Ct差值或Ct值的有无来判读结果。

由于大部分肿瘤基因突变都是体细胞突变，突变细胞往往与野生型细胞混杂，在提取的DNA中往往含有大量野生型DNA，对于肿瘤突变基因的检测往往需要灵敏度高，而ARMS-PCR法因其检测的高灵敏度和特异性而备受欢迎，可以准确检出丰度小于1%的基因突变，因此在临床肿瘤基因检测中应用广泛[2]。

## 【案例总结】

基因的变异类型多种多样，对应的分子检测方法亦多种多样，ARMS-PCR检测肿瘤基因突变具有操作简单、快速、成本低、结果分析简单、灵敏度高等特点，但是其准确性受到试剂盒性能、样本等多种因素影响，只能检测已知突变，无法检测未知突变和复杂变异，由于其原理是针对已知突变位点而设计的，在一些特殊情况下，由于突变类型复杂多变，有可能出现假阳性或假阴性，这是该技术无法避免的、固有的局限性。

　　二代测序（NGS）可以检测已知突变和未知突变、复杂变异，具有通量高、性价比高的特点，但是该技术对样本的要求高，而且操作复杂、周期相对较长，同时目前其灵敏度尚不及 ARMS-PCR 检测，一代测序虽通量低，但结果准确，同样其灵敏度不及 ARMS-PCR 检测[3]。

　　因此，针对不同的临床需求，都可以有对应的理想的检测方法，各个检测平台有着自己的优势和劣势，在临床实践过程中，应针对不同的实际情况，合理选择检测方法，同时，各检测平台可以作为相互补充的重要手段。

## 参 考 文 献

[1] Machnicki MM，Glodkowska-Mrowka E，Lewandowski T，et al. ARMS-PCR for detection of BRAF V600E hotspot mutation in comparison with real-time PCR-based techniques[J]. Acta Biochim Pol，2013，60（1）：57-64.

[2] Zhu Y，Guo Z，Liu Y，et al. A novel ARMS-based assay for the quantification of EGFR mutations in patients with lung adenocarcinoma[J]. Oncol Lett，2018，15（3）：2905-2912.

[3] Ogino S，Kawasaki T，Brahmandam M，et al. Sensitive sequencing method for KRAS mutation detection by pyrosequencing[J]. J Mol Diagn，2005，7（3）：413-421.

# 44 *MEF2D/BCL9*基因阳性伴CD5⁺异常表达的急性前体B淋巴细胞白血病诊断

王维维，邱丽君，章黎华，姜文理，沈立松

（上海交通大学医学院附属新华医院检验科）

## 【案例介绍】

患者，女，13岁。既往身体健康。6天前无明显诱因出现双下肢皮肤出血点，双上肢也逐渐出现出血点。

体格检查：体温37.5℃，脉搏90次/分，呼吸20次/分，血压102/78mmHg，身高173cm，体重67kg，神志清，精神可，饮食睡眠可，全身皮肤及黏膜未及黄染，四肢散在针尖样出血点，无压痛，压之不褪色，不伴瘙痒，右上肢可见瘀斑，口唇略苍白，咽充血，双侧扁桃体Ⅰ度肿大，全身浅表淋巴结未触及肿大，肝脾肋下未及，其余未见异常。

实验室检查：①血常规：白细胞计数12.40×10⁹/L，红细胞计数4.07×10¹²/L，血红蛋白101g/L，血小板计数16.00×10⁹/L，CRP 3mg/L；②肝功能：丙氨酸氨基转移酶144.3U/L，天冬氨酸氨基转移酶246.3U/L。

影像学检查：①头颅CT平扫未见明显异常；②腹部超声示脾稍大，肝、胆、胰、双肾未见明显异常，后腹膜、双侧颈部、双侧锁骨上、双侧腋窝、双侧腹股沟均未见明显异常肿大淋巴结。

骨髓涂片及染色：骨髓形态学发现涂片原幼细胞占比80%，此类细胞大小不一，呈圆形或椭圆形，核大，细胞核略偏位，细胞质量少、呈蓝色，可见空泡（图44-1）。符合急性淋巴细胞白血病/淋巴瘤骨髓象。

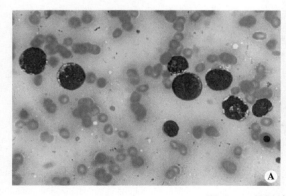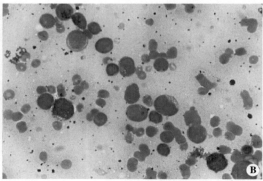

**图44-1** 骨髓涂片（×1000）

A.瑞氏染色，细胞大小不一，部分细胞胞质内有空泡；B.过氧化物酶（POX）染色，结果呈阴性流式细胞术免疫分型：骨髓细胞免疫分型检测结果如图44-2所示，发现骨髓中幼稚细胞（P2）比例为86.3%，细胞大小不一，以体积偏大细胞为主，主要表达B淋巴细胞标志物CD19⁺cCD79a⁺CD34⁻CD10⁺CD5⁺CD22⁺CD20⁺/⁻cμ⁺，CD45中到低表达；按照急性B淋巴细胞白血病分期标准[1, 2]诊断为急性前体B淋巴细胞白血病（Pre-B-ALL）或CD5⁺CD10⁺B系淋巴瘤骨髓转移。

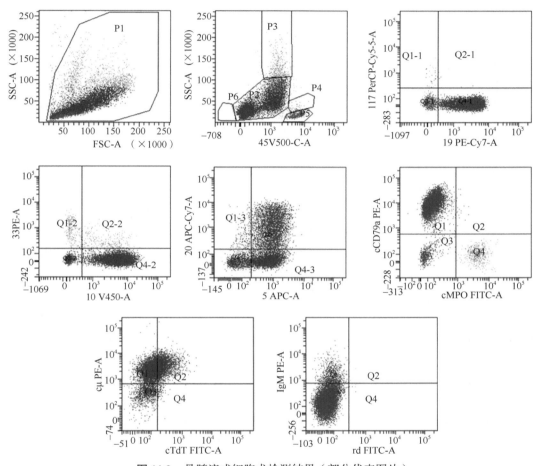

**图44-2　骨髓流式细胞术检测结果（部分代表图片）**

流式双参数散点图显示结果依次如下：细胞FCS和SSC值偏大，CD45中到低表达，主要表达的细胞标志物为CD7⁻CD33⁻CD117⁻CD19⁺CD10⁺CD34⁻CD3⁻CD（16+56）⁻CD4⁻CD8⁻CD5⁺CD20⁻/⁺CD64⁻CD13⁻CD56⁻CD11c⁻CD15⁻CD11b⁻HLA-DR⁺CD65⁻CD（41+61）⁻CD294⁻CD71⁺CD235a⁻CD2⁻CD22⁺CD16⁻CD38⁺CD10⁺IgM⁻TCRrd⁻TCRab⁻CD1a⁻cMPO⁻cCD79a⁺cCD3⁻cCD22⁺cμ⁺cTdT⁻/⁺Kappa⁻Lambda⁻

细胞遗传学与分子生物学检测结果如下。①染色体核型：75～78〈3n〉，XXX，+X，+4，+8，−?9，+11，+12，del（12）（p12）×2，+14，+17，del（17）（p11）×2，+18，+21，+22，inc[cp13]/46，XX[7]，标本经培养后分析20个中期相细胞，13个细胞核型为三倍体的复合核型。②基因组拷贝数变异（CNV）检测：检测到CDKN2A（EXON 2，4），CDKN2B（EXON 2），PAX5（EXON 1）和ETV6（EXON 1，2，3，5，8）大片段缺失。③*MEF2D*融合基因筛查：此患者存在*MEF2D/BCL9*融合基因阳性。

结合临床症状，此患者无淋巴结肿大，综合骨髓形态学、细胞免疫表型、细胞遗传学和分子生物学及融合基因*MEF2D/BCL9*阳性，此患者诊断为*MEF2D/BCL9*基因阳性伴CD5异常表达的Pre-B-ALL。诊断的难点在于CD5$^+$ B-ALL罕见，需要与其他CD5$^+$ B细胞淋巴瘤进行鉴别。

### 【案例分析】

淋巴细胞白血病与淋巴瘤的鉴别：淋巴细胞白血病通常是指骨髓、外周血出现了恶性淋巴细胞的一种状态，通常其诊断标准是骨髓或者外周血的恶性淋巴细胞超过20%。根据病程及分化程度，可分为急性或慢性。

淋巴瘤是指淋巴细胞的恶性肿瘤，通常是以瘤块（肿物、包块）起病多见，习惯上称为淋巴瘤；但实际上也有以白血病起病的情况。所以，淋巴细胞白血病和淋巴瘤可以是同一种疾病的不同表现形式或不同发展阶段。

*MEF2D* 融合基因：肌细胞增强因子2D（MEF2D）基因位于1q22，近来发现存在于B-ALL的一些重排基因中。*MEF2D*基因编码转录因子家族的一个成员参与控制肌肉和神经细胞的分化和发育，是由Ⅱ类组蛋白去乙酰酶调控。其主要的融合基因为B-cell CLL/lymphoma 9（*BCL9*，1q21）、异质核糖核蛋白U-like 1（*HNRNPUL1*，19q13.2）、无精症缺失相关蛋白1（*DAZAP1*，19p13.3）、菌落刺激因子1受体（*CSF1R*，5q32）、滑膜肉瘤易位18号染色体（*SS18*，18q11.2）、信号转导转录激活因子6（*STAT6*，12q13.3）和Forkhead Box J2（*FOXJ2*，12p13.31）等，大部分见于儿童和青年B-ALL患者[3]。

伴随CD5$^+$异常表达的B-ALL：CD5是一个相对分子质量为67 000的糖蛋白，通常在T细胞上强表达，而在B细胞上有一小群弱表达CD5，此类B细胞即是B1a，成人中此类细胞约占B细胞的25%[4]。有报道认为，伴随CD5$^+$异常表达的B-ALL罕见，占所有B-ALL的2.0%～4.5%[5]，多见于年轻患者（＜18岁）。另有文献报道，伴随CD5$^+$异常表达的B-ALL罕见且以男性患者多见，中位生存期缩短（21个月 *vs.* 45个月），伴随CD5$^+$异常表达的B-ALL临床预后差[6]。另外，有一些B淋巴细胞恶性肿瘤，可以异常表达CD5，最常见的如慢性B淋巴细胞白血病/小细胞淋巴瘤（B-CLL/SLL）、套细胞淋巴瘤（MCL），还有如B细胞幼淋巴细胞白血病（B-PLL）、弥漫大B细胞淋巴瘤（DLBCL）、滤泡淋巴瘤（FL）、脾边缘区淋巴瘤（SMZL）等[4]。

伴随CD5$^+$异常表达的B-ALL需要与其他CD5$^+$ B系淋巴瘤进行鉴别。CD20弱表达，CD45弱表达，表面免疫球蛋白的缺失，以及CD34和TdT的表达，免疫染色cyclin D1阴性，t（11；14）（q13；q32）缺失等有助于B-ALL的诊断[6]。

虽然这些伴随CD5$^+$表达的B系淋巴瘤，其起源机制不同，但很明确的一点是CD5$^+$的异常表达，影响了疾病的预后及临床进程[4]。CD5的表达与MCL预后相对良好有关，与B-CLL/SLL、B-PLL和SMZL的预后相关存在争议，而CD5表达与DLBCL、FL和B-ALL预后不良密切相关[4, 6]。

【 案例拓展 】

通过基因组拷贝数变异（CNV）检测，检测到该患者存在 CDKN2A（外显子 2，4）、CDKN2B（外显子 2）、PAX5（外显子 1）和 ETV6（外显子 1，2，3，5，8）大片段缺失。由于 ALL 中大多数 CNV 的缺失区域小于 1Mb，有的仅为一个或数个外显子的缺失，常规染色体核型分析基本无法检测。所以，CNV 是通过多重连接依赖探针扩增（multiples ligation-dependent probe amplification，MLPA）方法检测，这是一种可以在同一反应管内检测多达 50 个核苷酸序列的拷贝数变化的方法，具有高效、特异、简便、快速等特点。

CNV 是 ALL 中常见的变异。大多数 CNV 是在肿瘤发展过程中继发获得的，同一个患者可能同时有多种 CNV，它们共同影响疾病的疗效和预后。中国成人 ALL 研究表明，66.7% 的 ALL 患者中具有一个或多个 CNV（这些基因包括 *IKZF1*、*CDKN2A/B*、*PAR1*、*BTG1*、*EBF1*、*PAX5*、*ETV6*、*RB1* 等）[7]。*IKZF1* 和 *CDKN2A/B* 缺失等检测被《中国成人急性淋巴细胞白血病诊断与治疗指南》（2021 年版）列为建议开展的项目，可为患者提供诊断、预后、靶向治疗的依据[8]。心肌细胞增强因子 2D（MEF2D）融合基因筛查，发现此患者存在 *MEF2D/BCL9* 融合基因阳性。此融合基因筛查，是通过实时定量聚合酶链反应（RT-qPCR）的方法，检测已知 *MEF2D* 的 6 种融合，包括 *MEF2D/BCL9*、*MEF2D/HNRNPUL1*、*MEF2D/SS18*、*MEF2D/DAZAP1*、*MEF2D/CSF1R*、*MEF2D/FOXJ2*。RT-qPCR 方法根据已知的基因设计引物，可以检测已知融合形式或已知亚型，灵敏度高、操作简便。

*MEF2D* 基因位于 1q22，属于 MEF2 转录因子家族，可以调节细胞分化。急性白血病细胞染色体重排可以导致 *MEF2D* 基因的异常高表达，进而促进白血病的进展。*MEF2D* 基因重排多见于 B-ALL，分别占儿童和青少年 B-ALL 的 4.1% 和 6.5%，成人中发生比例降低，约为 1.8%[3, 9]，发生 *MEF2D* 融合的患者通常有异常的细胞免疫表型，疗效差、易复发。

【 案例总结 】

本病例的诊断难点在于 CD5 通常是 T 淋巴细胞的标志物之一，伴随 CD5$^+$ 异常表达的 B-ALL 罕见，而 CD5$^+$ B 细胞淋巴瘤（如 B-CLL/SLL、MCL、DLBCL 等）多见，所以需要与其他 CD5$^+$ B 细胞淋巴瘤鉴别。但急性白血病 B-ALL 与 B 细胞淋巴瘤在治疗上存在不同，所以二者的鉴别诊断具有必要性。

根据世界卫生组织（WHO）淋巴瘤分型，随着重现性证据的增多，具有 *MEF2D* 等重排的疾病，可能被分为新的亚型（目前证据还有限），也就是说本病例将来有可能被诊断为急性 B 淋巴细胞白血病伴 *MEF2D* 重排[10]。

**参 考 文 献**

[1] 刘艳荣. 实用流式细胞术——血液病篇 [M]. 北京：北京大学医学出版社，2010.

[2] 中华人民共和国国家卫生健康委员会. 儿童急性淋巴细胞白血病诊疗规范（2018 年版）[EB/OL]. （2018-10-08）[2022-07-20]. http://www.nhc.gov.cn/cms-search/xxgk/getManuscriptXxgk.htm?id=aef829

30c1af4fc5bf325938e2fcb075.

[3] Ohki K, Kiyokawa N, Saito Y, et al. Clinical and molecular characteristics of MEF2D fusion-positive B-cell precursor acute lymphoblastic leukemia in childhood, including a novel translocation resulting in MEF2D-HNRNPH1 gene fusion [J]. Haematologica, 2019, 104（1）: 128-137.

[4] Jaseb K, Purrahman D, Shahrabi S, et al. Prognostic significance of aberrant CD5 expression in B-cell leukemia[J]. Oncol Rev, 2019, 13（1）: 400.

[5] Staley EM, Feldman AZ, Koenig RG, et al. CD5 positive B-ALL, a uniquely aggressive subcategory of B-ALL? A case report and brief review of the literature[J]. Pediatr Blood Cancer, 2019, 66（1）: e27484.

[6] Ye MT, Zhu J, Luo DX, et al. B-lymphoblastic leukemia with aberrant CD5 expression[J]. Am J Clin Pathol, 2021, 156（4）: 586-595.

[7] Fang Q, Yuan T, Li Y, et al. Prognostic significance of copy number alterations detected by multi-link probe amplification of multiple genes in adult acute lymphoblastic leukemia[J]. Oncol Lett, 2018, 15（4）: 5359-5367.

[8] 中国抗癌协会血液肿瘤专业委员会, 中华医学会血液学分会白血病淋巴瘤学组. 中国成人急性淋巴细胞白血病诊断与治疗指南（2021年版）[J]. 中华血液学杂志, 2021, 42（9）: 705-716.

[9] 陈苏宁, 王谦. 急性淋巴细胞白血病的分子遗传学研究进展[J]. 临床血液学杂志, 2017, 30（5）: 345-349.

[10] Alaggio R, Amador C, Anagnostopoulos I, et al. The 5th edition of the World Health Organization classification of haematolymphoid tumours: lymphoid neoplasms[J]. Leukemia, 2022, 36（7）: 1720-1748.

# 45 NGS用于*BRCA2*基因发生有害突变的胰腺癌诊断

吴之源，张卿芸，关明

（复旦大学附属华山医院检验科）

【案例介绍】

患者，男，70岁，因"全身黄染近2个月"入院就诊，既往CT提示胰腺钩突占位，肝内胆管、肝总管和胰管扩张，血清总胆红素＞400 μmol/L，于2021年8月23日行内镜下逆行胰胆管造影术（ERCP）。有"冠脉支架置入术"及"腰椎间盘突出症"手术治疗史，无发热、咳嗽，否认输血史、食物过敏史、药物过敏史、家族遗传病史、家族肿瘤史。

2021年10月22日体格检查：T 36℃，P 85次/分，R 16次/分，BP 110/72mmHg，早期预警评分（MEWS）1分，身高162cm，体重58kg，神志清楚，精神状态好。专科检查见全身皮肤、巩膜黄染，全腹平坦，腹部未见明显静脉曲张或陈旧性瘢痕。中上腹压痛，轻度肌卫，无明显反跳痛。未及腹块，肝脾肋下未扪及，肝区轻度叩痛，墨菲（Murphy）征阴性，麦氏点无压痛，移动性浊音阴性，肠鸣音不亢。入院后全身PET检查见胰腺钩突软组织密度影、后腹膜及腹腔内多发肿大淋巴结影伴肠系膜不均匀增厚，脱氧葡萄糖（FDG）代谢异常增高，结合病史，首先考虑胰腺肿瘤及转移所致。

实验室检查示：糖类抗原125（CA125）461.00U/mL↑，神经元特异性烯醇酶（NSE）11.80ng/mL，糖类抗原72-4（CA72-4）9.40U/mL↑，甲胎蛋白（AFP）3.60ng/mL，癌胚抗原（CEA）37.90ng/mL↑，糖类抗原19-9（CA19-9）5669.00U/mL↑，初步诊断为胰腺恶性肿瘤。于2021年10月29日全身麻醉下行胰十二指肠切除术（WHIPPLE术），手术顺利，送胰十二指肠肿瘤部位标本，病理诊断为胰腺导管腺癌，中-低分化，浸润邻近器官/脉管内癌栓（+），神经侵犯（+），各切缘（－）；淋巴结转移情况（3/20），胰腺周围淋巴结（3/9），胃周围淋巴结（0/1），第8组淋巴结（0/1），第9组淋巴结（0/3），第12组淋巴结（0/3），第13组淋巴结（0/3）。免疫组化示：CK（+）、p53（－），VIM（－），Ki-67（灶5%+），CD34（血管+），SMAD4（－/+），β-Cat（核－），BCL10（－），MSH2（弱+）、MSH6（+）、MLH1（+），PMS2（+），CDX2（－）。病理分期为T4N1M0，属于胰腺癌Ⅲ期患者。分子病理查见*KRAS* G12D突变。另使用可逆末端终止法（二代测序）进行*BRCA1/2*基因胚系突变检测，结果显示患者存在*BRCA2*基因的杂合有害突变NM_000059.3：exon11：c.3847_3848del：p.（V1283Kfs*2），该患者基因发生了移码突变，导致基因所编码蛋白质的第1283位氨基酸由缬氨酸突变为赖氨酸，并引起后续蛋白质编码的提前终止。根据国际癌症研究所（IARC）和美国医学遗传学与基因组学学会（ACMG）的分类标准，为5类——有害突变，认为患者对铂类药物、多聚腺苷二磷酸核糖聚合酶（PARP）抑制剂等靶向基因组不稳定性药物敏感（图45-1、图45-2）。

| 检测范围：BRCA1基因和BRCA2基因全编码区、外显子-内含子连接区、UTR区、启动子区 | | | |
|---|---|---|---|
| 突变类型：单核苷酸变异及小片段插入缺失突变 | | | |
| 检测方法：可逆末端终止法（二代测序法） | | | |
| 基因 | 单核苷酸变异/小片段插入缺失突变 | | |
| | 结果 | 参考范围 | 临床意义 |
| BRCA1 | 未检测到有害或疑似有害突变 | 未检测到有害或疑似有害突变 | 未检测到有害或疑似有害突变 |
| BRCA2 | NM_000059.3:exon11:c.3847_3848del:p.(V1283Kfs*2) | 未检测到有害或疑似有害突变 | 有害突变 |

备注说明：点突变、插入缺失检测结果部分仅列出有害突变、疑似有害突变。

**图45-1　BRCA1/2基因检测报告单**

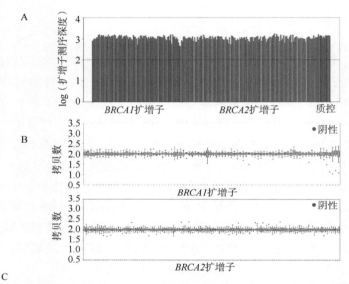

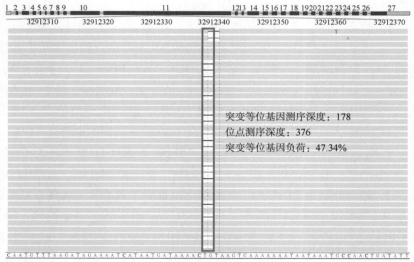

BRCA2:NM_000059.3:exon11:c.3847_3848del:p.(V1283Kfs*2)

**图45-2　患者测序结果**

A.测序扩增子覆盖率；B.扩增子拷贝数；C.突变位点测序读长比对视图

根据*BRCA2*基因突变情况，自2022年2月起开始使用奥沙利铂（Oxa）100mg+吉西他滨（GEM）1g方案化疗。2022年2～5月经5轮化疗后，连续随访患者血清CEA、CA19-9、CA125持续下降，健康状况持续改善（图45-3）。2022年6～8月，患者接受后续5轮Oxa+GEM化疗，术后10个月影像学及实验室检查未见复发。

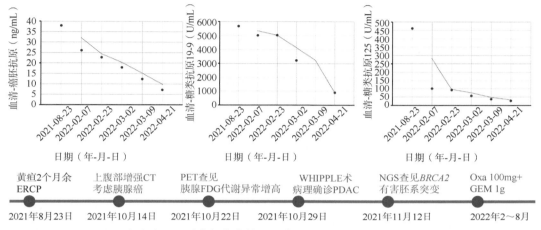

**图45-3** 患者病程及手术与化疗前后血清CEA、CA19-9、CA125变化趋势

**【案例分析】**

胰腺癌在我国的发病率逐年增高且预后极差，目前已成为我国第六大癌种，并位列每年肿瘤病死原因的第四位。因胰腺为消化道分泌器官，在疾病早期患者缺乏明显症状，确诊时多已处于疾病晚期，且胰腺在解剖结构上包裹在肝脏和胆道之间，肿瘤极易侵犯周围组织及淋巴结，导致疾病转移与复发。胰腺癌目前使用白蛋白紫杉醇或吉西他滨进行新辅疗或化疗，但不良反应及临床效果依然不尽如人意。在以上因素综合作用下，胰腺癌的1年生存率不足20%，晚期胰腺癌的中位生存期仅为3个月[1]。

近年来随着肿瘤基因组学的不断发展，已经发现部分胰腺癌患者，特别是家族性胰腺癌患者具有DNA同源重组修复功能缺陷（HRD）。据统计，约有4%的胰腺癌患者存在同源重组基因拷贝数丢失或无义突变等失功能变异。这类肿瘤的基因组高度不稳定，肿瘤的恶性程度也更高。但针对这部分同源重组修复缺陷的胰腺癌无法修复DNA双链断裂的特性，可使用铂类药物进一步诱导DNA双链产生交联，诱导DNA双链断裂，从而特异地杀伤同源重组修复功能缺陷的肿瘤细胞。前期有多个临床试验显示，对同源重组修复缺陷的胰腺癌患者使用含铂类药物的化疗方案可以显著延长患者生存时间。

本病例中，患者虽然患中-低分化胰腺导管癌并存在淋巴结转移，但根据其*BRCA2*基因存在胚系有害突变的检测结果，针对性地使用靶向基因组不稳定的奥沙利铂组合传统吉西他滨化疗方案，取得了较为满意的治疗效果，在术后10个月患者均未出现疾病复发且健康状况得到持续改善，进一步凸显了对同源重组修复缺陷特征的恶性肿瘤，如乳腺癌、卵巢癌、胰腺癌进行同源重组缺陷检测的临床意义。

**【案例拓展】**

二代测序是一种高通量、低成本、高效率的测序手段，该测序方法可应用于胚系变异和体系变异中点突变、小片段插入/缺失及大片段重排的检测，技术方案包括靶向区域测序、全外显子组测序、全基因组测序和线粒体DNA测序[2]。本案例中基于Illumina平台的二代测序，利用基因芯片，可以实现边合成边测序，单次实验检测并分析多个基因位点区域。整个实验过程分为文库制备、簇生成、测序及数据分析四个阶段。文库制备可通过多种方法（杂交捕获、超声打断等）将目的基因分割为150bp左右的小片段，并以聚合酶链反应的方式为小片段两端加上识别标本的index序列及测序所需的特定接头。簇生成步骤中，由于存在序列以共价键结合于芯片上，并与文库中的接头碱基互补，可将单链形式的文库作为模板，进行与芯片上序列的初次扩增。随后，利用酸碱变化仅保留芯片上扩增出的单链，使其弯折如桥般与周围序列再次结合并多次扩增成簇，该步骤也称为桥式扩增。成簇后，通过引入荧光标记的dNTP和酶，每延伸一个碱基，去除多余的dNTP和酶，收集流动池表面的荧光信号，去除荧光及叠氮基团后再重复延伸，即可实现测序的目的。最后，软件根据参考基因组，重新将测得的短序列构建成完整序列，通过标签（index）序列区分标本来源拆分数据，生成基因变异列表并对变异初步分类，后经人工复核确认结果。分析时，一般对测序数据有效数据利用率、Q30、测序深度、覆盖率等进行监控[3]。

二代测序技术广泛应用于基因检测。乳腺癌易感基因（*BRCA1/2*）是一类重要的抑癌基因，参与DNA同源重组修复（HRR）的过程。其基因变异可导致同源重组修复缺陷，进而增加癌变的可能[4, 5]。对于携带*BRCA1/2*基因突变的患者，采用含铂化疗方案可取得更佳获益。铂类药物通过跨膜转运进入细胞，在细胞内发生离解反应生成水合铂阳离子，可与肿瘤细胞的DNA双链共价交联，形成铂-DNA加合物，导致肿瘤细胞DNA双链断裂。BRCA可通过HRR途径修复铂类化疗药物损伤后的肿瘤细胞DNA，导致铂类药物耐药，而存在*BRCA*突变的肿瘤细胞DNA双链损伤修复受阻，使得肿瘤细胞对铂类药物更加敏感。此外，PARP抑制剂可以通过致死的途径抑制携带*BRCA1/2*基因的肿瘤细胞的生长，同样认为是*BRCA1/2*基因突变患者的靶向药物。二代测序检测*BRCA1/2*基因时，为确保检测质量，规范开展室内质控。每批检测设置1份阳性质控品及1份阴性质控品，全程参与实验文库制备上机测序结果分析过程。另外，实验过程中要求进行核酸提取质控程序、文库制备质控程序及测序质控程序，分别对核酸浓度、文库浓度、文库片段大小、PhiX噬菌体质控序列、各扩增子最小测序深度、测序质量Q30等指标进行监控。实验室也需常态化参加室间质评，包括定期飞行检查及国家卫生健康委临床检验中心组织的室间质评活动等[6]。

**【案例总结】**

相较于一代测序，二代测序技术大大提升了检测速度与通量，可以在短周期内完成肿瘤患者*BRCA1/2*基因胚系突变情况的检测。实验中对目标区域覆盖度、单点深度等指标进行监测控制，可以最大限度避免假阴性可能，保证数据结果的全面、稳定。测序结果进行软件初步分析及变异分类结果人工复核，增强最终变异分类结果的可靠性。

　　*BRCA1/2* 基因发生有害突变时，由于同源重组修复损伤，提高了乳腺癌、胰腺癌、卵巢癌、前列腺癌等多种肿瘤的发生概率。但与此同时，针对该机制的靶向药物也为肿瘤患者提供了新的选择。铂类化疗药物及 PARP 抑制剂均推荐作为携带 *BRCA1/2* 基因有害或疑似有害突变患者的靶向药物，可较传统方案取得更佳获益。因此，使用二代测序技术对相关肿瘤患者进行 *BRCA1/2* 基因突变检测可在患者治疗方案选择上提供重要帮助。

## 参 考 文 献

[1] 国家卫生健康委办公厅. 胰腺癌诊疗指南（2022年版）[J]. 临床肝胆病杂志，2022，38（5）：1006-1030.

[2] Yohe S，Thyagarajan B. Review of clinical next-generation sequencing[J]. Arch Pathol Lab Med，2017，141（11）：1544-1557.

[3] van Dijk EL，Auger H，Jaszczyszyn Y，et al. Ten years of next-generation sequencing technology[J]. Trends Genet，2014，30（9）：418-426.

[4] Tobalina L，Armenia J，Irving E，et al. A meta-analysis of reversion mutations in BRCA genes identifies signatures of DNA end-joining repair mechanisms driving therapy resistance[J]. Ann Oncol，2021，32（1）：103-112.

[5] Wooster R，Bignell G，Lancaster J，et al. Identification of the breast cancer susceptibility gene BRCA2[J]. Nature，1995，378（6559）：789-792.

[6] 《基于下一代测序技术的 BRCA1/2 基因检测指南（2019版）》编写组. 基于下一代测序技术的 BRCA1/2 基因检测指南（2019版）[J]. 中华病理学杂志，2019，48（9）：670-677.

# 46 *EGFR* T790M突变位点NGS阴性而数字PCR阳性的分析

宋佳佳，周娟

（四川大学华西医院实验医学科）

## 【案例介绍】

患者，男，64岁，因"肺癌术后1年多，肺内转移靶向治疗后骨转移1个月余"入院。1年多前患者体检时发现"肺占位"，至笔者所在医院门诊行头部CT、上腹CT、骨扫描未见明显异常。胸部CT（2019-11-04）示：胸廓对称，左肺上叶软组织密度肿块影，边界清楚，约3.6cm×3.0cm，病灶边缘可见浅分叶及短毛刺，其内可见小空泡影，病灶边缘局部呈磨玻璃影，左肺上叶肿块，多系肺癌，请结合临床；左肺下叶斜裂旁直径约0.3cm的小结节影；左肺上叶少许炎症；左肺下叶斜裂旁小结节，多系炎性结节。于2019年11月23日在全身麻醉下行电视胸腔镜外科手术（VATS）左肺上叶切除+系统性淋巴结清扫+胸膜粘连烙断术，术后病理：中分化浸润性腺癌（贴壁型+腺泡型+乳头型+微乳头型，微乳头型占比约10%），有气道播散。送检淋巴结未见癌转移。免疫组化：ALK-V（−）；ROS-1（−）。术后规律复查。2020年4月复查胸部CT：右肺及左残肺多发结节影，较前增多、增大，考虑双肺转移。完善组织基因检测提示 *EGFR* 19Del（+），于2020年4月8日开始吉非替尼250mg每日1次靶向治疗，其间疗效评价为部分缓解（PR）。一代酪氨酸激酶抑制剂（TKI）治疗有效，后规律复查。2021年4月16日复查CT，胸部增强扫描结果：胸4椎体、左侧第7肋骨骨质破坏，多系转移瘤，较前片为新增病灶。进一步完善骨扫描提示：胸5椎体及左第7肋骨腋段考虑骨转移。头颅MRI未见明显异常。目前患者表现为一代TKI靶向治疗后疾病进展，出现耐药，为求进一步靶向治疗，送血液循环肿瘤DNA（ctDNA）用药基因检测。

实验室血液ctDNA用药基因检测应用NGS的方法检测识别到低频 *EGFR* T790M突变信号，计算突变丰度为0.11%，低于NGS检测下限0.5%，无法报出。随后采用微滴式数字PCR（ddPCR）对低频 *EGFR* T790M突变进行验证，结果为阳性，突变丰度为0.139%，高于ddPCR检测下限0.03%。综合上述两种检测方法结果，最终报告 *EGFR* T790M突变，用药提示为有效靶向药有奥希替尼、阿美替尼、伏美替尼等，耐药靶向药为吉非替尼、厄洛替尼、阿法替尼、达可替尼、埃克替尼（表46-1）。医生根据用药提示换用靶向药伏美替尼，2个月余复查病灶缩小，疗效评价为PR。患者一代TKI耐药后，检出 *EGFR* T790M突变，换用三代TKI后治疗有效。

表46-1　阳性突变结果及用药指导

| 突变基因 | 检测结果 | 突变丰度 | 潜在受益药物 | | | 潜在耐药药物 |
| --- | --- | --- | --- | --- | --- | --- |
| | | | A级 | B级 | C级 | |
| *EGFR* | NM_005228 exon20 c.C2369T p.T790M | 0.139% | 奥希替尼*, 阿美替尼*, 伏美替尼* | 安罗替尼* | 艾维替尼#, 阿法替尼 + 芦可替尼, 奥希替尼 + 雷莫芦单抗, Olafertinib#, YZJ0318# | 吉非替尼*, 厄洛替尼*, 阿法替尼*, 埃克替尼*, 达可替尼* |

*标注的药物指国家药品监督管理局（NMPA）批准的靶向药物；#标注的药物指符合正在招募的大型已注册临床试验入组标准的药物。

注：本报告中，*EGFR* T790M突变位点的频率和结果是通过ddPCR实验验证得到的。突变丰度指在某位点产生突变的等位基因在该位点全部等位基因中的占比；若该基因发生的是融合突变，NDF值指该位点的融合支持读长数占样本总读长数比例的对数值。潜在受益药物：A级指FDA或NMPA已经批准或各指南推荐在本癌种该靶点上可用的药物；B级指大型已注册Ⅱ、Ⅲ、Ⅳ期临床试验证实在本癌种该靶点可用的药物；C级指其他癌种。A级证据，或Ⅰ期临床试验/临床个例/研究者独立开展的多病例小型临床研究证实在本癌种该靶点可用的药物或本癌种该靶点用药符合正在招募的大型已注册临床试验入组标准；潜在耐药信息指FDA或NMPA已经批准的、美国国立综合癌症网络（NCCN）指南推荐的、药物敏感性可能降低或产生耐药的靶向药物。

## *EGFR* T790M位点检测：

### 1. 二代测序法（NGS）检测结果

本次检测提取了受试者外周血游离DNA，采用杂交捕获法建库，使用二代高通量测序技术，检测与肿瘤靶向药物相关的23个基因的全部外显子。由于样本来源于外周血血浆，受肿瘤释放入血的ctDNA量的影响，与肿瘤组织样本相比，可能存在一定的漏检风险。检测的最低检测限为0.5%，即突变丰度在0.5%以下的可能无法检出。本次NGS的检测中，观察到了*EGFR* T790M位点信号，但其突变丰度为4/3686（0.11%），低于本检测检测下限0.5%，如整合基因组学（IGV）图所示（图46-1）。在本次NGS检测中无法判断该位点是否真实存在。若外周血ctDNA中检测到*EGFR* T790M突变，则可以反映出患者存在携带该突变的肿瘤细胞，所以即使检测出低频的突变也是有重要临床价值的。所以，在后续实验中选择了更灵敏的检测方法确认*EGFR* T790M突变的真实性。

### 2. 微滴式数字PCR检测结果

根据NGS检测的信号提示选用了更为灵敏的ddPCR来验证*EGFR* T790M位点是否真实存在。*EGFR* T790M ddPCR检测试剂盒的灵敏度可以达到0.03%，能够满足此次检测的要求。图46-2所示为ddPCR检测结果：绿色点表示总模板（VIC，右下）；微室中右上红框内的点为突变型模板（FAM，左上）；灰色点表示微室中无模板（ROX，左下）；微室中左上红框内的点为混合模板（野生型 + 突变型，右上）。ddPCR检测*EGFR* T790M突变丰度为0.139%。

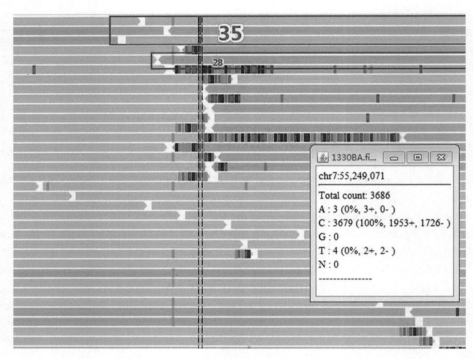

**图46-1** NGS检测中*EGFR* T790M位点的IGV

Total count，总碱基数

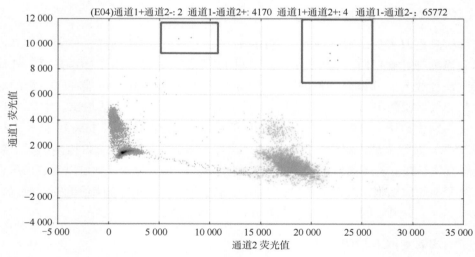

**图46-2** ddPCR结果（1330BA结果二维图）

## 【案例分析】

　　ctDNA靶向用药基因检测为晚期肿瘤患者或无法取得组织标本的患者常用的靶向药物基因检测项目。NGS为ctDNA靶向用药基因检测的常用方法。但由于样本来源于外周血血浆，受肿瘤释放入血的ctDNA量的影响，与肿瘤组织样本相比，突变丰度通常较低，可能存在一定的漏检风险。当NGS检测到重要突变位点的低频信号时，无法判断位点的真实性。此时，可以选择更灵敏的方法对突变位点进行验证，避免漏检。本病例患者疾病进展后进行了基因检测，结果检测到了经ddPCR验证的低频*EGFR* T790M突变位点。新检出的T790M突变位于20号外显子，第2369位核苷酸由C突变为T，导致相应氨基酸序列的第790位由苏氨酸变为甲硫氨酸，此突变在样本中的突变丰度为0.139%。*EGFR* T790M突变位于EGFR蛋白ATP口袋区域，导致酪氨酸激酶活性增加。在肺癌中，*EGFR* T790M突变是一代EGFR-TKI药物耐药的几种分子机制中最为常见的分子机制，约占50%。目前针对*EGFR* T790M的有效靶向药有奥希替尼、阿美替尼、伏美替尼等，耐药靶向药为吉非替尼、厄洛替尼、阿法替尼、达可替尼、埃克替尼。本案例中，医生根据检测结果的用药提示换用靶向药伏美替尼，患者后续治疗效果良好。

## 【案例拓展】

NGS是基于"边合成边测序"原理的高通量测序技术，通过使用特殊标签进行高通量测序反应，利用计算机软件对大规模的测序数据进行拼接和分析，具有通量高的特点，可同时检测多个样本、多个基因。基本步骤为文库制备、测序和生物信息学分析。目前应用于临床的NGS靶向基因测序策略通常的测序深度为$1000\times \sim 5000\times$，导致检测灵敏度不高，这使得常规NGS不太适合检测ctDNA中的罕见突变。

ddPCR是一种核酸分子绝对定量技术。DNA模板在理想情况下完全分散在不同的独立反应体系内（如微孔或微滴内），这些微小的反应体系互不干扰，仪器通过检测每个微体系中的荧光变化来判断里面是否有PCR反应发生，可直接计算出DNA模板的数量。ddPCR的主要优势：①不需要标准品（标准曲线），对靶标分子实现绝对定量；②可以实现0.01%或以上的突变检出率，有更高的灵敏度；③能有效区分浓度差异（变化）微小的样品，有更高的精密度和可重复性；④不依赖扩增效率，能克服PCR抑制剂的影响，特别适合基质复杂样本的检测；⑤操作过程和结果分析简单。目前，ddPCR方法也能通过不同的荧光信号实现多重检测，如*RAS/RAF*突变[1]或*EGFR*外显子19缺失[2]。

与NGS相比，ddPCR实验更容易建立，速度更快，灵敏度更高，并且不需要复杂的生物信息学支持来进行分析。相比之下，NGS可以识别新的突变位点，但很耗时，需要强大的信息支持。

*EGFR*基因是目前研究最充分、证据最充足、了解得最透彻的肿瘤靶向用药生物标志物。表皮生长因子受体（EGFR）家族参与多种实体瘤的发生与发展，是抗肿瘤治疗的重要分子靶点。美国国立综合癌症网络（NCCN）指南推荐EGFR TKI用于*EGFR*敏感突变阳性的非小细胞肺癌患者的一线治疗[3, 4]。携带*EGFR*敏感突变（18号外显子G719X、21号外显子L858R/L861Q、19号外显子缺失插入突变，18、19、21号外显子突变）患者对一代EGFR TKI（吉非替尼、厄洛替尼、埃克替尼）和二代EGFR TKI（阿法替尼）敏感性增强。而20号外显子插入和T790M对一代EGFR TKI敏感性降低。大多数患者在9～13个月一代EGFR TKI治疗后产生耐药，若检出T790M则对三代EGFR TKI[奥西替尼、罗乐替尼（Rociletinib）、HM61713等]敏感性增强。

【案例总结】

ddPCR 是一种核酸分子绝对定量技术，有灵敏度高、精密度高、重复性好的特点，适合作为 NGS 检测的补充，作为 ctDNA 重要低频突变的验证方法，以免漏检。有研究报道，ctDNA 中 *EGFR* T790M 突变丰度较低的患者有更长的无进展生存期[5, 6]。本案例中，该患者在检测到低频 *EGFR* T790M 突变后，将靶向药更换为对 *EGFR* T790M 敏感的伏美替尼，临床治疗效果良好，提示此类重要的低频突变对于临床用药指导也是有重要意义的。

## 参 考 文 献

[1] Andersen RF，Jakobsen A. Screening for circulating RAS/RAF mutations by multiplex digital PCR[J]. Clin Chim Acta，2016，458：138-143.

[2] Zonta E，Garlan F，Pécuchet N，et al. Multiplex Detection of Rare Mutations by Picoliter Droplet Based Digital PCR：Sensitivity and Specificity Considerations[J]. PLoS One，2016，11（7）：e0159094.

[3] Ettinger DS，Wood DE，Aisner DL，et al. Non-small cell lung cancer，version 5. 2017，NCCN clinical practice guidelines in oncology[J]. J Natl Compr Canc Netw，2017，15（4）：504-535.

[4] 中华医学会，中华医学会肿瘤学分会，中华医学会杂志社. 中华医学会肺癌临床诊疗指南（2019版）[J]. 中华肿瘤杂志，2020，42（4）：257-287.

[5] Li Y，Xu Y，Wu X，et al. Comprehensive analysis of EGFR T790M detection by ddPCR and ARMS-PCR and the effect of mutant abundance on the efficacy of osimertinib in NSCLC patients[J]. J Thorac Dis，2019，11（7）：3004-3014.

[6] Song J，Bai L，Zhai J，et al. Allele frequency and proportion defined by circulating tumor DNA profiling predict tyrosine kinase inhibitors' therapeutic outcomes for non-small cell lung cancer[J]. J Cancer Res Clin Oncol，2023，149（4）：1531-1540.

# 47　粪便*SDC2*基因甲基化检测筛查结直肠癌

陈长强，易长林，陈文凯，张超敏，杨迟晖，孟俊

（上海交通大学医学院附属瑞金医院检验科）

【案例介绍】

**病例1**：男，22岁，主诉：因体检人硫酸类肝素蛋白多糖2（SDC2）基因甲基化阳性（图47-1A），家族有肠息肉病史，预约肠镜检查。患者既往体健，无便血，无腹痛、腹胀，无腹泻，无排便次数增多，大便成形，胃纳正常，无恶心、呕吐，近期体重无明显改变。患者大便隐血阴性，各项血清肿瘤标志物检测结果均正常，见表47-1。

表47-1　病例1血清肿瘤标志物检测结果

| 检测项目 | 结果 | 参考范围 | 单位 |
| --- | --- | --- | --- |
| 癌胚抗原（CEA） | 2.38 | ＜5.00 | ng/mL |
| 甲胎蛋白（AFP） | 1.38 | ＜9.00 | ng/mL |
| 糖类抗原242（CA242） | 7.78 | ＜25.00 | U/mL |
| 糖类抗原19-9（CA19-9） | 7.55 | ＜35.00 | U/mL |
| 鳞状细胞癌相关抗原（SCC） | 0.70 | ＜1.50 | ng/mL |
| 糖类抗原72-4（CA72-4） | 4.70 | ＜8.20 | U/mL |

患者肠道准备后，至笔者所在医院内镜中心行肠镜检查，结果显示结肠、直肠多发息肉，距肛缘30cm处见长粗蒂巨大息肉，大小约4.5cm×4.5cm（图47-1B），遂行电子内镜肠黏膜切除术，过程顺利，创面良好，切除息肉（图47-1C）。术后病理报告："降结肠"绒毛状管状腺瘤，局部腺上皮呈中度异型增生，基底切端净。

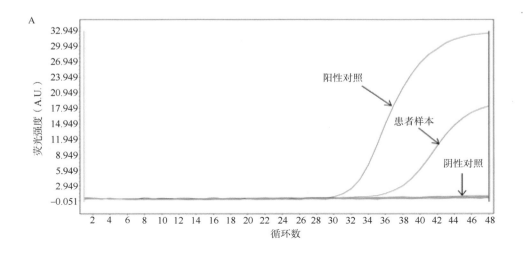

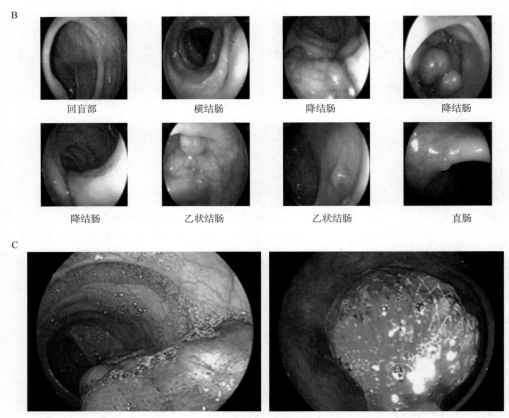

**图47-1** 病例1实验室检查和肠镜检查情况

A. *SDC2*基因甲基化扩增曲线；B. 结直肠多发息肉；C. 结肠巨大息肉

**病例2**：男，31岁，主诉：近3年有间断腹泻，无明显腹痛，无消瘦、纳差，无便血、黑便等，体检提示人*SDC2*基因甲基化阳性（图47-2A）。患者无家族肿瘤病史，无高血压等慢性病史，体检血清肿瘤标志物正常，见表47-2。进一步肠镜检查显示，降结肠距肛缘24cm处见一匍匐状息肉样增生，大小约1.0cm×1.2cm（图47-2B），余未见明显异常。行内镜切除，病理活检示增生性息肉。

**表47-2** 病例2血清肿瘤标志物检测结果

| 检测项目 | 结果 | 参考范围 | 单位 |
|---|---|---|---|
| 癌胚抗原（CEA） | 2.05 | ＜5.00 | ng/mL |
| 甲胎蛋白（AFP） | 1.22 | ＜9.00 | ng/mL |
| 糖类抗原242（CA242） | 18.60 | ＜25.00 | U/mL |
| 糖类抗原19-9（CA19-9） | 13.63 | ＜35.00 | U/mL |
| 鳞状细胞癌相关抗原（SCC） | 0.30 | ＜1.50 | ng/mL |
| 糖类抗原72-4（CA72-4） | 2.98 | ＜8.20 | U/mL |

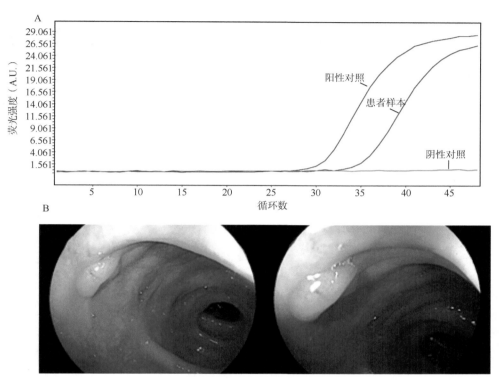

**图47-2** 病例2实验室检查和肠镜检查情况

A. *SDC2* 基因甲基化扩增曲线；B. 降结肠息肉

**病例3**：男，56岁，主诉：体检提示粪便隐血弱阳性，人*SDC2*基因甲基化阳性（图47-3A），轻度贫血。后行肠镜检查，显示结肠肿物（距肛门35cm处，宽基，溃烂，呈菜花结节状浸润）（图47-3B），术后病理提示黏膜腺体重度不典型增生。患者平素无腹泻、便秘、血便，无相关家族史。近期胃纳可，睡眠安，二便如常，体重无明显变化。既往有高血压史5年余，有2型糖尿病史1年余，有脑梗死个人史。入院后，上腹部CT检查提示乙状结肠占位，实验室检查显示各血清肿瘤标志物均正常，见表47-3。择日腹腔镜下行 L-Dixon+肠粘连松解术+腹腔淋巴结清扫术，术后病理报告显示：隆起型，肿瘤大小3.0cm×2.8cm×2.5cm，中分化腺癌，浸润至固有肌层，淋巴结未见转移。

**表47-3** 病例3血清肿瘤标志物检测结果

| 项目 | 结果 | 参考范围 | 单位 |
| --- | --- | --- | --- |
| 癌胚抗原（CEA） | 2.33 | ＜5.00 | ng/mL |
| 甲胎蛋白（AFP） | 2.46 | ＜9.00 | ng/mL |
| 鳞状细胞癌相关抗原（SCC） | 0.90 | ＜1.50 | ng/mL |
| 糖类抗原72-4（CA72-4） | 3.43 | ＜8.20 | U/mL |
| 糖类抗原19-9（CA19-9） | 6.8 | ＜35.00 | U/mL |
| 糖类抗原242（CA242） | 1.4 | ＜25.00 | U/mL |

续表

| 项目 | 结果 | 参考范围 | 单位 |
|---|---|---|---|
| 总前列腺特异性抗原 | 1.289 | ≤4.000 | ng/mL |
| 游离前列腺特异性抗原 | 0.347 | ≤2.176 | ng/mL |
| 游离/总前列腺特异性抗原 | 0.27 | >0.25 | |

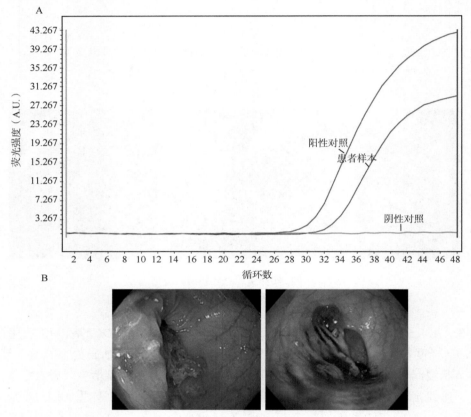

**图 47-3　病例 3 实验室检查和肠镜检查情况**

A. *SDC2* 基因甲基化扩增曲线；B. 降结肠病灶，并覆有坏死组织

## 【案例分析】

结直肠癌（CRC）是一种常见的恶性肿瘤，其发病率在全球居恶性肿瘤的第 3 位，死亡率高居第 2 位[1]。早期诊断和治疗是改善结直肠癌患者预后、减轻人群疾病负担的关键所在。现阶段，我国结直肠癌的早期诊断率低于 10%，明显落后于欧美、日韩等国家。因此，为改变我国结直肠癌高发病率、高死亡率和低早期诊断率的现状，早期结直肠癌筛查措施亟待在我国推广[2]。

目前，我国早期结直肠癌筛查的方法主要有粪便免疫化学法隐血试验（FIT）、结肠镜检查和粪便基因检测[3]。传统的 FIT 由于其无创性，成本低廉，标本易获得，是早期 CRC 筛查应用最普遍的方法，其结合粪便转铁蛋白检测，能够弥补血红蛋白被肠道细菌分解导致的假阴性。但FIT对CRC及进展期腺瘤的灵敏度分别只有56.5%和29.3%，易漏诊早期肿瘤与癌前病变[4, 5]，且炎症、痔疮、消化道出血等良性疾病也会出现假阳性结果。结肠镜检查是发现肠道肿瘤最敏感的检查方法，同时可以明确病理诊断。然而，检查前需要患者良好的肠道准备，并且具有一定的有创性，存在穿孔或出血风险，患者的依从性较低。其他筛查方法如乙状结肠镜、结肠CT成像技术、血液 *Septin9* 基因甲基化检测、粪便M2-PK检测及血清肿瘤标志物[癌胚抗原（CEA）、甲胎蛋白（AFP）、糖类抗原19-9（CA19-9）]等，由于各自的局限性而未被广泛推荐应用[6]。

粪便基因检测作为一种新兴方法，在早期CRC筛查中显示出较好的应用潜力。结直肠癌是一个缓慢的发病过程，基因的异常改变早于组织癌变，通过检测早期脱落到粪便中肿瘤细胞异常基因，能较早发现肿瘤并进行治疗干预，是早期CRC筛查的一种理想的方式。已有研究表明，健康人的 *SDC2* 基因CpG岛无甲基化现象，而CRC患者常呈高度甲基化状态，处于癌前病变阶段的患者也可以检测到 *SDC2* 基因的甲基化，并能在粪便样本中检测到异常的甲基化改变[7, 8]。一项多中心研究也表明，粪便 *SDC2* 基因甲基化检测在早期CRC诊断中的灵敏度可达87%，特异度达98%[9]。

病例1为22岁男性，虽然家族有肠息肉病史，但平素体健，无消化道相关症状，体检时入 *SDC2* 基因甲基化阳性，后经结肠镜检查发现巨大息肉（4.5cm×4.5cm），病理提示绒毛管状腺瘤。病例2为31岁男性，有3年间断腹泻史，入 *SDC2* 基因甲基化阳性后进一步行结肠镜检查，发现增生性息肉（1.0cm×1.2cm）。当前我国社会经济高速发展，工作生活节奏快、压力大，尤其部分年轻人有熬夜、饮食不规律等不良生活习惯，CRC发病年轻化趋势需引起警惕。病例1和病例2均是 *SDC2* 基因甲基化检测阳性后，再结合结肠镜检查发现癌前病变，得以及时干预治疗。进展期腺瘤是CRC重要的癌前病变，发展为浸润性癌的年转化率高达2.6%～5.7%[6]。所以，对于结肠镜检查接受度不高的年轻人群，粪便 *SDC2* 基因甲基化检测显示了重要的意义。病例3为56岁男性，基础疾病多，作为CRC高风险人群应及早定期进行筛查。但追问病史发现，该患者未规律地进行早期CRC筛查。就诊时已有轻度贫血，FIT弱阳性，*SDC2* 基因甲基化阳性（其Ct值明显低于病例1和病例2，见图47-1A、图47-2A和图47-3A）。术后显示肿瘤体积3.0cm×2.8cm×2.5cm，病理为中分化腺癌。病例3也提示了早期CRC筛查的重要性和迫切性。

通过以上病例可发现，粪便 *SDC2* 基因甲基化检测能有效弥补FIT和结肠镜检查的不足，对检出癌前病变和早期肿瘤具有较大的应用价值。

【案例拓展】

组织细胞的表观遗传学改变在肿瘤的发生发展中具有重要作用，甲基化是表观遗传学改变的主要类型。异常甲基化通常在肿瘤早期阶段即已发生，在不同肿瘤组织中也具有高度特异性，特定位点的甲基化水平被认为是早期肿瘤筛查的潜在标志物[10, 11]。*SDC2* 是一种抑癌基因，其启动子高甲基化水平与CRC肿瘤细胞的增殖和转移有关。一项多中心的临床研究发现，粪便样本检测 *SDC2* 基因甲基化在CRC诊断中的敏感度为83.8%，特异度

98.0%，曲线下面积（AUC）为0.95，对于早期CRC的检出率为87.0%，对于进展期腺瘤的检出率为42.1%[9]。而将 *SDC2* 基因甲基化检测与FIT和血清CEA比较，*SDC2* 基因甲基化检测CRC的灵敏度为90.7%，高于FIT（58.1%）和血清CEA（20.9%），对进展期腺瘤检出率为52.7%，优于FIT（9.1%）和血清CEA（3.6%）[12]。以上研究均提示，*SDC2* 基因甲基化检测在早期CRC筛查中的优异性能。目前，我国CRC防治指南中纳入了包括 *SDC2* 基因甲基化检测在内的多靶点粪便FIT-DNA检测，被推荐用于无症状人群3年一次的筛查，进一步限定高危人群，提高肠镜的检出率[6]。

甲基化检测方法包括甲基化特异性PCR、变性高效液相色谱法、结合亚硫酸盐的限制性内切酶分析、甲基化敏感溶解曲线分析、焦磷酸测序、芯片-甲基化图谱分析、高通量测序等。人粪便 *SDC2* 基因甲基化检测基于快速高效的甲基化特异性PCR（MS-PCR）法、磁珠法捕获提取粪便中的 *SDC2* 基因，通过亚硫酸氢盐进行转化，亚硫酸氢盐使DNA中未发生甲基化的胞嘧啶（C）脱氨基转变成尿嘧啶（U），而甲基化的5-甲基胞嘧啶（5mC）保持不变，通过设计针对待测DNA甲基化位点的特异性引物，采用实时荧光PCR技术对 *SDC2* 基因甲基化进行定性分析。

## 【案例总结】

相较于其他无创性检查方法，粪便 *SDC2* 基因甲基化检测显示出了高灵敏度和高特异性的优异性能，对癌前病变和早期肿瘤的检出率更高，具有广阔的应用前景。基于其与肠镜检查良好的一致性，对于肠镜依从性不高、有麻醉禁忌证、肠道准备条件差的人群，粪便基因检查可以较好地减少漏诊可能。目前，我国早期CRC的检出率与国外发达国家还有很大差距，随着这一检测技术的更新、成本的优化，将有助于更多人在CRC早诊早治中获益。

### 参 考 文 献

[1] Sung H，Ferlay J，Siegel RL，et al. Global cancer statistics 2020：GLOBOCAN estimates of incidence and mortality worldwide for 36 cancers in 185 countries[J]. CA Cancer J Clin，2021，71（3）：209-249.

[2] 国家消化系统疾病临床医学研究中心（上海），国家消化道早癌防治中心联盟，中华医学会消化内镜学分会，等. 中国早期结直肠癌筛查流程专家共识意见（2019，上海）[J]. 中华医学杂志，2019，99（38）：2961-2970.

[3] 中华医学会检验医学分会分子诊断学组. 早期结直肠癌和癌前病变实验诊断技术中国专家共识[J]. 中华检验医学杂志，2021，44（5）：372-380.

[4] 韩冰，申玉翠，王慧，等. 粪便Vimentin和SFRP2甲基化在结直肠癌筛查中的作用[J]. 胃肠病学和肝病学杂志，2020，29（5）：561-566.

[5] 柏愚，刘晶，康倩，等. 联合检测SDC2和SFRP2甲基化在结直肠癌筛查中的价值[J]. 中华消化内镜杂志，2019，36（6）：427-432.

[6] 中华医学会肿瘤学分会早诊早治学组. 中国结直肠癌早诊早治专家共识[J]. 中华医学杂志，2020，100（22）：1691-1698.

[7] Oh T，Kim N，Moon Y，et al. Genome-wide identification and validation of a novel methylation biomarker，SDC2，for blood-based detection of colorectal cancer[J]. J Mol Diagn，2013，15（4）：498-507.

[8] Oh TJ，Oh HI，Seo YY，et al. Feasibility of quantifying SDC2 methylation in stool DNA for early detection of colorectal cancer[J]. Clin Epigenetics，2017，9：126.

[9] Wang J，Liu S，Wang H，et al. Robust performance of a novel stool DNA test of methylated SDC2 for colorectal cancer detection：a multicenter clinical study[J]. Clin Epigenetics，2020，12（1）：162.

[10] 吴羽灵，张朋军，田亚平. 甲基化循环肿瘤DNA的检测及应用[J]. 标记免疫分析与临床，2021，28（1）：152-158.

[11] 刁艳君，王娟，郝晓柯. ctDNA甲基化检测在肿瘤诊疗中的价值[J]. 中华检验医学杂志，2019，42（1）：1-4.

[12] Wang X，Xu P，Shen H，et al. A novel stool-based SDC2 DNA methylation test is more robust than FIT and plasma CEA in detecting colorectal neoplasia in China[J]. Am J Transl Med，2021，5（1）：37-50.

# 48　唾液具核梭杆菌阳性用于结直肠癌诊断

张欣，李欣阳，辛艺伟，张义

（山东大学齐鲁医院检验科）

## 【案例介绍】

患者，男，72岁，因"乏力、纳差伴腹痛3个月余"入院。既往左侧股骨颈骨折手术史5年余，曾有输血史，否认其他重大外伤及其他手术史；否认高血压、冠心病、糖尿病病史。体格检查：体温36.2℃，脉搏72次/分，呼吸18次/分，血压135/60mmHg，神志清，精神可，发育正常，自主体位，查体合作。血常规：红细胞计数$3.33 \times 10^{12}$/L，血红蛋白54.0g/L。入院诊断：①消化道出血；②结肠肿物；③肝囊肿；④前列腺增生；⑤右肺结节。患者入院后，完善相关辅助检查：①肿瘤标志物检测未见明显异常；②大便常规示隐血阳性；③唾液具核梭杆菌DNA阳性。考虑结肠癌，建议肠镜检查。肠镜检查诊断肝曲占位，行结肠息肉内镜下黏膜切除术（EMR），结肠多发息肉冷切除术。排除手术禁忌后在全身麻醉下行腹腔镜右半结肠根治切除术。

### 唾液具核梭杆菌检测

采集患者唾液样本提取DNA，以待测唾液中的DNA为模板，利用具核梭杆菌DNA和内参基因 *GAPDH*、*TERT* 上下游引物和探针进行多重荧光定量PCR扩增反应，3个检测通道分别为FAM、HEX和ROX。其中，FAM通道用于检测具核梭杆菌DNA，HEX通道用于检测内参基因 *GAPDH*，ROX通道用于检测内参基因 *TERT*，计算具核梭杆菌DNA的相对表达量（图48-1）。检测结果显示患者唾液具核梭杆菌DNA高于截止（cut-off）值。

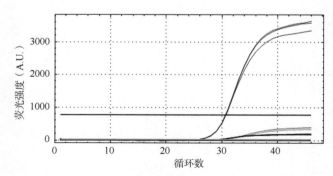

**图48-1**　具核梭杆菌DNA多重荧光定量PCR扩增曲线

## 【案例分析】

该患者以消化道出血、结肠肿物入院，为查明病因进一步进行相关辅助检查，检测结果显示肿瘤标志物未见明显异常，大便隐血阳性。两项无创性检测结果不一致，遂在获得患者知情同意后进行唾液具核梭杆菌DNA检测，结果显示患者唾液具核梭杆菌DNA表达水平显著升高，考虑为结肠肿瘤。故患者进行肠镜检查，病理诊断：（肝曲）中分化腺癌；（乙状结肠）管状腺瘤，高级别上皮内瘤变。最终进行手术切除治疗，手术及病理结果：（结肠）中分化腺癌，溃疡型，切面积9.0cm×2.7cm，伴部分黏液腺癌成分（30%），侵达浆膜下脂肪组织，未见明确神经侵犯；上切缘、下切缘及吻合器切缘均未查见癌；肠周查见淋巴结27枚，其中1枚查见转移癌（1/27）；局灶回肠黏膜中度慢性炎伴肠壁肌层变薄。免疫组化：Her-2（1+），P53（+20%），*BRAF* V600E（−），Ki-67阳性率60%；MLH1无缺失（正常）；PMS2无缺失（正常）；MSH2无缺失（正常）；MSH6无缺失（正常）。

多重荧光定量PCR检测唾液具核梭杆菌DNA能达到准确定量，灵敏度和特异度高。此病例检验结果中肿瘤标志物CEA和CA19-9均未升高，而唾液具核梭杆菌DNA表达水平明显升高，提示尽管CEA和CA19-9是临床上最常用的结肠癌无创肿瘤标志物，然而它们都显示出有限的诊断能力。因此，在常规肿瘤标志物为阴性的情况下，唾液具核梭杆菌DNA检测对结肠癌可以进行辅助诊断。

## 【案例拓展】

多重荧光定量PCR技术是一种新的简单有效的检测具核梭杆菌DNA的方法，即将具核梭杆菌DNA上游引物、具核梭杆菌DNA下游引物、具核梭杆菌DNA探针、*GAPDH*上游引物、*GAPDH*下游引物、*GAPDH*探针、*TERT*上游引物、*TERT*下游引物和*TERT*探针共同纳入qPCR反应体系，同时对具核梭杆菌DNA和内参基因进行检测。以待测唾液中提取的DNA为模板，利用上述引物探针组进行多重荧光定量PCR扩增反应时，分别选择FAM、HEX和ROX荧光通道采集荧光信号并记录Cq值。同时，将已知浓度具核梭杆菌DNA作为标准品进行梯度稀释，计算扩增效率E。根据公式$Q=(E+1)^{-\Delta Cq}$，$\Delta Cq=[Cq(T)-Cq(C)]$，得出基因的校正起始拷贝数$Q$；将Fn DNA的$Q$值与内参基因（*GAPDH*、*TERT*）的$Q$值的几何平均数相比，得到样本中唾液Fn DNA的相对表达量。

结直肠癌的发病率在恶性肿瘤中排名第四，也是全球癌症相关死亡的第二大原因[1]。由于症状出现较晚，结直肠癌发现时通常为晚期，失去了最佳的治疗时机，导致预后不良。传统的血清肿瘤生物标志物敏感性和特异性有限，导致假阴性或过度诊断。因此，迫切需要识别新型生物标志物以提高结直肠癌的早期诊断。近年来研究发现，具核梭杆菌在结直肠癌组织中富集，可通过不同机制影响肿瘤的发生发展[2]。具核梭杆菌可以通过其表面的成纤维细胞活化蛋白2（Fap2）凝集素与结直肠癌细胞表面过度表达的乙酰半乳糖胺（Gal-GalNAc）结合，从而导致其在结直肠癌组织中的局部富集[3]。具核梭杆菌可通过黏附蛋白FadA与结直肠癌细胞表面的上皮钙黏蛋白结合来激活β-连环蛋白和Wnt途径，促进结直肠癌的增殖，还可通过激活自噬信号和激活NF-κB途径促进大肠癌的转移[4]。在肿瘤发展过程中，具核梭杆菌可以增加炎症细胞的浸润和细胞因子的释放，诱导促炎微环境，并抑制有利于大肠癌进展的宿主免疫[5]。

最近有研究表明，在结直肠癌患者的唾液中具核梭杆菌DNA水平升高，唾液具核梭杆菌对结直肠癌的诊断能力明显优于CEA和CA19-9[6]。此外，唾液具核梭杆菌水平与结直肠癌患者的总生存率和无病生存率相关，说明唾液具核梭杆菌可能成为结直肠癌患者的潜在标志物。唾液易于收集且无创，是一种方便的评估口腔微生物的生物样本。而与细菌培养鉴定相比，基于PCR技术的细菌DNA检测方法更加简单、快速，受到实验室人员的青睐。此方法能够节省检测时间，提高检测效率，节约经费开支，为临床提供更多、更准确的诊断信息。

## 【案例总结】

结直肠癌的早期发现能够显著改善预后，但目前仍缺乏有效手段。研究发现，唾液具核梭杆菌DNA在结直肠癌诊断方面优于传统肿瘤标志物如CEA、CA19-9等，提示其可作为检测结直肠癌的潜在生物标志物。同时，多重荧光定量PCR技术是一种新的简单有效的检测唾液中具核梭杆菌的方法，能够同时对唾液中具核梭杆菌DNA和内参基因进行检测，并通过内参基因的校正来修正具核梭杆菌DNA检测偏差，达到准确定量的目的。此方法能在不借助组织病理和影像学检查结果的情况下辅助评估患者病情的实际进展情况，有助于临床医生早期全面评估患者的病情，优化治疗方案，对结直肠癌的早期诊断和个体化治疗具有重要价值。

### 参 考 文 献

[1] Bray F，Ferlay J，Soerjomataram I，et al. Global cancer statistics 2018：GLOBOCAN estimates of incidence and mortality worldwide for 36 cancers in 185 countries [J]. CA Cancer J Clin，2018，68（6）：394-424.

[2] Kostic AD，Gevers D，Pedamallu CS，et al. Genomic analysis identifies association of Fusobacterium with colorectal carcinoma [J]. Genome Res，2012，22（2）：292-298.

[3] Casasanta MA，Yoo CC，Udayasuryan B，et al. Fusobacterium nucleatum host-cell binding and invasion induces IL-8 and CXCL1 secretion that drives colorectal cancer cell migration [J]. Sci Signal，2020，13（641）：eaba9157.

[4] Guo P，Tian Z，Kong X，et al. FadA promotes DNA damage and progression of Fusobacterium nucleatum-induced colorectal cancer through up-regulation of chk2 [J]. J Exp Clin Cancer Res，2020，39（1）：202.

[5] Engevik MA，Danhof HA，Ruan W，et al. Fusobacterium nucleatum secretes outer membrane vesicles and promotes intestinal inflammation [J]. mBio，2021，12（2）：e02706-e02720.

[6] Zhan X，Zhang Y，Gui X，et al. Salivary Fusobacterium nucleatum serves as a potential biomarker for colorectal cancer[J]. iScience，2022，25（5）：104203.

# 49 罕见BCR-ABL融合基因突变CML患者

周汶静[1]，朱焕玲[1]，叶远馨[2]

（四川大学华西医院：1.实验医学科；2.血液内科）

【案例介绍】

患者，男，77岁。因体检时发现"白细胞计数升高7天"就诊于笔者所在医院。门诊医师开具血常规、骨髓细胞形态学检查、骨髓染色体核型分析及$JAK2$-V617F突变检测、$BCR$-$ABLP210$融合基因mRNA定量qPCR检测，检测结果如下。

（1）血常规：患者外周血白细胞计数极高（148.16×10⁹/L），中性杆状核粒细胞百分比增高（24%），嗜酸性粒细胞增高（3%）。

（2）骨髓细胞形态学（图49-1）：患者有核细胞增生极度活跃，粒红比为16.6∶1，粒细胞显著增高，占95%，以中幼、杆状和分叶粒细胞为主，嗜酸性粒细胞比例显著增高，占8%，各阶段嗜酸性粒细胞易见，诊断考虑为慢性粒细胞白血病（CML）待查。

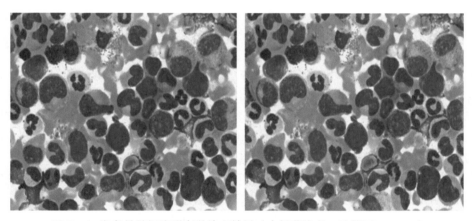

**图49-1** 患者骨髓细胞形态学检查结果（吉姆萨染色，油镜下，×100）

（3）骨髓细胞染色体核型分析（图49-2）：所有中期染色体中均检测到费城染色体，无额外的细胞遗传学异常，患者染色体核型为46，XY，t（9，22）（q34；q11)[20]。

（4）$JAK2$基因V617F突变检测示$JAK2$-V617F阴性。

（5）$BCR$-$ABLP210$融合基因mRNA定量qPCR检测示$BCR$-$ABLP210$ 27.00copies/mL；$ABL1$ 2.76×10⁵copies/mL；$P210/ABL1$比值为0.0098%。

其他结果均提示：患者为新发CML患者，然而患者$BCR$-$ABLP210$融合基因仅为极弱阳性，该检验报告不能直接出具，需进一步分析。

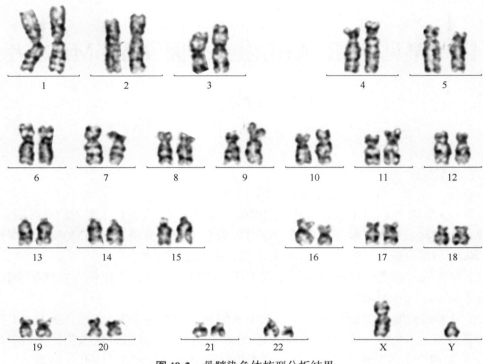

**图49-2 骨髓染色体核型分析结果**

## 【案例分析】

*BCR-ABL*融合基因是慢性粒细胞白血病（chronic myelocytic leukemia，CML）诊断及微小残留病变监测的特异性分子标志物，实验室通常通过对该基因mRNA进行定量实现*BCR-ABL*融合基因的检测[1]。本案例血常规、骨髓细胞形态学、骨髓细胞染色体核型分析等检查结果均支持患者为CML新发，但该患者的*BCR-ABL*融合基因检测结果仅为极弱的阳性（*BCR-ABL*P210比值为0.0089%），与患者其他实验室检测结果不符合。

在与笔者所在医院血液科临床医师沟通讨论后，结合*BCR-ABL*融合基因形成的原理及*BCR-ABL*P210检测结果，考虑患者可能为除*BCR-ABL*P210之外的其他型别（P190、P230）或其他不典型型别。然而，这些型别的检测结果仍为极弱阳性或阴性，考虑患者是否发生了*BCR-ABL*基因突变？于是实验室对该样本进行了Sanger测序，测序结果显示该患者在*BCR*基因与*ABL*基因之间发生了插入突变。针对该患者的特殊突变序列，实验室设计并定制了相应的引物，最终成功对该患者的突变*BCR-ABL*融合基因进行了检测，检测结果显示患者为*BCR-ABL*P210突变型，检测定量结果显示该突变型基因为强阳性（106.17%），进一步证实了患者为新发CML患者的诊断。在该案例中，笔者顺着*BCR-ABL*形成原理的"藤"逐渐深入，最终摸到了该患者*BCR-ABL*基因突变的"瓜"，为该患者后续疗效监测，尤其是微小残留病变监测提供了个性化的分子标志物。

在对该案例进行诊断时，结合患者病史、骨髓细胞染色体核型分析及骨髓细胞形态学检查都支持患者为CML的诊断。然而，患者骨髓细胞染色体核型结果显示在所有细胞内均查见Ph染色体（即肿瘤细胞负荷极高），但其对应的融合基因*BCR-ABLP210* mRNA检测结果却为0.0098%（极弱阳性），融合基因检测结果与临床不符，该检查报告不能发出。同时，对于CML患者而言，*BCR-ABL*融合基因mRNA是评价患者疗效，尤其微小残留病变监测的重要分子标志物。在与血液科医师进行讨论后，考虑患者为其他型别*BCR-ABL*或该患者融合基因常规扩增反应引物区发生了突变，故需实验室对患者的*BCR-ABL*融合基因行进一步的分析。

首先，对其他两种典型型别*BCR-ABLP190*及*BCR-ABLP230*融合基因mRNA进行检测，结果如下：*BCR-ABLP190*为19.30copies/mL，*ABL1*为$2.32\times10^5$copies/mL，*P190/ABL1*为0.0083%，*BCR-ABLP230*为（−），*P230/ABL1*为0%。*BCR-ABLP190*仅为0.0083%，*BCR-ABLP230*为0%，这两种典型*BCR-ABL*融合基因比例仍极低，与其他检测结果不符合。考虑患者可能为其他不典型*BCR-ABL*型别。因此，实验室对该样本进行了其他不典型*BCR-ABL*型别定性检测，结果显示10种不典型*BCR-ABL*融合基因（e1a3、e3a3、e6a3、e8a3、e13a3、e14a3、e19a3、e3a2、e6a2、e8a2型别）均为阴性，且*BCR-ABLP210*及*BCR-ABLP190*都出现了微弱阳性。结合以上检测结果，考虑患者可能在*BCR-ABL*常见型别扩增引物区发生了突变。最后，进行了*BCR-ABL*融合基因Sanger测序，结果显示，患者在*BCR*基因与*ABL*基因之间发生了插入突变，共插入了18个碱基"CCACCGCGCCTGGCCAAG"，测序结果见图49-3。

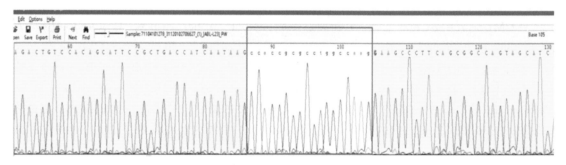

**图49-3**　患者*BCR-ABL*基因Sanger测序结果

针对该患者的突变序列，实验室设计和定制了特异性引物（正向引物为5′-CGCTGACCATCAATAAGCAC-3′，反向引物为5′-TTGGGGTCATTTTCACTGGGT-3′），成功对该患者的融合基因进行了检测。*BCR-ABL*突变型：$2.41\times10^5$copies/mL，*ABL1*：$2.27\times10^5$copies/mL，*BCR-ABL*突变型/*ABL1*：106.17%。

检测结果显示，*BCR-ABL*突变型/*ABL1*：106.17%，提示患者肿瘤细胞负荷高，支持患者新发CML的诊断。该突变*BCR-ABL*的成功检测为该患者后续疗效监测，尤其是为微小残留病变监测提供了个性化的分子标志物。

【案例拓展】

**1. 融合基因mRNA定量检测——实时荧光定量PCR技术**

实时荧光定量PCR是一种在DNA扩增反应中加入荧光化学物质，利用荧光信号变化动态监测每一个扩增反应产物量的变化，从而实现对初始扩增模板的定量 PCR 技术。由于其具有操作相对简单，特异度和灵敏度佳，成本不高等优点，目前该方法已成为临床进行核酸定量分析使用最为广泛的方法。

**2. *BCR-ABL* 融合基因测序——Sanger 测序**

Sanger 法测序是根据核苷酸在某一固定的点开始，随机在某一个特定的碱基处终止，并且在每个碱基后面进行荧光标记，产生以 A、T、C、G 结束的四组不同长度的一系列核苷酸，然后在尿素变性的聚丙烯酰胺凝胶（PAGE）电泳进行检测，从而获得可见 DNA 碱基序列的一种方法。Sanger 测序为基因测序的金标准。

**3. *BCR-ABL* 形成原理及 *BCR-ABL* 融合基因亚型**

*BCR-ABL* 融合基因是由 9 号染色体长臂上 *C-ABL* 原癌基因易位至 22 号染色体长臂的断裂点集中区 *BCR* 形成。*BCR-ABL* 融合基因是慢性粒细胞白血病（CML）特征性的分子生物学标志物，且其转录水平的动态变化可反映 CML 的复发、提示预后，定量检测 *BCR-ABL* 融合基因对于 CML 的诊断、临床分型、疗效观察及预后判断有重要意义[2]。*BCR-ABL* 融合基因除可见于 95% 的 CML 患者，还可见于 15%～30% 的成人急性淋巴细胞白血病（ALL）和 2%～5% 的儿童 ALL 中[3, 4]。

在 CML 患者中 *BCR* 常见有 3 个断裂点区域：M-bcr、m-bcr、u-bcr，对应 *BCR-ABLP210*（b2a2/b3a2），*BCR-ABLP190*（e1a2），*BCR-ABLP230*（e19a2），超过 95% 的 CML 患者 *BCR-ABL* 融合基因为这 3 种亚型。除上述 3 种常见亚型之外，约 1% 的 CML 患者其断裂点不在上述常见位点，从而形成一些较为罕见的 *BCR-ABL* 融合基因型别，如 e1a3、e3a3、e6a3、e8a3、e13a3 等[5-7]。但实验室并不对这些不典型 *BCR-ABL* 融合基因进行常规检测，因此容易导致此类患者诊断和治疗的延误。与此同时，个别患者发生基因突变，也容易导致假阴性的结果。

**【案例总结】**

实验室对疑似 CML 患者进行 *BCR-ABL* 融合基因检测，经验总结如下：①疑似 CML 初发患者同时进行 *BCR-ABL* 检测及染色体检测十分必要；②首先应考虑典型型别，至少对 P210、P190、P230 3 种亚型进行检测；③染色体（G 显带或 FISH）检测阳性而融合基因阴性，往往需要考虑其他非典型型别 *BCR-ABL* 融合基因；④必要时可使用一代测序或二代测序鉴别新的突变型别及其他突变（图 49-4）。

综上所述，本文对 1 例临床表现为 CML，但 *BCR/ABL* 融合基因阴性患者的诊断进行探讨。患者血象、骨髓象均符合 CML，且 Ph 染色体阳性，诊断 CML 成立，但常见 *BCR/ABLP210/190/230* 融合基因为极弱阳性或阴性。考虑到可能是罕见融合类型，笔者进一步对 10 种非典型 *BCR-ABL* 融合基因 e1a3、e3a3、e6a3、e8a3、e13a3、e14a3、e19a3、e3a2、e6a2、e8a2 进行检测，结果仍为阴性。是什么原因导致常见和罕见融合均阴性？笔者考虑有基因突变可能，于是对 *ABL* 进行 Sanger 测序，结果发现 *BCR* 和 *ABL* 发生了插入突变

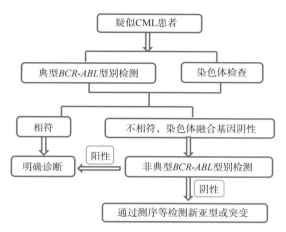

**图49-4**　疑似CML患者*BCR-ABL*融合基因检测路径

（插入18bp碱基），针对该患者设计特性引物后成功扩增并定量出患者的基因拷贝，对疗效监测起到了重要作用。本案例由于*BCR-ABL*融合基因检测结果与染色体不符，引起了临床检验人员的关注，通过测序，确定为*BCR-ABL*P210型，因存在引物区突变，从而导致常规*BCR-ABL*的PCR检测扩增失败。通过重新设计引物，该特殊转录本得以成功扩增。此外，该病例还可以追踪患者TKI用药后效果，并进一步探讨突变后蛋白质结构改变对疗效的影响。

## 参 考 文 献

[1] Jiang Q，Gale RP. Molecular monitoring of tyrosine kinase inhibitor therapy of chronic myeloid leukemia in China[J]. J Cancer Res Clin Oncol，2016，142（7）：1549-1555.

[2] Apperley JF. Chronic myeloid leukaemia[J]. Lancet，2015，385（9976）：1447-1459.

[3] Deininger MW，Shah NP，Altman JK，et al. Chronic Myeloid Leukemia，Version 2. 2021，NCCN Clinical Practice Guidelines in Oncology[J]. J Natl Compr Canc Netw，2020，18（10）：1385-1415.

[4] Hoelzer D，Gökbuget N，Ottmann OG，et al. Targeted therapies in the treatment of Philadelphia chromosome-positive acute lymphoblastic leukemia[J]. Semin Hematol，2002，39（4 Suppl 3）：32-37.

[5] Jinawath N，Norris-Kirby A，Smith BD，et al. A rare e14a3（b3a3）BCR-ABL fusion transcript in chronic myeloid leukemia：diagnostic challenges in clinical laboratory practice[J]. J Mol Diagn，2009，11（4）：359-363.

[6] Massimino M，Stella S，Tirrò E，et al. Efficacy of dasatinib in a very elderly CML patient expressing a rare E13a3 Bcr-Abl1 fusion transcript：a case report[J]. Anticancer Res，2019，39（7）：3949-3954.

[7] Tong YQ，Zhao ZJ，Liu B，et al. New rapid method to detect BCR-ABL fusion genes with multiplex RT-qPCR in one-tube at a time[J]. Leuk Res，2018，69：47-53.

# 50 微流控HPV检测系统辅助诊断喉乳头瘤

谢正松，牟江涛，邓昆

（重庆医科大学附属第三医院检验科）

## 【案例介绍】

患者，女，8岁，因"4个多月前感冒后声嘶，无咽喉疼痛，未就医，未治疗，声嘶无好转"就医。既往史及家族史无特殊，否认药物过敏史、食物过敏史。体格检查：T 36.6℃，P 100次/分，R 20次/分，BP 122/76mmHg。疼痛评分（VRS）0分，神清，对答切题。专科检查：双侧耳郭无畸形，耳郭无牵拉痛、耳屏无压痛；左耳外耳道见耵聍堵塞，右侧外耳道见耵聍，鼓膜完整，标识清楚。鼻外观正常，双侧鼻黏膜充血、肿胀，鼻中隔无明显偏曲，双侧下鼻甲稍肥大，鼻腔中见黏性分泌物，鼻咽部未窥及，各鼻旁窦区无压痛。无张口受限，口咽部黏膜无充血、肿胀，悬雍垂居中，无充血、肿胀，软腭动度好，双侧扁桃体Ⅱ度，无肿大、充血，隐窝内无脓性分泌物，咽后壁及舌根部有滤泡增生。辅助检查：鼻咽喉镜示患者双侧鼻腔黏膜无明显充血，下、中鼻甲无明显肿胀，鼻道未见明显黏性分泌物。鼻咽部腺样体堵塞后鼻孔约60%。喉部黏膜无明显充血，右侧声带、喉室见乳头状瘤样新生物。诊断：①喉肿物：乳头状瘤（？）；②扁桃体肥大伴有腺样体肥大；③儿童期鼻窦炎。

遂收治于耳鼻喉科病房，积极完善血常规、肝肾功能、血脂、电解质、凝血功能、血型、输血前检查，以及胸片、心电图等检查，了解全身情况，电子纤维耳鼻咽喉镜检查。做好术前准备，择期手术。入院2天后，在全身麻醉下行显微支撑喉镜下喉肿瘤$CO_2$激光切除术，手术切除病变组织送检人乳头瘤病毒（HPV）基因分型检测，检测结果为HPV6型，注射用重组人干扰素$\alpha_1$b[赛若金]10μg氧气雾化吸入，每天2次，治疗5～7天。嘱患者术后避免与他人亲密接触，定期复查喉镜，预防复发。

### HPV基因分型检测

取米粒大小喉肿物组织加生理盐水300μL，用碾磨器磨碎组织，制备成细胞悬液，再通过BHF-Ⅵ核酸芯片检测仪采用微流控芯片技术检测病变组织中的24种HPV亚型，检测结果为HPV6型（图50-1）。

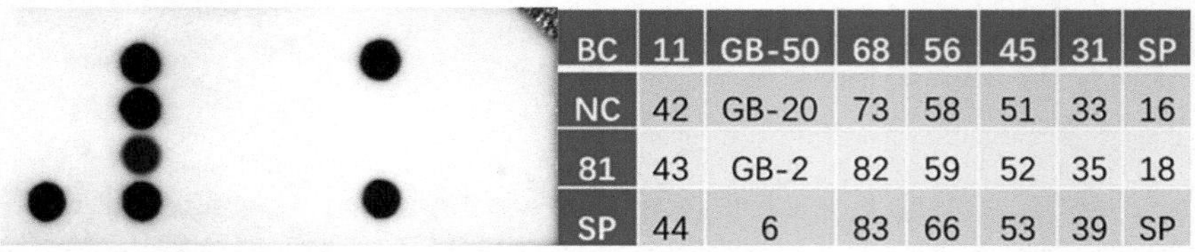

| BC | 11 | GB-50 | 68 | 56 | 45 | 31 | SP |
|---|---|---|---|---|---|---|---|
| NC | 42 | GB-20 | 73 | 58 | 51 | 33 | 16 |
| 81 | 43 | GB-2 | 82 | 59 | 52 | 35 | 18 |
| SP | 44 | 6 | 83 | 66 | 53 | 39 | SP |

**图50-1 患者病变组织HPV分型结果**

【案例分析】

喉乳头状瘤为喉部最常见的良性肿瘤，喉镜检查可见广发或单发，呈淡红色菜花或者乳头状的肿瘤。可发生于任何年龄，甚至新生儿，其中以6岁以下儿童多见。儿童喉乳头状瘤是小儿最常见的喉部良性肿瘤，发病率0.000 24%～ 0.004 3%，男女性发病率无明显差异[1, 2]。儿童喉乳头状瘤主要的临床表现为进行性声嘶、发音困难、喘鸣和呼吸困难，长期反复手术者还可出现慢性咳嗽、反复呼吸道感染和咯血等临床表现[3]。

有研究表明，喉乳头状瘤的发病和HPV感染有关，且85%以上的病毒亚型为HPV6、HPV11型[4]。HPV是一种嗜皮肤、生殖道、呼吸道黏膜的双链环状DNA病毒，约80%的HPV感染是一过性的，可依靠机体抵抗力自我清除，并不会导致相关症状，但若发生HPV的持续感染则会导致相应疾病。根据不同感染亚型、病毒致病力和其致病类型可将HPV分为高危型和低危型。高危型 HPV 主要引起外生殖器癌、宫颈癌，高度外阴、宫颈上皮内瘤变及其他部位恶性病变等，主要型别有HPV16、18、26、31、33、35、39、45、51、52、53、56、58、59、66、68、73和82等[5]。低危型 HPV 主要诱发外生殖器和皮肤的癌变，以及低度外阴、宫颈上皮内瘤变及其他部位的疣类病变和低度上皮内瘤变等，其型别主要有HPV6、11、40、42、43、44、54、61、70、72、81和83等[5]。儿童喉乳头状瘤中HPV主要是通过妊娠期胎盘感染，新生儿分娩过程中接触或吞咽而感染，以及出生后接触等方式感染[4]。随着性病和传染性疾病的增多，小儿喉乳头状瘤有明显增多的趋势。筛查育龄期妇女HPV的感染情况对于宫颈癌的预防、早期发现、早期治疗及优生具有重要意义。

小儿喉乳头状瘤虽然是一种良性病变，但是因其侵袭性及复发性等特点，预后不一，部分轻症患儿可自行缓解，而多数患儿即使经治疗达到临床缓解后也极易复发，是临床治疗的难题[6]。手术切除病灶是目前喉乳头状瘤首选的治疗方法，$CO_2$ 激光手术成为喉乳头状瘤病的一线治疗方法，但是该方法并不能阻止病变复发[7]。

本案例患儿感冒后声嘶数月无好转，鼻咽喉镜下喉室内见乳头状瘤样新生物，手术切除病变组织并送检，进行HPV基因分型检测，检测结果显示HPV6型阳性，为喉乳头状瘤的确诊与治疗提供了依据，明确病因后定期随访，预防复发。

【案例拓展】

近年来，随着PCR扩增技术及微流控技术的发展，学者们开发了一种将样品装载、细胞溶解、扩增及检测集成于一体的微流控芯片，实现了芯片级别的PCR实验室，检测过程包括核酸提取、多重PCR扩增、反向斑点杂交检测目标靶点，整个过程都是在微流控芯片内部全自动、全封闭完成的，并将该芯片成功地应用于HPV-DNA的检测[8]。与传统的方法相比，该芯片具有灵活、体积小巧、便于移动、可自动操作等特点[9]，可为不同的样本提供标准化预处理单元，从而消除了因离心、混合和冻融步骤所涉及的场地问题，甚至是PCR扩增的标准化问题。此外，该芯片还可以避免样品多步处理过程中出现内源性核糖核酸酶激活、不适pH和温度导致的样品降解[10]。这种能快速分离出病毒DNA，并在最小化人为干预的情况下，将其传送到检测装置传感器的封闭集成单元内的微流控系统是目前HPV检测的最佳选择[11]。

BHF-Ⅵ核酸芯片检测仪采用PCR体外扩增和DNA反向斑点杂交法相结合的DNA芯片技术，当待测样本加入HPV检测芯片加样孔后，在微泵的驱动下，分别进行DNA提取、针对目的DNA进行PCR扩增和反向斑点杂交。根据HPV特定基因设计的特异性引物，可以扩增出24种基因型的目的片段，仪器将扩增产物转移到芯片的检测区，在检测区杂交膜上包被有24种亚型的检测探针，如果扩增产物中含有目的基因则能够被芯片上的探针捕获，再加入酶液和显色液后在杂交膜的特定位置出现蓝色斑点，可以判断出感染HPV核酸及感染的亚型，如果不含目的基因，则在特定的位置不会出现蓝色斑点。

**1. 核酸提取**

将待测样本200μL加入芯片加样孔，在微泵驱动下，利用磁珠分离技术，即在通道内磁性、界面和黏性阻力的作用下，样本与靶物质结合，从而快速高效地提取细胞DNA，同时很好地避免了人工提取过程中产生的污染和误差。该过程保证了高纯度的目的DNA检测的准确度，是微流控芯片技术向着自动化和微型化发展的前提保障。

**2. PCR扩增**

针对HPV基因组设计特异度引物，对目的DNA进行PCR扩增，扩增出24种HPV基因型的目的片段，即可同时检测出18种高危型HPV（HPV16、18、31、33、35、39、45、51、52、53、56、58、59、66、68、73、82、83）和6种低危型HPV（HPV6、11、42、43、44、81）。

**3. 反向斑点杂交（RDB）**

将针对HPV基因组设计的24种亚型的探针包被在芯片检测区杂交膜上，若扩增产物中含有目的基因，则可被芯片上的探针捕获，经酶液和显色液作用后可判断出感染HPV核酸及亚型。不同于传统固定靶DNA一次只能检测一种核酸型的杂交方式，包被探针再与目的DNA杂交的反向斑点杂交技术实现了同时检测多种基因型的需要，使检测更加快速高效，而且检测成本更加低廉。

2020年全球癌症统计数据显示，在全球女性癌症中，宫颈癌的发病率和死亡率均居于第五位，发病年龄也越来越年轻化，所以早发现、早诊断、早治疗，是防止宫颈癌病情进一步恶化的关键[12]。目前HPV基因分型检测是临床上针对宫颈疾病所进行的常规检查，HPV基因分型检测在女性宫颈癌早诊早治和育龄期女性优生的筛查中成了必不可少的一部分。

## 【案例总结】

HPV分为高危型和低危型，高危型HPV主要引起外生殖器癌、宫颈癌，高度外阴、宫颈上皮内瘤变及其他部位恶性病变等，子宫颈癌主要由高危型HPV持续感染所致，在

99.7%的子宫颈癌中都可检测到高危型 HPV[13]。低危型 HPV 主要诱发外生殖器和皮肤的癌变以及低度外阴、宫颈上皮内瘤变及其他部位的疣类病变和低度上皮内瘤变等，喉乳头状瘤的发病和 HPV 感染有关，且85%以上的病毒亚型为 HPV6、11型。鉴于 HPV 病毒流行广泛、感染反复和潜伏时间较长等特点，亟待发展新的、低成本的技术，以进行有效的人口水平筛查和监测。近些年，随着检测宫颈癌和 HPV-DNA 的方法与技术的发展，出现了集成核酸提取、扩增和检测一体化的微流控芯片技术，该技术由于具有微型化、成本低廉、信号稳定、灵敏度高和特异性强等优势而被视为宫颈癌和 HPV-DNA 的理想筛查平台。微流控芯片技术的出现为低资源配置下的癌症筛选、诊断、疫苗接种和术后反应的监测提供了理论依据和技术支持。

## 参 考 文 献

[1] El Achkar VNR，Duarte A，Carlos R，et al. Histopathological features of juvenile-onset laryngeal papillomatosis related to severity[J]. Head Neck，2019，41（5）：1412-1417.

[2] Seedat RY. Juvenile-onset recurrent respiratory papillomatosis diagnosis and management：a developing country review[J]. Pediatric Health Med Ther，2020，11：39-46.

[3] Pandey D，Solleti V，Jain G，et al. Human papillomavirus（HPV）infection in early pregnancy：prevalence and implications[J]. Infect Dis Obstet Gynecol，2019：4376902.

[4] Ikegami T，Kise N，Kinjyo H，et al. Development of antibodies against HPV-6 and HPV-11 for the study of laryngeal papilloma[J]. Viruses，2021，13（10）：2024.

[5] 耿建祥，黄华艺，刘建华，等. HPV 感染疾病相关问题专家共识（2017）[J]. 医学研究生学报，2017，30（12）：38-41.

[6] Derka S，Bluher E. Recurrent respiratory papillomatosis：update 2018[J]. Curr Opin Otolaryngol Head Neck Surg，2018，26（6）：421-425.

[7] 李万鹏，李晓艳. 小儿复发性呼吸道乳头状瘤治疗进. 国际耳鼻咽喉头颈外科杂志，2017，41（3）：183-185.

[8] Shan S，Senapati S，Klacsmann F，et al. Current technologies and recent developments for screening of HPV-associated cervical and oropharyngeal cancers[J]. Cancers，2016，8（9）：85.

[9] 周笑伶，曹勤，王生余. HPV 检测方法及微流控芯片技术的应用[J]. 国际检验医学杂志，2019，40（9）：1114-1118.

[10] Zheng Z，Jiao Y，Du X，et al. Computational prediction of candidate miRNAs and their potential functions in biomineralization in pearl oyster Pinctada martensii[J]. Saudi J Biol Sci，2016，23（3）：372-378.

[11] Zhao X，Li X，Yang W，et al. An integrated microfluidic detection system for the automated and rapid diagnosis of high-risk human papillomavirus[J]. Analyst，2021，146（16）：5102-5114.

[12] Goodman A. HPV testing as a screen for cervical cancer[J]. BMJ，2015，350：h2372.

[13] 中华预防医学会. 预防接种知情告知专家共识（下）[J]. 中华流行病学杂志，2021，42（3）：382-413.

# 51 扩增子建库法阴性而杂交捕获建库法阳性的 *BRCA* 基因检测

沈依帆

（重庆医科大学附属第一医院临床分子医学检测中心）

## 【案例介绍】

现病史：患者，女，44岁，因"腹围增大半年，下腹隐痛1个月余，发现盆腔包块10天"就诊于笔者所在医院。查体：盆腔扪及似孕3～4个月大小的包块，界不清。妇科彩超：子宫肌层及内膜回声不均，双侧附件区混合性包块（考虑肿瘤性病变？）。实验室检查：CA125 1996U/mL，HE4 148pmol/L。盆腹腔增强 MRI：①双侧附件区多发大小不等囊实性结节及团块影，考虑恶性肿瘤性病变，卵巢癌可能性大，部分囊内合并出血；②双侧闭孔区多发淋巴结增大，考虑转移可能；③腹膜后多发淋巴结显示，部分稍增大。门诊以"卵巢癌？"收入院。

家族史：哥哥因"直肠癌"去世，表姐患"卵巢癌"。

手术：住院行腹腔镜下次广泛全子宫切除+双卵巢输卵管切除+大网膜切除+盆腔淋巴结清扫+腹主动脉旁淋巴结清扫+肿瘤细胞减灭+盆腔、肠、输尿管、膀胱粘连松解+腹腔镜探查术。

术后病理检查：①左、右卵巢：高级别浆液性癌。②右腹主动脉旁+右盆腔、左腹主动脉旁（下方）、左盆腔、腹主动脉旁（肾血管水平）：淋巴结见癌转移（分别为7/9、12/13、4/9、21/23）。子宫平滑肌瘤。免疫组化：孕激素受体（PR）灶（+），雌激素受体（ER）（+），有丝分裂抑制因子P16（+），波形蛋白Vim（−），转录因子配对盒基因8（*PAX-8*）（+），抑癌基因*P53*（+），肾母细胞瘤蛋白1（WT-1）（+），卵巢癌抗原CA125（+），肝细胞核因子1β（HNF1β）（−），胃酶样天冬氨酸蛋白酶A（Napsin A）（−），支链脂肪酸β氧化酶 P504S（−），细胞增殖特异相关核抗原 Ki-67 50%（+）。

出院诊断：卵巢高级别浆液性癌Ⅲc期。淋巴回流障碍伴感染：蜂窝织炎？

治疗：术后补充TP（顺铂+白蛋白结合型紫杉醇）方案6次。为指导患者一线化疗后能否使用PARP抑制剂指导靶向治疗，送检基因检测。

肿瘤基因检测结果：对该患者的样本进行了两种试剂盒的检测，A 公司为基于扩增子建库法的 HRD panel 检测，B 公司为基于杂交捕获法的 HRD panel 检测。检测结果如下。

（1）基于PCR扩增的方法：使用A公司的基于PCR扩增的方法建库，Illumina 平台上机测序，结果显示，*BRCA1/2* 基因检测阴性，HRD评分为74分，HRD状态为阳性。

（2）基于杂交捕获的方法：使用B公司的基于杂交捕获的方法建库，Illumina 平台上机测序。结果显示：*BRCA1* 基因体系变异，10 号外显子移码突变：c.713_732del（p.H238fs）；HRD 评分为 62 分，HRD 状态为阳性。

## 【案例分析】

二代测序技术（NGS）是指对几十万到几百万条 DNA 模板进行测序，其最显著的特点是高通量和自动化。目前临床中靶向测序的应用较为广泛，靶向测序即对关键基因或区域进行高深度测序（500×～1000×），从而识别罕见变异或为针对疾病相关基因的研究提供准确且易于解读的结果。目前进行靶向富集的建库策略有多种，包括基于 PCR 扩增的方法和基于杂交捕获的方法[1]。该案例为指导患者术后能否使用 *PARP* 抑制剂指导靶向治疗，故送检基因检测。患者基于 PCR 扩增的方法 *BRCA* 结果呈阴性，而基于杂交捕获的方法 *BRCA* 结果呈阳性，两者不一致，其原因可能：①A 公司样本未进行病理评估，或无肿瘤细胞，导致检测结果假阴性；②B 公司样本被其他阳性样本污染；③肿瘤异质性，两次样本并非来源于同一部位同一蜡块；④这个缺失突变发生在扩增子建库方法的上下连续的两条探针的引物上，导致假阴性结果。

为了进一步验证检测结果，笔者所在实验室立即开始自查。复查该样本的 HE 病理评估结果，显示恶性肿瘤细胞占比达 70% 以上，且找另一位高年资病理医生复核确认。同时用于 A 公司试剂盒和 B 公司试剂盒的检测样本来源于同一次病理白片刮片后提取的同一管 DNA，不存在因样本不同而导致结果不一致的情况。复查 B 公司试剂盒的原始质控数据，未发现样本污染。需要注意的是，生物信息学分析员在查找 A 公司检测的原始测序序列时，发现有一 20bp 缺失突变落在连续两条探针的引物连接臂上，导致试剂盒无法检出，查看原始序列能找到很少的读长（reads），丰度在 1% 左右，频率未超过阈值（3%），因此产品有局限性，导致假阴性结果。

（1）突变位点位置信息分析：chr17: g.41246816_41246835del20/c.713_732del20/p.H238Rfs*6，探针序列见图 51-1。

```
W0076_BRCA1_E11_S076   chr17:41246725-41246858  22  30
CACATGGCTCCACATGCAAGTTTGAAACAGAACTACCCTGATACTTTTCTGGATGCCTCTCAGCTGCACGCTTCTTCTCAGTGGTGTTCAAATC
ATTATTACTGGGTTGATGATGTTCAGTATTTGTTACATCCGTC

W0077_BRCA1_E11_S077   chr17:41246793-41246929  30  25
TTTTAATGACAATTCAGTTTTTGAGTACCTTGTTATTTTTGTATATTTTCAGCTGCTTGTGAATTTTCTGAGACGGATGTAACAAATACTGAAC
ATCATCAACCCAGTAATAATGATTTGAACACCACTGAGAAGCG
```

**图 51-1**　基于 PCR 扩增法的 *BRCA1* 基因 W0076-W0077 探针序列

从图 51-1 中可以看出，20bp 的缺失突变落在相邻的 2 条探针 W0076 和 W0077 的连接臂上，因此导致试剂盒无法检出该缺失突变（红色高亮为对应 20bp del，空格隔开的右侧序列为对应的连接臂序列）。

（2）原始测序结果能找到很少的读长（reads），丰度在 1% 左右，频率未超过阈值（3%），无法判断阳性。

从图51-2和图51-3中可以看出：原始序列只能看到很少的几十条读长（reads），丰度分别为 0.6% 和 1.36%，未超过检测阈值（3%），无法判断阳性。因此，最终我们推测导致 A 公司假阴性的结果是因为这个缺失突变发生在扩增子建库方法的上下连续的两条探针的引物上。用同一管 DNA 经一代测序（图51-4）进行验证，结果同杂交捕获建库法，证明杂交捕获建库法结果是准确的。

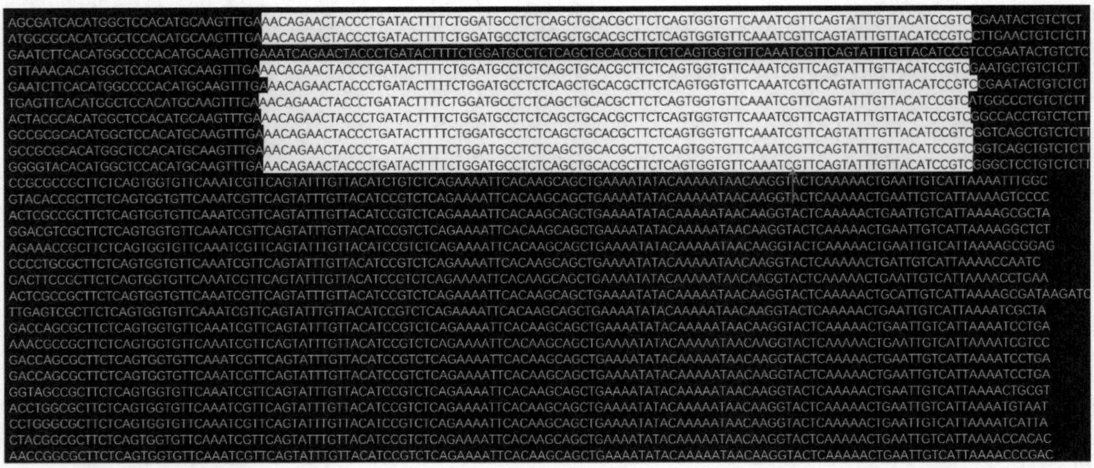

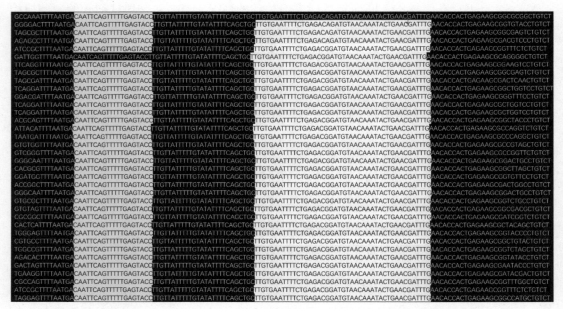

图51-2　W0076 探针 *BRCA1* 序列　（注：下机原始序列能检索到 10 条序列，共 1675 条）

图51-3　W0077 探针 BRCA1 序列　（注：下机原始序列能检索到 36 条序列，共 2643 条）

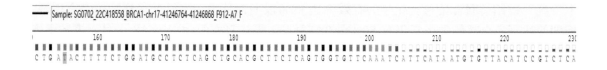

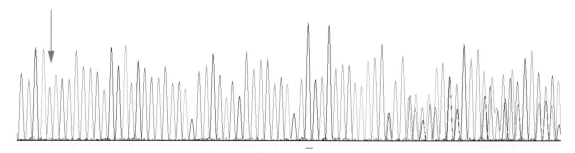

**图51-4 一代测序结果（*BRCA1*基因：c.713_732del p.H238fs）**

【案例拓展】

基于 PCR 扩增的靶向建库是使用高度特异的寡核苷酸序列将目标区域放大和纯化后，连接接头的文库制备方法，当靶向基因数较少（如几个或几十个）时，扩增子文库具有较高的质量，该方法适用于小基因 Panel 的检测。尽管扩增子法建库方法十分高效，但由于引物合成花费高且设计难度大，难以应用于扩增效率不稳定区域（如高 GC 含量区及高重复序列区）、大片段（数 Mb）及未知融合基因的测序。同时，由于并非所有引物均可产生相应的扩增，若临床样本 DNA 完整度较低或 PCR 引物中覆盖有 SNP 或小插入缺失突变（Indels），引物将发生错配或不结合，导致等位基因的丢失，扩增子覆盖度降低。若大插入缺失突变（Indels）恰好缺失在引物区域或大程度地改变了扩增子长度，则无法检出插入缺失突变。

杂交捕获文库与扩增子文库相比，捕获效率更高、特异性更好且重复性更佳。基于杂交捕获的靶向建库是采用生物素标记的探针在杂交过程中将目标区域进行捕获，而后通过磁珠沉降将其分离后与接头连接构建成文库。根据实验设计的不同，靶向捕获方法可捕获 20kb～62Mb 的区域，其较扩增子法更为适用于低频体细胞突变检测[2]。同时由于杂交捕获探针通常在结合目标区域的同时也捕获到目标区域两侧的序列，故杂交捕获法靶向测序还可检测出一般难以捕获的目标序列。另外，由于 DNA 打断样本具有随机性，每个捕获片段均不同，因此在识别 PCR 冗余数据时，杂交捕获法更精确。但杂交捕获法也存在缺点，若捕获的两侧序列为非目标序列，则将降低目标序列的总体覆盖度；同时捕获探针对样本碱基构成十分敏感，当 AT 含量高时可由于较差的退火效果而造成序列信息丢失，GC 含量高时可因形成二级结构而造成序列信息丢失[3]。

在我国，卵巢癌年发病率居女性生殖系统肿瘤第 3 位，死亡率位于女性生殖系统肿瘤首位。对于上皮性卵巢肿瘤，因卵巢位于盆腔深处，2/3 的患者就诊时已处于晚期，卵巢上皮癌一线铂类联合紫杉类化疗的有效率达 80% 以上，其中一半以上达到肿瘤完全缓解，但即使达到完全缓解的患者仍有 50%～70% 复发，平均复发时间 16～18 个月。多数患者死于肿瘤复发耐药[4]。2022 年 NCCN 指南推荐对卵巢癌、输卵管癌和原发性腹膜癌患者在一线治疗后进行胚系和体系的 *BRCA1/2* 基因和 HRD 检测，以指导后续 PARP 抑制剂的维持治疗。PARP 抑制剂应用于卵巢癌的治疗后可显著延长患者的复发时间和改善患者的预后。

*BRCA1/2* 基因序列较长，无热点突变，目前已报道的致病位点达数千个，遍布整个序列全长，变异类型也多样化，该基因的检测无法使用基于热点突变的检测方法。国内实验室主要使用 NGS 平台检测 *BRCA* 变异，Sanger 测序主要用于对突变位点的验证。目前国内不同公司的 *BRCA1/2* 基因检测试剂盒两种建库方法都在使用。在 *BRCA* 基因检测工作中，为了确保检测质量，需要规范开展室内质控。质控品需随机放在临床标本中，参与从建库到上机的全过程。此外，实验室还需常态化地参加室间质评，包括每年参加国家病理质控中心（PQCC）和欧洲分子遗传实验质控网（EMQN）组织的室间质评活动等。

## 【案例总结】

二代测序技术可一次性全方面检测所有已知突变，还可发现未知突变，其在通量、成本、效率方面的优势是传统的分子检测技术无法比拟的。传统的肿瘤基因突变检测方法，如 PCR 或一代测序检测，仅能对单个或几个基因的热点突变进行检测，且对复杂变异类型的检测存在局限性。基于扩增子法的靶向测序高效、快速、所需样本少，适用于小 Panel 的检测，但当大的插入缺失突变恰好缺失在引物区域，则无法检出插入缺失突变；杂交捕获文库与扩增子文库相比，其捕获效率更高、特异性好且重复性佳，但所需样本量较大，易受样本碱基 GC 含量影响，且检测周期更长、费用较高昂。针对临床检测需求的不同，分子检测有其对应的理想检测方法，各个检测平台都有各自的优缺点，在临床实践过程中，应针对实际情况，合理选择相应的检测方法。

## 参 考 文 献

[1] Mamanova L，Coffey AJ，Scott CE，et al. Target-enrichment strategies for next-generation sequencing[J]. Nat Methods，2010，7（2）：111-118.

[2] Altmuller J，Budde BS，Nurnberg P，et al. Enrichment of target sequences for next-generation sequencing applications in research and diagnostics[J]. Biol Chem，2014，395（2）：231-237.

[3] 李金明. 高通量测序技术 [M]. 北京：科学出版社，2018.

[4] 国家卫生健康委. 卵巢癌诊疗指南（2022 年版）//肿瘤和血液病相关病种诊疗指南（2022 年版）[EB/OL].（2022-04-11）[2022-07-30]. http：//www. nhc. gov. cn/yzygj/s2911/202204/a0e67177df1f439898683e1333957c74. shtml.

# 52　NGS诊断*BRCA2*基因致病性突变携带者乳腺癌

杨雨，赵晓涛

（北京大学人民医院检验科）

## 【案例介绍】

患者1，女，28岁，主诉：发现右乳肿物6年余。现病史：6年前患者体检时发现右侧乳腺肿物，B超提示右乳外上象限可见低回声结节，大小约0.7cm×0.6cm，乳腺影像报告和数据系统（BI-RADS）检查3级，建议定期随访。5个月前就诊于笔者所在医院，复查乳腺增强磁共振提示：右乳内高强化结节。遂以"右乳肿物"收住入院。既往史：左大腿软组织肉瘤切除术后6年。青霉素过敏史。无心脑血管病、肺部疾病、肾脏疾病，否认食物过敏史、疫区疫水接触史，无放射性毒物接触史。家族史：外婆患肝癌，外公患肺癌，大姨患乳腺癌，二姨患卵巢癌并且*BRCA2*基因致病性突变。

体格检查：体温36℃，心率70次/分，呼吸14次/分，血压115/65mmHg。右侧乳房12点钟方向，距乳头2cm可触及质韧肿物，大小约1cm×1cm，活动度欠佳，有压痛，边界不清，形状不规则。左侧乳房未触及明显肿物，双侧腋窝及双侧锁骨上淋巴结未及肿大。实验室检查：糖链抗原125 15.93U/mL，糖链抗原15-3 9.82U/mL，癌胚抗原0.67U/mL。*BRCA1/2*基因突变检测：*BRCA2* p.K1472Tfs*6，致病性变异（表52-1和表52-2）。影像学检查：入院后乳腺超声提示右乳外上象限可及大小1.6cm×0.7cm肿物，呈低回声，形状不规则，边界欠清，无包膜，后方回声无改变，无强回声光点。右乳肿物，BI-RADS 4级。诊疗经过：入院后考虑"右乳肿物"可能性大，有明确手术指征，行右侧乳房肿物切除术。术后病理回报：三阴性乳腺癌。患者三阴性乳腺癌、*BRCA2*基因致病性突变诊断明确，建议每3～6个月进行乳腺钼靶或磁共振检查，监测疾病变化。

患者2，女，53岁，患者1的母亲，主诉：体检发现子宫肌瘤3个月余。现病史：3个月前患者体检妇科B超提示子宫前壁1.2cm×1.3cm低回声结节，考虑子宫肌瘤可能，为行手术治疗而入院。既往史：高血压8年，糖尿病5年。家族史：母亲患肝癌，父亲患肺癌，一个姐姐（大姐）患乳腺癌，另一个姐姐（二姐）和女儿分别患卵巢癌和乳腺癌，并具有*BRCA2*相同致病性突变位点。实验室检查：*BRCA1/2*基因检测提示*BRCA2* p.K1472Tfs*6，致病性变异。诊疗经过：①子宫平滑肌瘤；②*BRCA2*基因突变；③高血压；④2型糖尿病诊断明确，有明确手术指征，行全子宫+双侧附件切除术。

*BRCA1/2*基因突变检测：对受检者的外周血白细胞DNA样本（胚系）进行检测，检测出*BRCA2*基因的c.4415_4418delAGAA（p.K1472Tfs*6）为移码突变，导致基因编码蛋白质第1472位氨基酸由赖氨酸突变为苏氨酸并于1477位发生提前终止，可能形成功能损

伤或失活的蛋白。根据美国医学遗传学与基因组学学会（ACMG）指南标准判定，该变异为致病性变异。

表52-1　*BRCA1/2*基因突变检测报告结果

| 检验项目 | 检验值 | 检验方法 |
|---|---|---|
| *BRCA1*基因突变检测 | 未检测到致病或疑似致病突变 | NGS（二代测序） |
| *BRCA2*基因突变检测 | 致病性突变 | NGS |

表52-2　*BRCA2*基因致病性突变情况

| 基因 | 编码碱基改变 | 氨基酸改变 | 纯合/杂合 | 突变类型 | 临床意义 |
|---|---|---|---|---|---|
| *BRCA2* | c.4415_4418delAGAA | p.K1472Tfs*6 | 杂合 | 移码突变 | 致病性变异 |

## 【案例分析】

本案例中通过实验室构建的Illumina测序平台，利用边合成边测序的方法检测*BRCA1/2*基因的外显子编码区和外显子-内含子连接区，检测出患者1和患者2携带同一个*BRCA2*致病性突变位点。考虑患者1为青年育龄期女性，建议定期复查乳腺钼靶或磁共振成像，监测疾病变化，暂不予对侧乳腺切除术。同时建议患者在孕12～16周时应进行遗传咨询，完善产前诊断，对胎儿的*BRCA2*基因突变情况进行检测。患者2为患者1的母亲，子宫肌瘤诊断明确，虽暂为良性病变，但考虑患者*BRCA2*基因致病性突变有患卵巢癌的风险且处于围绝经期无再生育需求，遂进行全子宫及双附件（双侧输卵管及卵巢）切除术。此外，患者2的姐姐外院确诊卵巢癌，并且也携带*BRCA2*同一致病性突变位点。因此，在该家系中*BRCA2*致病性突变稳定遗传，建议该家系中其他患者进行*BRCA1/2*基因突变检测，尽早实施相应的风险管理对策。

## 【案例拓展】

*BRCA1/2*基因编码的蛋白质参与DNA双链断裂的同源重组修复过程，*BRCA1/2*基因发生突变会造成同源重组修复通路缺陷，将迫使细胞采用非同源末端连接方式进行修复，修复过程中错误的积累会增加乳腺癌的发生风险[1]。*BRCA1/2*基因突变检测的传统方式包括Sanger测序（检测单核苷酸改变、插入和缺失）和多重连接探针扩增技术（检测基因大片段重排），但耗时较长、成本较高。二代测序（NGS）技术可实现大规模平行测序，对罕见的突变采取多基因联合检测的方法，可有效提高检测效率，降低检测成本[2]。

NGS检测*BRCA1/2*基因突变的流程包括6个环节[3]（图52-1）。

（1）样本获取：对于可获取的乳腺癌肿瘤组织可进行体系*BRCA1/2*基因突变检测；对于不可获取或不易获取乳腺癌肿瘤组织的乳腺癌患者或者高危人群以血液样本进行*BRCA1/2*基因胚系突变检测。

（2）DNA提取：DNA纯度、浓度对检测结果有着重要的影响，应严格进行质量控制。

（3）文库制备：DNA片段加接头修饰的过程。①DNA片段末端修饰，产生黏性末端。

②DNA片段黏性末端具有突出的A尾，接头具有突出的T尾，使用DNA连接酶将接头添加到DNA片段两端。将接头特殊碱基尿嘧啶（U）删除使接头的环状结构形成"Y"形接头，以保证每条单序列两端均为不同的测序引物。③磁珠纯化：可通过氢键作用力吸附DNA片段，可通过磁珠内储存的缓冲液中20%的聚乙二醇（PEG）8000实现片段大小的选择。PEG浓度越大吸附的DNA片段越小。④PCR扩增：使用与接头互补的引物进行DNA片段的扩增。

（4）上机测序（图52-2）：①边合成边测序法（Illumina平台）：主要借助荧光标记的dNTP（脱氧核糖核苷三磷酸），这种dNTP的3′端被叠氮基团封住，当识别该位置结合的dNTP荧光信号后，切点3′端叠氮基团进行下一轮循环，多轮循环后实现碱基识别。②半导体测序法（Thermo Fisher平台）：将DNA模板放在一个微孔中，分次加入不同类型的核苷酸，当某个核苷酸连接到DNA链时，一个氢离子作为副产物将会被释放，来自该离子的电荷将改变溶液的pH，通过专有的离子传感器检测，从而确认核苷酸的种类。

（5）数据分析：①原始数据比对、变异识别、变异注释等。②数据质控：测序深度、比对率、覆盖率等。

（6）变异解读：根据突变致病性证据分级标准分为非常强、强、中等、支持性证据。按一定的评分规则将突变的分级标准组合起来，分为五类：致病性、可能致病性、意义不明、可能良性及良性。

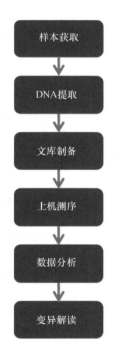

图52-1　NGS测序流程

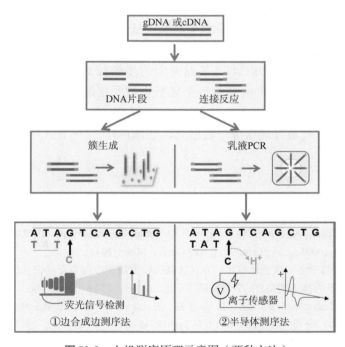

图52-2　上机测序原理示意图（两种方法）

约半数遗传性乳腺癌患者是由*BRCA1/2*基因突变引起的，*BRCA1/2*突变携带者患乳腺癌的终身累积风险分别为72%和69%[4]。*BRCA1/2*基因突变检测适用人群包括：①确诊时年龄较低的乳腺癌患者；②有高风险家族史以及三阴性乳腺癌（TNBC）患者。但对于BRCA基因检测建议的具体细节仍存在较大差异，如年龄、患者乳腺癌原发灶数量及家族史的定义等（具体内容可参考BRCA1/2基因检测专家共识）。当然，随着研究进展，BRCA1/2检测的适用人群也会不断更新和拓展。美国国立综合癌症网络（NCCN）指南中建议BRCA1/2致病性突变携带者根据生育需求和生活质量可进行相应的风险减低治疗，包括定期乳腺癌钼靶及磁共振筛查、双侧乳腺切除术、双侧输卵管及卵巢切除术、化学药物预防、生殖选择等[5]。美国食品药品监督管理局2017年批准多聚腺苷二磷酸核糖聚合酶（PARP）抑制剂——奥拉帕尼用于BRCA1/2基因突变的晚期乳腺癌的靶向治疗。除此之外，NGS技术可实现多基因的联合检测，通过构建多基因组合Panel，在进行BRCA1/2基因突变检测的同时也可检测其他乳腺癌易感基因突变情况，从而更好地指导乳腺癌的防治。其他乳腺癌易感基因包括CHEK2、ATM、BRIP1和PALB2等均可增加患乳腺癌风险[6]。

## 【案例总结】

NGS技术应用于检测BRCA1/2基因的外显子编码区和外显子-内含子连接区，经过数据比对分析，发现突变位点。按照突变位点的注释解读规则将检测到的突变位点划分为致病性、可能致病性、意义不明、可能良性及良性中的一种。对于携带BRCA1/2基因致病性突变的晚期乳腺癌患者可使用PARP抑制剂靶向治疗。对于BRCA1/2基因致病性突变携带者依据NCCN指南建议进行相应的风险管理，包括定期进行乳腺癌影像学筛查、预防性乳腺或卵巢及输卵管切除术等。携带已知BRCA1/2基因致病性突变的家系中的个体应及早进行BRCA1/2基因检测，做好相应的风险管理措施。

NGS检测BRCA1/2基因突变的步骤较为复杂，除了对试验人员进行相应的培训外，在检测的过程中也应对每个环节进行严格的质控步骤，包括提取的基因组DNA（gDNA）质量、文库中DNA片段大小、测序深度等，最终保证BRCA1/2基因突变检测结果的准确性，以便更好地服务于乳腺癌的临床诊疗。

参 考 文 献

[1] Neiger HE，Siegler EL，Shi Y. Breast cancer predisposition genes and synthetic lethality[J]. Int J Mol Sci，2021，22（11）：5614.

[2] Toland AE，Forman A，Couch FJ，et al. Clinical testing of BRCA1 and BRCA2：a worldwide snapshot of technological practices[J]. NPJ Genom Med，2018，3：7.

[3]《基于下一代测序技术的BRCA基因检测流程中国专家共识》编写组. 基于下一代测序技术的BRCA1/2基因检测指南[J]. 中华病理学杂志，2018，47（6）：401-406.

[4] Kuchenbaecker KB，Hopper JL，Barnes DR，et al. Risks of breast，ovarian，and contralateral breast cancer for BRCA1 and BRCA2 mutation carriers[J]. JAMA，2017，317（23）：2402-2416.

[5] Daly MB，Pal T，Berry MP，et al. Genetic/familial high-risk assessment：breast，ovarian，and pancreatic，Version 2. 2021，NCCN Clinical Practice Guidelines in Oncology[J]. J Natl Compr Canc Netw，2021，19（1）：77-102.

[6] Stratton MR，Rahman N. The emerging landscape of breast cancer susceptibility [J]. Nat Genet，2008，40（1）：17-22.

# 53  NGS用于单倍体移植复发患者HLA杂合性缺失检测

鲍晓晶[1]，袁晓妮[1]，张腾腾[1]，何军[1]，吴小津[2]

（苏州大学附属第一医院/江苏省血液研究所：1. HLA配型实验室；2.血液内科）

## 【案例介绍】

患者，男，16岁，诊断为急性淋巴细胞白血病（T-ALL），入院治疗缓解后给予改良BUCY方案预处理，环孢素、抗人胸腺淋巴细胞球蛋白（ATG）、麦考酚钠肠溶片（米芙）、小剂量甲氨蝶呤（MTX）预防移植物抗宿主病（GVHD），行父供子单倍型移植[父亲，50岁，人类白细胞抗原（HLA）配型5/10相合，血型B+供A+]，共计回输有核细胞（NC）$15.47 \times 10^8$/kg，其中CD34$^+$细胞$2.47 \times 10^6$/kg，CD3$^+$细胞$1.64 \times 10^8$/kg。移植后17天出现肠道GVHD，予甲泼尼龙（甲强龙）治疗后好转。

移植后5个月余，患者因"咳嗽，少量白痰"入院。实验室检查结果如下。①血常规：白细胞$193 \times 10^9$/L，血红蛋白81g/L，血小板$38 \times 10^9$/L。②骨髓形态：原幼细胞占90%。③白细胞免疫分型：87%幼稚细胞群体，为T淋系抗原表达。④多重聚合酶链反应（multiplex PCR）：检测到*STL-TAL1*融合基因转录本，*WT1*基因转录本相对表达量10.45%，*EVI1*基因转录本相对表达量0.21%。⑤短串联重复序列（STR）：供者细胞嵌合率4.6%。⑥基因突变：检测到*NOTCH1*、*IL7R*、*PDGFRB*突变；结果提示疾病复发。予IVP方案再诱导后复查骨髓形态学标查，结果显示增生活跃，原幼细胞比例81.5%，微小残留病灶检测（MRD）结果为59.2%，STR结果为12%；同期送检患者移植后外周血和唾液样本至笔者所在实验室进行HLA基因分型。

### （一）HLA基因分型结果

使用Allotype建库试剂盒、Illumina Miseq-DX二代基因测序仪对患者移植后外周血样本和唾液样本进行HLA基因分型，包括HLA-A、HLA-B、HLA-C、DRB1、DQB1、DPB1、DPA1、DQA1、DRB345位点检测。分型结果提示：①患者移植后外周血样本分型结果与唾液样本不一致；②唾液样本的分型结果与移植前结果完全一致（单倍型a和c）；③移植后外周血样本呈现供患者嵌合状态，且不同位点的嵌合比例不同（单倍型a、b和c），见图53-1。

### （二）外周血嵌合结果分析

使用AlloSeq Assign软件分析结果：①在分析软件提示存在高背景处，查找等位基因外显子单核苷酸多态性（SNP）区域是否同一位置存在3种不同碱基；②根据每种碱基序列读长（reads）不同，采用供者或患者来源读长/总读长计算百分比，以最高百分比作为嵌合比例；③结合移植前患者HLA基因分型的错配位点，分析患者及供者来源HLA单倍型的比例，见图 53-2。

| 姓名/关系<br>出生年月 | 原始编号<br>样本编号 | 单倍型 | HLA分型结果 | | | | | | | | | 收样日期<br>检测日期 |
|---|---|---|---|---|---|---|---|---|---|---|---|---|
| | | | A* | B* | C* | DRB1* | DQB1* | DPB1* | DQA1* | DPA1* | DRB3/4/5* | |
| ■■<br>患者<br>04/29/2004 | 0010169 | a | 02:06 | 15:01 | 03:03 | 15:01 | 06:02 | 05:01 | 01:02 | 02:02 | DRB5*01:01 | 02/04/2020 |
| | SZ200562<br>(移植前) | c | **02:06** | **48:03** | **08:01** | **04:05** | **04:01** | **05:01** | **03:03** | **02:02** | DRB4*01:03 | 02/05/2020 |
| ■■<br><br>患者<br><br>04/29/2004 | 0024612 | a | 02:06(70%) | 15:01 | 03:03 | 15:01 | 06:02 | 05:01 | 01:02 | 02:02 | DRB5*01:01 | 12/08/2020 |
| | SZ207481<br>(移植后外周血) | c | NA* | 48:03(>75%) | 08:01(>80%) | 04:05 (<4%) | 04:01(<9%) | 05:01 | 03:03 (<9%) | 02:02 | 未提示 | 12/11/2020 |
| | | b | 11:01(<30%) | 55:02(<25%) | 07:02(<20%) | 12:02(>90%) | 03:01(>91%) | NA* | 06:01(>91%) | NA* | DRB3*03:01 | |
| | 0024612 | a | 02:06 | 15:01 | 03:03 | 15:01 | 06:02 | 05:01 | 01:02 | 02:02 | DRB5*01:01 | 12/08/2020 |
| | SZ207482<br>(移植后唾液) | c | 02:06 | 48:03 | 08:01 | 04:05 | 04:01 | 05:01 | 03:03 | 02:02 | DRB4*01:03 | 12/11/2020 |
| ■■<br><br>父亲<br><br>06/18/1969 | 0014774 | a | 02:06 | 15:01 | 03:03 | 15:01 | 06:02 | 05:01 | 01:02 | 02:02 | DRB5*01:01 | 04/27/2020 |
| | SZ202095 | b | 11:01 | 55:02 | 07:02 | 12:02 | 03:01 | 05:01 | 06:01 | 02:02 | DRB3*03:01 | 04/28/2020 |
| | | Matches | 1 | 1 | 1 | 1 | 1 | 2 | 1 | 2 | 1 | |

检测方法：NGS，SBT，SSOP                  IMGT 数据库版本：3.39.0

备注：（1）*NA表示：A、DPB1、DPA1 位点患者为纯合子无法判断。

（2）根据 NGS 结果分析，移植后外周血和唾液样本 HLA 基因分型结果不一致，患者移植前、后外周血 HLA 基因分型不一致；移植后唾液与移植前 HLA 结果一致。

**图53-1    患者移植前后外周血样本和唾液样本HLA分型结果**

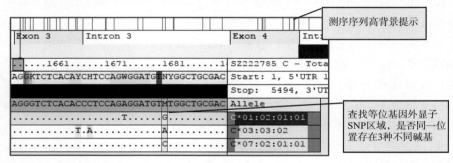

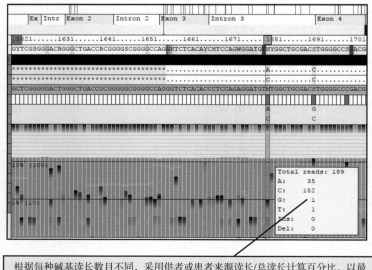

**图53-2    外周血嵌合结果软件分析示例**

【案例分析】

肿瘤细胞表面HLA参与抗原的处理和呈递，对$CD8^+$/$CD4^+$T识别肿瘤细胞及免疫调节必不可少。杂合性缺失（LOH）是肿瘤细胞的一种染色体畸变，发生于HLA染色体区域的LOH即HLA-Loss，这种基因变化是在肿瘤进化的晚期发生的[1]。HLA-Loss在异基因造血干细胞移植复发中的意义也日益受到关注：一方面，发生HLA-Loss能够帮助肿瘤细胞逃避免疫系统的监视，是白血病复发的重要原因之一；另一方面，HLA-Loss对临床治疗具有指导意义，供者淋巴细胞输注（DLI）理想的疗效是最大限度地发挥移植物抗白血病效应（GVL）而降低GVHD，$CD8^+$和$CD4^+$T细胞均在其中发挥作用[2,3]，由于肿瘤细胞表面HLA-Loss，导致缺乏T细胞介导的同种异体反应，故这部分患者输注原供者淋巴细胞不能获益。

在亲缘单倍型移植中，将患者自身的单倍型定义为a和c，其中单倍型a来自父亲，即父亲的单倍型为a和b；单倍型c来自母亲，即母亲的单倍型为c和d。在本案例中，患者移植后外周血样本分型结果：① HLA- Ⅰ类B、C位点自体基因（单倍型c，母亲来源）比例高（>75%）；②HLA- Ⅱ类DRB1、DQB1、DQA1位点自体基因比例极低（<9%），而供者父亲来源（单倍型b，代表异体基因）的基因比例>90%；③部分位点如A、DPB1、DPA1因患者为纯合子及供患者基因型相同等原因，故无法进行明确区分。结合临床送检HLA基因分型时已明确患者形态学复发，以及采样时间STR嵌合率为12%，考虑患者复发后存在HLA- Ⅱ类位点HLA-Loss。

对于HLA单倍体移植复发寻求二次移植的患者，本实验室常规对外周血和唾液样本同时进行检测，统计结果发现：其中部分病例的唾液检测结果会提示嵌合，该情况下外周血样本均提示稳定的供者基因型，即供者移植物仍处于植入状态。造成唾液样本基因嵌合的原因，可能为供者凋亡细胞释放包裹供体DNA的凋亡小体，被宿主上皮细胞吞噬，供体来源的基因组通过水平DNA转移、整合到宿主上皮细胞核内，从而导致上皮细胞嵌合和基因组的不稳定性[4]。该病例的唾液样本已无法检测到供者基因嵌入，结合送检时STR嵌合率，提示供者移植物已发生排异，此种情况下，患者自体来源且与供者错配的基因检出比率低，往往提示存在HLA-Loss。

【案例拓展】

二代测序（NGS）又称高通量测序，是基于PCR和基因芯片发展而来的DNA测序技术。区别于一代测序的合成终止测序，NGS的可逆终止末端，实现边合成边测序，目前主要用于全基因组测序、mRNA测序、小RNA测序等，在生物医学领域有广泛的应用。NGS技术应用于HLA基因分型，主要通过HLA基因全长测序，在一个PCR反应孔内包含HLA-A、HLA-B、HLA-C、DRB1、DQB1、DPB1、DPA1、DQA1、DRB345位点的扩增引物，PCR扩增产物经片段化、加接头、片段选择、二次扩增纯化后定量富集形成最终文库，再经变性和稀释后进行测序。

对于复发患者HLA-Loss的检测，NGS技术具有灵敏度高、特异性好的特点，其与传统的流式细胞术（FCM）、荧光定量聚合酶链反应（qPCR）相比具有明显的优势[5]，但同时也因灵敏度高，在实验室检测下限值的确定及结果判断等方面对实验室人员提出了较高的要求（表53-1）。

表53-1　HLA-Loss检测技术的比较

| 技术方法 | 优点 | 缺点 |
|---|---|---|
| FCM | 纯化肿瘤细胞，可检测肿瘤细胞表面HLA分子的表达，结果准确 | （1）需分选肿瘤细胞，实验过程烦琐<br>（2）分选细胞得率不一定能满足实验需求 |
| qPCR | 可不分选肿瘤细胞，通过检测患者特征性HLA标志物和非HLA标志物来判断结果 | 只能针对已知HLA等位基因来设计引物和探针，且覆盖度不全，容易造成漏检 |
| NGS | （1）适用范围广，通量大，相对一代测序法灵敏度更高<br>（2）不受供患者HLA等位基因或新基因的限制，检测位点数量更多 | （1）需确定实验室检测灵敏度的下限值<br>（2）需结合临床资料及其他实验室检查结果综合判读结果，对实验室人员的要求较高 |

## 【案例总结】

NGS技术具有灵敏度高、适用范围广、通量高的优点，可应用于HLA-Loss检测，相比传统检测方法具有更大的优势。单倍体移植后可发生染色体杂合性缺失，表现为患者与供者错配的HLA单倍型全部或部分位点缺失，NGS技术用于HLA基因分型检测位点数量更多，更有利于发现存在杂合性缺失的染色体区域。

对于移植后的HLA基因分型，临床除了送检患者移植后外周血样本外，有必要同时送检唾液样本，可有助于HLA-Loss结果的分析和判断。同时，除患者移植前后及供者HLA基因分型以外，结果判断还需要结合其他临床资料和实验室检查结果综合考量。由于缺乏T细胞介导的同种异体反应性，HLA-Loss被认为在疾病复发中起作用，但其预测价值仍不明确，有待进一步研究。

## 参 考 文 献

[1] Hiley CT，Rowan AJ，Watkins TBK，et al. Allele-specific HLA loss and immune escape in lung cancer evolution[J]. Cell，2017，171（6）：1259-1271.

[2] Alyea EP，Soiffer RJ，Canning C，et al. Toxicity and efficacy of defined doses of CD4（+）donor lymphocytes for treatment of relapse after allogeneic bone marrow transplant[J]. Blood，1998，91（10）：3671-3680.

[3] Soiffer RJ，Alyea EP，Hochberg E，et al. Randomized trial of CD8+ T-cell depletion in the prevention of graft-versus-host disease associated with donor lymphocyte infusion[J]. Biol Blood Marrow Transplant，2002，8（11）：625-632.

[4] Themeli M，Waterhouse M，Finke J，et al. DNA chimerism and its consequences after allogeneic hematopoietic cell transplantation[J]. Chimerism，2011，2（1）：25-28.

[5] Wang A，Li W，Zhao F，et al. Clinical characteristics and outcome analysis for HLA loss patients following partially mismatched related donor transplantation using HLA chimerism for loss of heterozygosity analysis by next-generation sequencing[J]. Cell Transplant，2022，31：9636897221102902.

# 54　多重荧光PCR-毛细管电泳法检测胃腺癌MSI异质性

施栋梁，黄达妮，郑巧灵，郑宇辉，陈琳琳，杨映红

（福建医科大学附属协和医院病理科）

## 【案例介绍】

患者，男，72岁。主诉：上腹部胀痛6个月余。

现病史：于入院前6个月余无明显诱因出现上腹部胀痛，程度中，尚可忍受，多于饭后加重，无反酸、嗳气，无灼烧感，未向他处放射，无呕血、黑便，无全身乏力、消瘦，无便秘、腹泻，无排便不适，无咳嗽、咳痰，无发热、畏冷、寒战等不适，未重视及诊治。1周前就诊于他院，胃镜检查示"胃角见不规则隆起型肿物，肿物约为3.0cm×2.5cm×2.5cm"；病理诊断为腺癌（胃窦）。

既往史：无高血压、糖尿病、冠心病、肾炎等病史，否认结核、伤寒、痢疾等传染性疾病史，否认其他手术及外伤史，无药物、食物过敏史，否认输血史。预防接种史不详。

个人史：出生居住原籍，无疫水接触史，无毒物及放射性物质接触史。吸烟30余年，1包/天，机会性饮酒，无嗜酒、吸毒等不良嗜好。否认家族中有家族遗传性病史，否认伤寒、结核等传染病史。

入院查体：生命征平稳，神志清楚，营养中等，无贫血外观，正常外观。皮肤、巩膜无黄染，无肝掌、蜘蛛痣，未触及双侧锁骨上淋巴结。腹肌软，全腹无压痛，无反跳痛，全腹未触及肿物，肝脾肋下未触及，肝上界位于右锁骨中线第5肋间，肝肾区无叩痛，移动性浊音阴性。肠鸣音4次/分，未及振水音及血管杂音。直肠指诊：肛门口未见异常，肠黏膜光滑，未触及肿物，指套退出未见血迹。

辅助检查：

（1）心电图（常规十二通道）：大致正常心电图。

（2）术前全腹CT平扫+增强：①胃角-胃窦壁增厚，考虑恶性肿瘤，请结合临床；②肝多发囊肿；③右肾多发囊肿；④双肺多发粟粒影及散在条索影、网格影，考虑慢性炎症，部分为间质性；⑤纵隔多发小淋巴结。

（3）心脏彩超检查（结构与功能分析）：室间隔增厚。

（4）全腹彩超：①轻度不均匀性脂肪肝；②肝多发囊肿；③右肾囊肿。

（5）胃镜会诊报告：（胃窦）腺癌。

诊疗经过：入院后积极完善术前准备，未见明显手术禁忌证，于2022年3月25日在全身麻醉下行"腹腔镜辅助远端胃癌根治、残胃空肠毕Ⅱ式吻合+布朗式"手术，术中未见腹膜、盆腔、小肠系膜处有转移结节，腹腔未见明显腹水。肿瘤位于胃窦处，约为

3.0cm×3.5cm，未累及浆膜层，周围可见淋巴结肿大。术中诊断为胃癌T3N0M0。行腹腔镜辅助根治性远端胃切除术。手术顺利，术后予镇痛、抑酸及营养支持等治疗。术后患者一般情况可，无发热，进食半流质，无恶心、呕吐、腹痛、腹水等不适，有排气、排便，腹部切口Ⅱ/甲愈合。

术后病理：（远端胃）胃窦隆起型中-低分化腺癌，Lauren分型为混合型，浸润黏膜下层，间质见脉管瘤栓，未见明显神经侵犯，网膜组织及冰冻送检"上、下切端"均未见肿瘤。淋巴结未见转移癌，具体如下："胃周围LN"0/1；"贲门右LN1"0/1，"小弯侧LN3"0/3，"幽门下LN6"0/2，"胃左动脉LN7"0/6，"肝总动脉LN8a"0/1，"腹腔动脉LN9"0/9，"脾动脉LN11"0/2，"肝十二指肠韧带LN12a"0/5。免疫组织化学（IHC）结果：肿瘤细胞CKLMW（+），CD56（−），Syn（−），CgA（−），SSTR2（−），Ki-67（80%+）。肿瘤细胞PD-L1（SP263）：CPS＜1，间质免疫细胞PD-1（−）；FoxP3（散在+）；CD3、CD4、CD8淋巴细胞（部分+）。原位杂交结果：肿瘤细胞EBER（−）。

DNA错配修复（mismatch repair，MMR）蛋白表达情况：采取美国病理学家协会（CAP）制定的判读标准，MMR蛋白定位于细胞核，当肿瘤细胞核染色判断为阳性，当肿瘤细胞核MMR蛋白不表达时为阴性。判读结果显示：该患者肿瘤区域分化程度不同，部分肿瘤细胞呈低分化，部分呈中分化。其中，低分化腺癌区域MLH1（0）、MSH2（3+）、MSH6（3+）、PMS2（0），考虑为错配修复蛋白功能缺陷（dMMR），为微卫星高度不稳定性（MSI-H）状态；中分化腺癌区域MLH1（3+）、MSH2（3+）、MSH6（3+）、PMS2（3+），考虑错配修复蛋白功能完整（pMMR），为微卫星稳定（MSS）状态。中、低分化腺癌区域相关蛋白表达情况（EnVison两步法）见图54-1～图54-4。

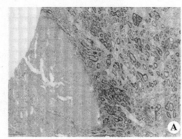 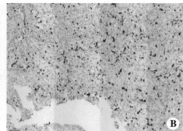 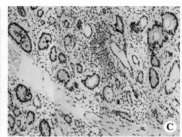

MLH1　　　　　　　低分化部分MLH1（−）　　　　　中分化部分MLH1（+）

**图54-1　中、低分化腺癌区域MLH1蛋白表达情况**

放大倍数A：×4；B：×20；C：×20

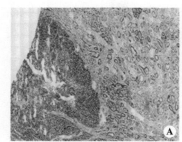 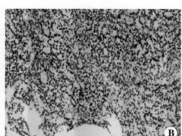 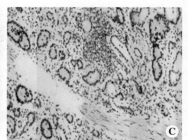

MSH2　　　　　　　低分化部分MSH2（+）　　　　　中分化部分MSH2（+）

**图54-2　中、低分化腺癌区域MSH2蛋白表达情况**

放大倍数A：×4；B：×20；C：×20

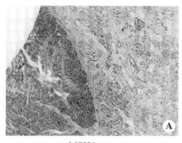
MSH6

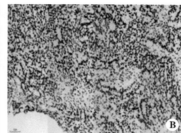
低分化部分MSH6（+）

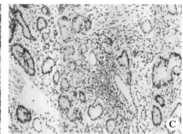
中分化部分MSH6（+）

**图54-3　中、低分化腺癌区域MSH6蛋白表达情况**

放大倍数A：×4；B：×20；C：×20

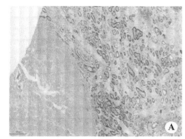
PMS2

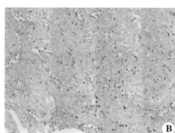
低分化部分PMS2（-）

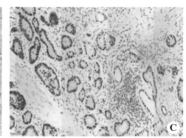
中分化部分PMS2（+）

**图54-4　中、低分化腺癌区域PMS2蛋白表达情况**

放大倍数A：×4；B：×20；C：×20

## 【案例分析】

在本案例中，肿瘤细胞呈现不同程度的分化，低分化腺癌区域IHC检测结果显示错配修复蛋白功能缺陷，为dMMR，考虑为MSI-H；而中分化腺癌区域IHC结果显示错配修复蛋白功能完整，为pMMR，考虑为MSS。这一现象提示考虑患者存在肿瘤异质性。

肿瘤异质性是指肿瘤在发生发展过程中，由于肿瘤细胞起源、表观遗传改变、肿瘤微环境改变等原因，肿瘤细胞生物学行为发生改变，从而出现生长速度、免疫特性、侵袭迁移能力、药物敏感性等方面的差异[1, 2]。肿瘤异质性可以分为两种：一种是瘤内异质性，即同一病灶内的肿瘤细胞存在异质性；另一种是瘤间异质性，即两个不同部位的肿瘤细胞出现异质性，如原发灶和转移灶之间存在差异[3, 4]。随着分子生物学技术的不断发展，越来越多的新技术应用于基因检测中，使我们对肿瘤异质性的相应理论和分子机制及其形成规律、肿瘤演进过程有了进一步的了解和认识[5, 6]。

为了进一步明确患者肿瘤异质性表达情况，笔者应用多重荧光PCR-毛细管电泳法对肿瘤组织进行分析，将肿瘤组织按照分化程度进行切割并富集，即低分化腺癌区域和中分化腺癌区域。检测结果显示：低分化腺癌区域为MSI-H，其中BAT26、BAT25、D17S250、D2S123位点发生不稳定（图54-5）；中分化腺癌区域也为MSI-H，其中BAT26、BAT25位点发生不稳定（图54-6）。这一结果虽然都为MSI-H的状态，但具体改变的位点有区别。

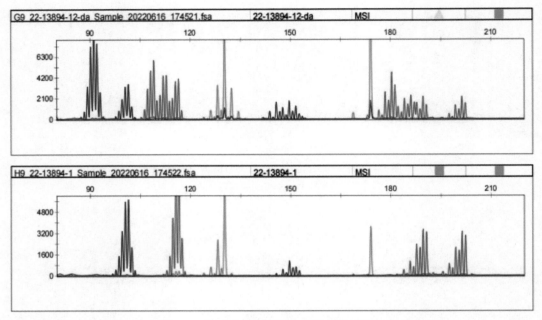

**图54-5** 低分化腺癌区域MSI片段分析结果

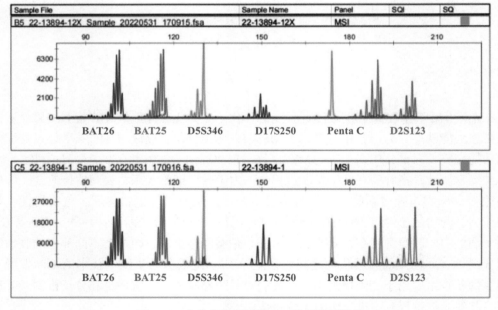

**图54-6** 中分化腺癌区域MSI片段分析结果

低分化腺癌区域IHC结果提示dMMR，考虑MSI-H。通过多重荧光PCR-毛细管电泳法进行验证后结果显示为MSI-H（BAT26、BAT25、D17S250、D2S123位点不稳定）。IHC和多重荧光PCR-毛细管电泳法两种检测方法检测结果一致。中分化腺癌区域IHC结果提示pMMR，考虑MSS；而通过多重荧光PCR-毛细管电泳法进行验证后结果显示为MSI-H（BAT26、BAT25位点发生不稳定），这一结果显然与IHC不一致。为了进一步验证这一结果，选用另一公司获批MSI检测试剂盒进行验证，验证结果显示：中分化腺癌区域为MSI-H状态，其中BAT26、BAT25、NR27发生不稳定，见图54-7。

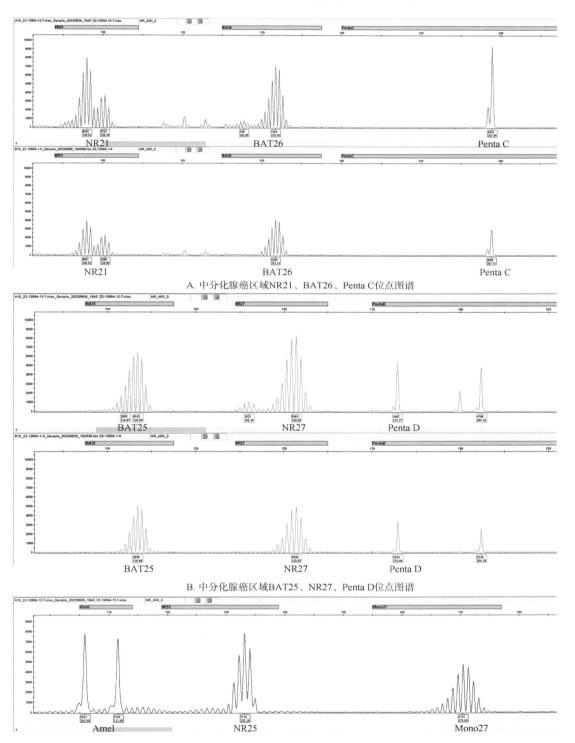

A. 中分化腺癌区域NR21、BAT26、Penta C位点图谱

B. 中分化腺癌区域BAT25、NR27、Penta D位点图谱

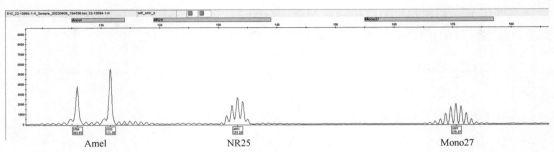

C. 中分化腺癌区域Amel、NR25、Mono27位点图谱

**图 54-7** 中分化腺癌区域各位点图谱

**【案例拓展】**

微卫星是以几个少数核苷酸为单位重复的DNA序列。当MMR功能异常时会导致微卫星出现错误复制并使其序列发生改变，这种现象称为微卫星不稳定性（microsatellite Instability，MSI）[7, 8]。MSI按照程度可以分为微卫星高度不稳定性（MSI-H）、微卫星低度不稳定性（MSI-L）、微卫星稳定（MSS）[9]。MSI的检测意义重大。首先，约90%以上的林奇综合征患者表现为MSI-H，可以将MSI检测可以作为林奇综合征初筛方法[10, 11]；其次，MSI-H表型的晚期实体瘤对免疫检查点抑制剂治疗往往具有显著疗效[12]；再者，针对Ⅰ/Ⅱ期结直肠癌患者，MSI-H患者的总生存期及无病生存期较其他型长，并且MSI-H的结直肠癌Ⅱ/Ⅲ期患者无法从5-FU治疗中获益[13, 14]。

目前MSI的检测方法有IHC、多重荧光PCR毛细管电泳法、二代测序技术（NGS）[15]。IHC通过检测MMR蛋白表达情况来判断微卫星稳定状态，如果肿瘤样本中4个蛋白（MLH1、MSH2、MSH6及PMS2）均表达，即为错配修复功能完整（pMMR）。如果4个蛋白中有蛋白表达缺失，即为错配修复功能缺陷（dMMR）[16]。一般而言，pMMR相当于MSS/MSI-L，dMMR相当于MSI-H[17]。MSI检测的金标准是多重荧光PCR毛细管电泳法，此类试剂盒设计原理均基于美国国立癌症研究所建议的MS位点。通过对正常细胞和肿瘤细胞中MS位点进行比较，从而明确肿瘤细胞的MSI状态[18]。在验证环节中笔者选用的第一个MSI-PCR试剂盒为NCI推荐的5个MS位点，即BAT-26、BAT-25、D17S250、D5S346和D2S123，为了进一步明确这一结果笔者选用了另外一个产品，其选用的MS位点为NR21、Bat26、Bat25、NR27、NR24、Mono27。

IHC检测MMR蛋白表达与多重荧光PCR毛细管电泳法检测MSI状态，二者是评估相同生物学功能的不同检测方法，二者吻合率高达90%以上[19]。两种检测方法各有优缺点，IHC的优势在于能够明确具体缺失的蛋白，并且具有良好的细胞空间定位功能；除此之外，IHC技术成熟，操作简单，检测周期短。IHC的缺点在于MMR判读要求较高，需要判读人员有丰度的判读经验；另外部分患者MMR基因发生突变，但是蛋白的抗原性却仍被保留，使检测结果出现假阳性[20, 21]。多重荧光PCR毛细管电泳法是MSI检测的金标准，其检测的敏感性和特异性高，目前已经广泛地应用于MSI的检测中[22]。但PCR法操作相对复杂、成本较高、对于检测平台与环境要求高，这也是部分县市级单位无法开展的原因之一。

## 【案例总结】

肿瘤异质性在肿瘤患者中较常见，无论是瘤内异质性还是瘤间异质性。在检测中发现肿瘤异质性时，需要用不同的检测方法进行验证，从而保证检测的准确性。在微卫星 MSI 检测中，通过 IHC 检测 MMR 蛋白和 PCR 检测 MSI 评价相同生物学效应，此外 NGS 也逐步应用于 MSI 状态的评估之中。这三种检测平台各有优缺点，当遇到检测结果不一致时，建议用其他平台进行佐证。

### 参 考 文 献

[1] McGranahan N，Swanton C. Clonal heterogeneity and tumor evolution：past，present，and the future[J]. Cell，2017，168（4）：613-628.

[2] Dagogo-Jack I，Shaw AT. Tumour heterogeneity and resistance to cancer therapies[J]. Nat Rev Clin Oncol，2018，15（2）：81-94.

[3] Meacham CE，Morrison SJ. Tumour heterogeneity and cancer cell plasticity[J]. Nature，2013，501（7467）：328-337.

[4] Graf JF，Orcid Id，Zavodszky MI. Characterizing the heterogeneity of tumor tissues from spatially resolved molecular measures[J]. PLoS One，2017，12（11）：e0188878.

[5] Morganti S，Tarantino P，Ferraro E，et al. Complexity of genome sequencing and reporting：Next generation sequencing（NGS）technologies and implementation of precision medicine in real life[J]. Crit Rev Oncol Hematol，2019，133：171-182.

[6] Davis-Marcisak EF，Sherman TD，Orugunta P，et al. Differential variation analysis enables detection of tumor heterogeneity using single-cell RNA-sequencing data[J]. Cancer Res，2019，79（19）：5102-5112.

[7] Sinicrope FA，Sargent DJ. Molecular pathways：microsatellite instability in colorectal cancer：prognostic，predictive，and therapeutic implications[J]. Clin Cancer Res，2012，18（6）：1506-1512.

[8] Vilar E，Gruber SB. Microsatellite instability in colorectal cancer-the stable evidence[J]. Nat Rev Clin Oncol，2010，7（3）：153-162.

[9] Gelsomino F，Barbolini M，Spallanzani A，et al. The evolving role of microsatellite instability in colorectal cancer：a review[J]. Cancer Treat Rev，2016，51：19-26.

[10] Hampel H，Kalady MF，Pearlman R，et al. Hereditary colorectal cancer[J]. Hematol Oncol Clin North Am，2022，36（3）：429-447.

[11] Hampel H，Frankel WL，Martin E，et al. Feasibility of screening for Lynch syndrome among patients with colorectal cancer[J]. J Clin Oncol，2008，26（35）：5783-5788.

[12] Van Cutsem E，Cervantes A，Adam R，et al. ESMO consensus guidelines for the management of patients with metastatic colorectal cancer[J]. Ann Oncol，2016，27（8）：1386-1422.

[13] Ribic CM，Sargent DJ，Moore MJ，et al. Tumor microsatellite-instability status as a predictor of benefit from fluorouracil-based adjuvant chemotherapy for colon cancer[J]. N Engl J Med，2003，349（3）：247-257.

[14] Sargent DJ，Marsoni S，Monges G，et al. Defective mismatch repair as a predictive marker for lack of efficacy of fluorouracil-based adjuvant therapy in colon cancer[J]. J Clin Oncol，2010，28（20）：3219-3126.

[15] Haraldsdottir S. Microsatellite instability testing using next-generation sequencing data and therapy implications[J]. JCO Precis Oncol，2017，1：1-4.

[16] 袁瑛，熊斌，徐烨，等. 遗传性结直肠癌临床诊治和家系管理中国专家共识[J]. 中华肿瘤杂志，2018，40（1）：3-16.

[17] 中国临床肿瘤学会结直肠癌专家委员会. 结直肠癌分子标志物临床检测中国专家共识[J]. 中华胃肠外科杂志，2021，24（3）：191-197.

[18] Zhu L，Huang Y，Fang X，et al. A novel and reliable method to detect microsatellite instability in colorectal cancer by next-generation sequencing [J]. J Mol Diagn，2018，20（2）：225-231.

[19] Zhang X，Li J. Era of universal testing of microsatellite instability in colorectal cancer[J]. World J Gastrointest Oncol，2013，5（2）：12-19.

[20] Lee JH，Cragun D，Thompson Z，et al. Association between IHC and MSI testing to identify mismatch repair-deficient patients with ovarian cancer[J]. Genet Test Mol Biomarkers，2014，18（4）：229-235.

[21] Shia J. Immunohistochemistry versus microsatellite instability testing for screening colorectal cancer patients at risk for hereditary nonpolyposis colorectal cancer syndrome. Part I. The utility of immunohistochemistry[J]. J Mol Diagn，2008，10（4）：293-300.

[22] Gibson J，Lacy J，Matloff E，et al. Microsatellite instability testing in colorectal carcinoma：a practical guide[J]. Clin Gastroenterol Hepatol，2014，12（2）：171-176.

# 55 杯口细胞增多伴NPM1、TET2、FLT3-ITD阳性急性粒细胞白血病未分化型诊断

钟玉钗[1]，姜义荣[1]，胡可丁[1]，罗北京[2]，张拔山[2]

（南方医科大学附属东莞医院：1.血液淋巴瘤科；2.检验科）

【案例介绍】

患者，女，77岁，因"牙痛1周，双下肢乏力3天"入院。主诉：1周前出现牙痛，伴牙龈红肿，未诉牙龈出血，进食量少，近3天出现双下肢乏力明显，步态不稳，需卧床休息，有气促，无咳嗽、咳痰，无咯血，有食欲缺乏，无恶心、呕吐，无头痛、头晕，无腹泻、腹胀、腹痛，无血便、血尿。

查体：神志清楚，精神差，面色苍白，全身皮肤黏膜无出血，双侧瞳孔等大等圆，直径约2.5mm，对光反射灵敏，口唇红，口腔黏膜有溃疡，颈部无抵抗，双肺呼吸音粗，未闻及湿啰音，心前区无隆起，各瓣膜听诊区未闻及病理性杂音，腹软，全腹无压痛及反跳痛，肝、脾于肋缘下未触及，左下肢肢体肌力3级，右下肢肢体肌力3级，余肢体肌力5级，四肢肌张力正常，双下肢无水肿，入院时测体温38.8℃。

### 1. 实验室指标

（1）血常规示：白细胞计数（WBC）438.1×$10^9$/L↑，红细胞计数（RBC）2.22×$10^{12}$/L↓，血红蛋白（Hb）72g/L↓，血小板计数（PLT）52×$10^9$/L↓。

（2）出凝血指标：凝血酶原时间（PT）23.3s↑，活化部分凝血活酶时间（APTT）37.0s，纤维蛋白原定量（Fib Quanti）2.09g/L，凝血酶时间（TT）18.7s，D-二聚体（D-dimer）＞20μg/mL↑，抗凝血酶Ⅲ活性（AT-Ⅲ）70%，纤维蛋白（原）降解产物（FDP）＞150μg/mL↑。

（3）生化指标：肝功能检查示丙氨酸氨基转移酶（ALT）8.1U/L，天冬氨酸氨基转移酶（AST）30.6U/L，AST/ALT 3.78，γ-谷氨酰转肽酶（γ-GGT）16.3U/L，碱性磷酸酶（ALP）78.6U/L↑，乳酸脱氢酶（LDH）2505.5U/L↑，腺苷脱氢酶（ADA）92.8U/L↑，胆碱酯酶（CHE）3.75IU/mL↓，总蛋白（TP）63.6g/L，白蛋白（ALB）27.5g/L↓，球蛋白（GLB）36.1g/L，A/G 0.76↓，总胆红素（TBIL）23.0μmol/L↑，直接胆红素（DBIL）7.4μmol/L↑，间接胆红素（MBIL）15.6μmol/L↑，胆汁酸（TBA）1.2μmol/L。肾功能检查示：尿素（UREA）10.9mmol/L↑，肌酐（CR）103μmol/L↑，尿酸（UA）823μmol/L↑，葡萄糖（GLU）8.74mmol/L↑，$CO_2$ 25.9mmol/L。心功能检查示：磷酸肌酸激酶（CK）80U/L，磷酸肌酸激酶同工酶（CK-MB）2.7U/L。血脂检查示：总胆固醇（TCH）

5.68mmol/L，甘油三酯（TG）3.19mmol/L↑，高密度脂蛋白胆固醇（HDL-C）0.58mmol/L↓，低密度脂蛋白胆固醇（LDL-C）4.11mmol/L，载脂蛋白A（APOA）10.68g/L↑，载脂蛋白B（APOB）1.55g/L↑，APOA1/B 0.44↓，脂蛋白α（LPα）81.4mg/L。

（4）免疫学指标：乙肝二对半（小三阳）、感染性疾病指标阴性。

（5）外周血细胞形态学：白细胞总数明显增高，可见杯口样的原始细胞，可见Auer小体，成熟红细胞部分大小不等，血小板偶见，散在分布，见图55-1。

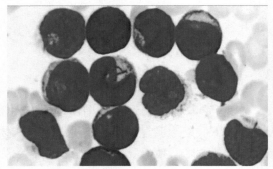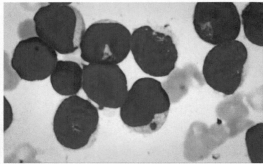

**图55-1** 外周血细胞形态学检验结果（瑞氏-吉姆萨染色，×1000）

（6）骨髓细胞形态学检验：骨髓增生极度活跃，髓系原始细胞占93.6%。特点：胞体较规则，胞质量中等、蓝色，偶见颗粒，易见1条或多条Auer小体（棒状小体），胞核不规则，易见杯口状、鱼嘴样核，染色质分布细或纤细、可见疏松或紧密，核仁可见，红、巨核两系增生减低，见图55-2。考虑急性粒细胞白血病未分化型（AML-M1）骨髓象。

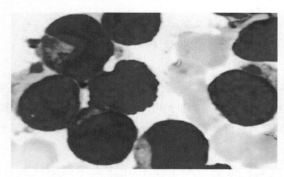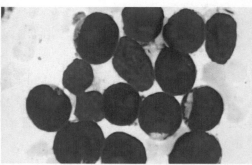

**图55-2** 骨髓细胞形态学检验结果（瑞氏-吉姆萨染色，×1000）

（7）特殊染色（原始细胞）：过氧化物酶染色（POX）90%阳性，如图55-3所示；特异性脂酶染色（AS-DCE）22%阳性，如图55-4所示；糖原染色（PAS）87%弥散状阳性，如图55-5所示；非特异性酯酶染色（ANAE）阴性，如图55-6所示。

（8）流式细胞术检测免疫表型：CD45弱表达细胞比例为91.34%，其免疫表型为CD34$^-$，HLADR$^+$（部分），CD117$^+$（部分），CD33$^+$，CD13$^+$，CD16$^-$，CD11b$^+$（部分），CD11c$^+$（部分），CD15$^-$，CD14$^-$，CD64$^+$（少量），CD56$^-$，CD7$^-$，CD19$^-$，CD3$^-$，MPO$^+$。主要为免疫表型异常的髓系细胞，符合AML免疫表型。

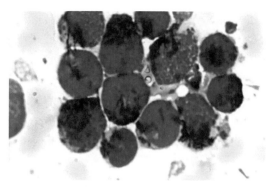

图55-3　过氧化物酶染色（×1000）

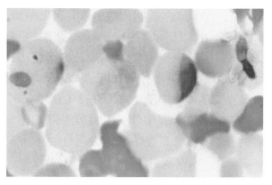

图55-4　特异性脂酶染色（×1000）

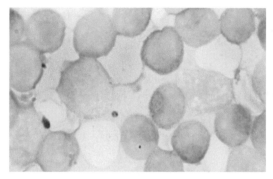

图55-5　糖原染色（×1000）

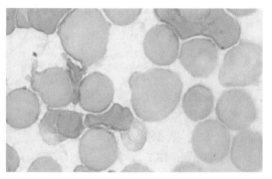

图55-6　非特异性酯酶染色（×1000）

（9）染色体遗传学检查：46，XX[8]。

（10）分子生物学检测：髓系常见融合基因（实时荧光定量PCR）检测为阴性，基因测序及实时荧光定量PCR检测到*NPM1*、*TET2*、*FLT3-ITD*基因突变。

**2. 辅助检查**

B超检查示肝内实性占位，考虑肝血管瘤可能；胆囊壁隆起性病变，考虑胆囊息肉；胰、脾未见明显异常。CR/DR：右肺下野内带、左肺中下野散在炎症、渗出，主动脉硬化，心影增大，胸椎骨质增生。CT检查考虑双侧基底节区、放射冠区腔隙性脑梗死，脑萎缩，脑白质病，双侧顶骨部分较薄；考虑双肺炎症、实变；其中，右肺中叶、左肺上叶舌段局部支气管轻度扩张，双侧胸腔积液较前增多，主动脉硬化；升主动脉稍增宽，肺动脉主干增宽；心包少许积液；心脏稍大；胸椎骨质增生，右侧第5前肋局部骨皮质迂曲。

**【案例分析】**

该患者外周血、骨髓中可见大量原始细胞，考虑急性白血病。凝血功能障碍，需待排有无急性早幼粒细胞白血病（APL）的可能。然而，该类原始细胞胞体较规则，胞质量中等、蓝色，偶见颗粒，易见1条或多条Auer小体，胞核不规则，易见杯口状、鱼嘴样核，染色质细或纤细，可见疏松或紧密，核仁可见，应该考虑髓系原始细胞；POX呈强阳性、PAS 呈弥散状阳性，AS-DCE 呈部分阳性，ANAE 呈阴性，考虑原始细胞倾向于原始粒细胞，且骨髓片中原始细胞比例占 93.6%，满足 FAB 分型中 AML-M1。流式细胞免疫分型中发现一群 CD45 弱表达细胞占比 91.34%，其免疫表型为 CD34$^-$，HLADR$^+$（部分），CD117$^+$（部分），CD33$^+$，CD13$^+$，CD16$^-$，CD11b$^+$（部分），CD11c$^+$（部分），CD15$^-$，CD14$^-$，CD64$^+$（少量），CD56$^-$，CD7$^-$，CD19$^-$，CD3$^-$，MPO$^+$，考虑为免疫表型异常的髓系细胞。该免疫表型特征与 APL 极其相似，SSC 较 APL 小，但发病机制和治疗方案完全不同，融合基因筛查结果均为阴性，未发现 *PML-RARa* 融合基因，核型分析 46，XX[8] 为正常核型，未发现 t（15；17）（q22；q12），进一步排除 APL。

二代测序的突变基因中发现 *NPM1* 突变阳性，其中突变频率 40.5%；*TET2* 突变阳性，其中 exon3 突变频率 41.4%，exon6 突变频率 48.9%；*FLT3-IDT* 突变阳性。因此，该患者诊断为 AML-M1（伴 *NPM1*、*TET2*、*FLT3-ITD* 突变）。

## 【案例拓展】

基因检测是通过血液、体液、骨髓、其他组织细胞对 DNA 进行检测的技术。目前基因检测的手段包括染色体核型分析、荧光原位杂交（FISH）、染色体微阵列、荧光定量PCR（qPCR）、数据微滴 PCR（ddPCR）、一代测序（Sanger 法）、二代测序（NGS）、三代测序（ONT 或 SMRT）、单细胞测序等。

血液肿瘤是一种异质性极高的疾病，具有复杂的基因改变，传统的 PCR 技术是无法检测到，而 NGS 可一次检测到所有的基因变异，随着 NGS 的深入研究，更多的基因突变或缺失，已具有明确诊断、预后及治疗意义的基因[1-3]。

NGS 可以辅助 AML 的诊断分型，WHO 于 2016 血液肿瘤分型标准[4]中，新定义了 3 个基因突变亚型：AML 伴 *NPM1* 突变、AML 伴 *CEBPA* 双等位基因突变及暂定类型 AML 伴 *RUNX1* 突变。如果存在 *PML-RARa*、*CBFB-MYH11* 和 *RUNX1/RUNX1T1*（*AML-ETO*）融合基因，髓系原始细胞比例不需要 > 20%，即可直接诊断 AML 伴重现性遗传学异常。*NPM1* 是 AML 最常见的突变，发生率为 25%～30%，以女性为主，*NPM1* 突变导致细胞质中 NPM1 蛋白合成，刺激髓系细胞增殖和白血病产生。

NGS 可辅助急性白血病（AL）的预后判断，临床对血液肿瘤的预后判断主要依据欧洲白血病网络（ELN）和美国国立综合癌症网络（NCCN）的标准，血液肿瘤的预后判断标准综合了患者的年龄、白细胞数、骨髓原始细胞比例等临床和形态学特征，也纳入了部分明确预后意义的突变基因[5]。有研究证明，*TET2* SNP 位点 I1762V 可能与 AML 的发生有关，且 I1762V 与 *NPM1*、*KIT* 基因突变的发生有一定相关性，但具体影响因素有待进一步研究[6]。NGS 可指导血液肿瘤的靶向治疗。

NGS 也可以应用于血液肿瘤的 MRD 监测，多色流式细胞术（MFC）和实时定量 PCR 是目前 MRD 监测的主要技术，MFC 几乎适用于所有白血病患者，但灵敏度偏低（10$^{-4}$）；二代流式细胞术（NGF）检测 10$^7$ 个细胞灵敏度可达到（10$^{-6}$～10$^{-5}$），但样本耗量及成本较高；PCR 灵敏度可达 10$^{-5}$，但临床适用性较窄，仅能检测一个基因片段。

## 【案例总结】

具有杯口样原始细胞的患者常常表现为外周血较高的白细胞和原始细胞计数，以AML多见，尤其发生在M1型中。杯口样细胞特点：细胞核凹陷度超过细胞直径的25%，凹陷区域较细胞核颜色浅、较胞质颜色深，常常发生在核周边，产生杯状的外观，或形成典型鱼嘴样。该原始细胞POX、PAS多呈强阳性，AS-DCE多呈部分阳性，ANAE多呈阴性。在流式免疫表型中CD34和HLA-DR多为弱表达或阴性，SCC较小。多数杯口样细胞阳性的AML病例具有正常的染色体核型，常伴有*NPM1*和（或）*FLT3-ITD*突变，可见伴随*TET2*突变；具有*NPM1*、*TET2*、*FLT3-ITD* 3个突变的患者预后差。因此，细胞形态学是MICM[细胞形态学（Morphology）、免疫学（Immunology）、细胞遗传学（Cytogenetics）、分子生物学（Molecular biology）]分型诊断AML的基础，是必不可少，也是最快的工具。但是，同一形态的肿瘤会出现不同的疗效或预后，在初发或复发的肿瘤会发生克隆演变，单纯靠细胞形态学已经不能更好地满足AML的精准诊断，必须从细胞遗传学、分子生物学获取更精准的生物学信息，对血液肿瘤的诊断、预后判断及治疗选择做出正确的决策。

本病例从患者外周血、骨髓中可见大量原始细胞，然后通过凝血功能、骨髓细胞免疫组化、染色体检查和常规分子生物学检查进行诊断和鉴别诊断，均没有得到明确诊断，最终通过NGS分析，得以明确诊断，诊断为AML-M1（伴*NPM1*、*TET2*、*FLT3-ITD*突变）。该病例对疑难血液病肿瘤的诊断和治疗具有一定指导意义。

### 参 考 文 献

[1] Meyerson M，Gabriel SB，Getz G，et al. Advances in understanding cancer genomes through second-generation sequencing[J]. Nat Rev Genet，2010，1（10）：685-696.

[2] Kandoth C，Mclellan MD，Vandin F，et al. Mutational landscape and significance across 12 major cancer types[J]. Nature，2013，502（7471）：333-339.

[3] Cancer Genome Atlas Research Network，Ley TJ，Miller C，et al. Genomic and epigenomic landscapes of adult de novo acute myeloid leukemia[J]. New Eng J Med，2013，368（22）：2059-2074.

[4] Arber DA，Orazia A，Hasserjian R，et al. The 2016 revision to the World Health Organization classification of myeloid neoplasms and acute leukemia[J]. Blood，2016，127（20）：2391-2405.

[5] National Comprehensive Cancer Network. NCCN Clinical Practice Guidelines in Oncology NCCN Guide·Leukemia[J]. Oncogene，2016，35：279-289.

[6] 李扬威，郭珍，王琳琳，等. TET2单核苷酸多态性位点I1762V 在急性髓系白血病患者中的临床及预后意义[J]. 中华血液学杂志，2022，43（3）：241-246.

# 56 极易漏诊的多发性骨髓瘤

易碧云

（常德市第一人民医院检验科）

## 【案例介绍】

患者，老年女性，慢性起病，以"发现蛋白尿1年余，反复双下肢水肿3个月余"为主诉。既往史：否认高血压、糖尿病、心脏病病史，否认肝炎、结核等传染病史，否认脑血管疾病或精神病史，否认手术外伤史，无输血史，否认药物食物过敏史。流行病学调查史：阴性。

体格检查：T 37.0℃，P 75次/分，R 20次/分，BP 123/72mmHg；神清，精神可，慢性病容，口唇无发绀，气管居中，颈静脉无充盈，双肺呼吸音粗，未闻及明显干湿啰音，心率72次/分，律齐，无杂音，腹平软，无压痛及反跳痛，肝脾肋下未及，双下肢轻度水肿。

辅助检查：双肾彩超示双肾大小形态正常，双肾未见明显异常声像；冠状动脉成像示冠状动脉粥样硬化表现，OM2管壁钙化斑块，管腔轻微狭窄。心脏检查（含心功能）彩超示左室顺应性下降 MR（轻）。肝功能常规检查示总蛋白46.6g/L↓，白蛋白31.8g/L↓。肾功能常规示肌酐42μmol/L。尿常规示尿蛋白2+，即时尿微量白蛋白测定＞250.0mg/L↑。

入院诊断：慢性肾小球肾炎。完善三大常规、肝肾功能、电解质、血糖、血脂、甲状旁腺激素（PTH）、狼疮二项、风湿病自身抗体、抗中性粒细胞胞质抗体、C反应蛋白（CRP）、红细胞沉降率（ESR）、心电图、血清蛋白电泳、血清免疫固定电泳等检查。

诊疗经过：入院后查大便常规、血常规、D-二聚体、肾功能、电解质四项、碳酸氢根浓度大致正常，输血前病原学检查、狼疮二项、风湿病自身抗体、空腹葡萄糖、免疫球蛋白$G_4$、ESR、CRP正常。24小时尿蛋白定量2.05g/d↑，蛋白定量1461.0mg/L↑。血清蛋白电泳：Alb 63.4%，$\alpha_1$球蛋白5.1%↑，$\alpha_2$球蛋白14.4%↑，$\beta_1$球蛋白6.2%↓，$\beta_2$球蛋白4.5%，$\gamma$球蛋白6.4%↓。血清免疫固定电泳无明显异常。凝血常规检查：纤维蛋白原4.38g/L↑。B型钠尿肽前体（PRO-BNP）测定：972.800pg/mL↑。血脂常规检查：甘油三酯3.45mmol/L↑，总胆固醇6.20mmol/L↑，高密度脂蛋白胆固醇1.05mmol/L↓。免疫五项：IgG 2.96g/L↓，IgA 0.44g/L↓，IgM 0.50g/L↓。TSH 18.182μIU/mL↑，$FT_4$ 7.930pmol/L↓。肺部CT成像示肝右叶稍低密度影，建议进一步检查；胆囊结石，右肾囊肿；双肺炎症，胸膜炎；左肺尖磨玻璃结节，建议抗感染治疗后复查；主动脉硬化；心包积液；甲状腺右叶稍低密度影，建议彩超。心电图检查示：①窦性心律；②$V_2$、$V_3$导联ST段上抬约0.2mV，请结合临床；③不确定电轴；④T波改变。处理：患者目前考虑慢性肾炎可能性大，完善相关检查排除继发性肾病。

检验科医生考虑患者尿蛋白阳性，免疫球蛋白G、A、M均低，γ球蛋白6.4%↓，血清免疫固定电泳虽无明显异常（但报告发现疑似异常单克隆条带，建议随访）。因此建议进一步查血、尿游离轻链排除轻链型多发性骨髓瘤。结果提示异常：血清游离κ轻链9.97mg/L，血清游离λ轻链549.5mg/L↑，κ/λ 0.0181↓；尿液游离κ轻链39.9mg/L↑，尿液游离λ轻链56.8mg/L↑，κ/λ 0.7025。进一步完善骨髓穿刺结果显示：异常浆细胞占15.5%骨髓象，提示浆细胞瘤可能性大。

转入血液科进一步完善肾脏活检（考虑淀粉样变性肾病，AL型）、骨髓活检、流式细胞术，染色体、FISH及全身骨质情况检查后，完善诊断：①多发性骨髓瘤（λ型DS分期Ⅰ期，ISS分期Ⅰ期；合并肾、心脏淀粉样变性；1q21基因扩增，高危组）；②淀粉样变肾损害；③淀粉样变心脏损害；④甲状腺功能减退症；⑤甲状腺结节（腺瘤可能）；⑥孤立性肺结节；⑦胆囊结石；⑧肝囊肿；⑨心功能不全；⑩心包积液；⑪胸腔积液；⑫肝血管瘤；⑬脊椎退行性病变；⑭内痔。

控制感染稳定炎症指标后，考虑患者现骨髓瘤累及心脏、肾脏，心功能不全、血压低（需升压药维持生命体征），患者耐受性差，一般情况不好，建议予以含DARA（达雷妥尤单抗）方案治疗，患者家属因经济原因拒绝，要求予以普通硼替佐米化疗，拟BCD（硼替佐米+环磷酰胺+地塞米松）周疗方案，第3个疗程后疗效评估为VGPR（非常好的部分缓解），第5个疗程后疗效评估为CR（完全缓解），第8个疗程后疗效评估为sCR（严格意义上的完全缓解）。鉴于该病例1q21扩增阳性，后续治疗情况有待观察。

## 【案例分析】

多发性骨髓瘤（multiple myeloma，MM）是浆细胞克隆性增殖的一种血液系统恶性肿瘤，特征是异常浆细胞在骨髓中大量克隆性增殖，在很多国家是第二常见的血液系统恶性肿瘤[1]。近年来，随着对MM认识的不断提高及诊断技术的不断改善，MM的发病率呈逐渐升高的趋势，占恶性血液肿瘤的10%～15%，仅次于淋巴瘤[2]。同时，随着各类新药的问世、自体干细胞移植（autologous stem cell transplantation，ASCT）和嵌合抗原受体T细胞免疫疗法（CAR-T）等新型治疗方式的广泛应用，MM患者的治疗得到了不断的改进和完善，MM患者的生存质量得到显著提高。但现实情况是由于MM患者发病后临床表现多样，且症状缺乏特异性，容易造成疾病早期的误诊和漏诊，使患者错过最佳治疗时机。而随着骨髓瘤细胞浸润程度加剧，患者各组织器官会受到不同程度的损害，进而引发贫血、肾损害、病理性骨折等[3,4]。故MM的早期诊断依然是一个临床亟待解决的问题。

轻链型MM患者仅合成和分泌克隆性游离轻链，游离轻链又极容易通过肾小球滤过随尿液排出体外，故血清中游离轻链的浓度常不高，并且游离轻链还容易形成聚合体，在进行MM筛查的时候，血清蛋白电泳检查常为阴性，极易造成漏诊，故轻链型MM确诊时处于临床分期Ⅲ期更为常见，预后常比较差[5]。在该病例中，患者以蛋白尿为首发症状就诊于肾病内科门诊，诊断为慢性肾炎，治疗1个月后效果不佳而收住院，完善相关检查后临床考虑慢性肾炎可能性大，而后笔者在审核该患者血清蛋白电泳结果的时候，发现血清蛋白电泳图谱中γ球蛋白区峰高异常低（图56-1），于是查阅了该患者的病历资料，了解到该患者并未使用免疫抑制剂类药物导致骨髓抑制以致影响其正常的免疫反应，其免疫球蛋白G、A、M都很低，同时有蛋白尿，血清免疫固定电泳（图56-2，由第三方检验机构报告）虽然没有直接报告异常，但也提示了"疑似异常单克隆条带，建议随访"，这条提示很容易被不了解其意义的临床医生忽略。综合考虑后，笔者直接联系了患者的管床医生，沟通后建议进一步查血、尿游离轻链排除轻链型MM，最终使该例轻链型多发性骨髓瘤避免漏诊并且得到了早期诊断。

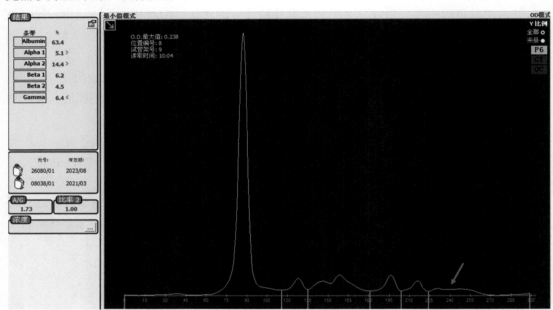

**图56-1　血清蛋白电泳结果**

血清蛋白电泳图谱中γ球蛋白区峰高低平（红色箭头）

| 项目 | 检测方法 | 结果 | 参考值 |
|---|---|---|---|
| 血清免疫固定电泳(DYIF) | | | |
| SP | 琼脂糖凝胶电泳法 | 见建议与解释 | 阴性（－） |
| IgG | 琼脂糖凝胶电泳法 | 阴性（－） | 阴性（－） |
| IgA | 琼脂糖凝胶电泳法 | 阴性（－） | 阴性（－） |
| IgM | 琼脂糖凝胶电泳法 | 阴性（－） | 阴性（－） |
| κ | 琼脂糖凝胶电泳法 | 阴性（－） | 阴性（－） |
| λ | 琼脂糖凝胶电泳法 | 见建议与解释 | 阴性（－） |

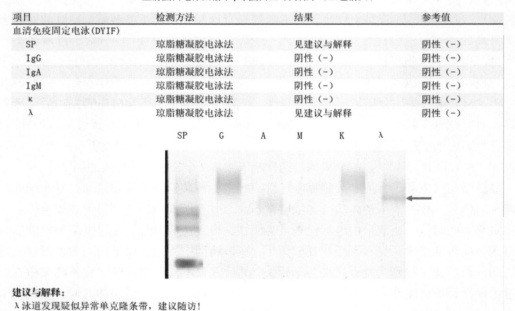

**建议与解释：**

　　λ泳道发现疑似异常单克隆条带，建议随访！

**图56-2　血清免疫固定电泳结果**

血清免疫固定电泳γ泳道有一条颜色非常浅的疑似单克隆条带（红色箭头）

**【案例拓展】**

细胞遗传学异常在MM的发生率高，且有独立的预后价值[6-8]。依据美国梅奥诊所mSMART3.0原则对MM进行危险分层，1q21扩增阳性患者归为高危组，1q21扩增是MM最常见的细胞遗传学异常之一，是MM重要的预后指标，1q21扩增的患者更容易疾病进展，并且以硼替佐米为基础的治疗方案可能不能改善其不良预后[9, 10]。非常遗憾的是，本案例患者虽然已经检测出1q21扩增，却由于经济因素拒绝了医生推荐的更优方案而选择了硼替佐米为基础的治疗方案，尽管获得了早前诊断，但其预后还有待观察。目前临床上检测1q21扩增的可靠方法是分裂间期荧光原位杂交（FISH）技术，FISH技术是将传统的细胞遗传学同DNA技术相结合，通过荧光素标记的DNA探针与样本细胞核内的DNA靶序列杂交，从而获得细胞核内染色体或基因状态的信息。染色体的状态与肿瘤发展密切相关，多个研究表明[11, 12]，应用FISH技术检测这些染色体的状态异常可以有助于肿瘤的预防与早期诊断，更在肿瘤分子分型、预后评估、治疗方案筛选等方面起着非常重要的作用。

**【案例总结】**

对于MM的早期诊断，最重要的是对M蛋白的筛查，这些筛查项目全都依赖医学检验实验室，检验科医生应该要熟悉《单克隆丙种球蛋白实验室诊断指南》，掌握好血清免疫球蛋白定量、血清蛋白电泳、免疫固定电泳、游离轻链定量等指标的意义和临床应用，当发现球蛋白增高、贫血、尿蛋白等指标异常时，应当适时与临床医生沟通并建议做进一步相关的检查，因为MM患者首诊科室经常不是血液科，通过检验科医生的参与有助于MM的早期诊断。肿瘤的发生是基因与环境共同作用的结果，各种分子诊断技术的发展对于恶性肿瘤的个体化与精准医疗意义重大，在确诊MM后，应用FISH技术进行细胞遗传学异常的检测可以使MM患者在危险分层和治疗方案选择时更多获益。

参 考 文 献

[1] Anagnostopoulos A，Weber D，Rankin k，et al. Thalidomide and dexamethasone for resistant multiple myeloma [J]. Br J Haematol，2003，121（5）：768-771.

[2] Kyle RA，Rajkumar SV. Multiple myeloma [J]. New Engl J Med，2004，351（18）：1860-1873.

[3] 连笑宇，马浩浩，邵佳，等. 多发性骨髓瘤IgA Ⅲ期λ型并发寰枢椎病理性骨折1例报告及文献回顾 [J]. 实用骨科杂志，2021，27（7）：666-668.

[4] 吴菲，单鹏，贺学姣，等. 15例多发性骨髓瘤早期误诊临床探究及启示 [J]. 现代生物医学进展，2020，20（12）：2375-2379.

[5] 陈婉琴. 轻链型多发性骨髓瘤患者观察 [D]. 济南：山东大学，2021.

[6] Chng WJ，Goldschmidt H，Dimopoulos MA，et al. Carfilzomib-dexamethasone vs bortezomib-dexamethasone in relapsed or refractory multiple myeloma by cytogenetic risk in the phase 3 study ENDEAVOR [J]. Leukemia，2017，31（6）：1368-1374.

[7] Binder M，Rajkumar SV，Ketterling RP，et al. Occurrence and prognostic significance of cytogenetic

evolution in patients with multiple myeloma[J]. Blood Cancer J，2016，6（3）：e401.

[8] Yu W，Li J，Chen L. Prognostic value and efficacy evaluation of novel drugs for cytogenetic aberrations in multiple myeloma：a meta-analysis [J]. Int J Clin Exp Med，2014，7（11）：4051-4062.

[9] Nahi H，Våtsveen TK，Lund J，et al. Proteasome inhibitors and IMiDs can overcome some high-risk cytogenetics in multiple myeloma but not gain 1q21 [J]. Eur J Haematol，2016，96（1）：46-54.

[10] Shah V，Sherborne AL，Walker BA，et al. Prediction of outcome in newly diagnosed myeloma：a meta-analysis of the molecular profiles of 1905 trial patients [J]. Leukemia，2018，32（1）：102-110.

[11] Uguen A，Uguen M，Guibourg B，et al. The p16-Ki-67-HMB45 immunohistochemistry scoring system is highly concordant with the fluorescent in situ hybridization test to differentiate between melanocytic nevi and melanomas [J]. Appl Immunohistochem Mol Morphol，2018，26（6）：361-367.

[12] Mian C，Comploj E，Resnyak E，et al. Long-term follow-up of intermediate-risk non-muscle invasive bladder cancer sub-classified by multi-coloured FISH [J]. Anticancer Res，2014，34（6）：3067-3071.

# 57 结直肠癌术后复发患者*Septin9*基因甲基化实验阳性

周慧蓉，李攀，徐焰

（西安大兴医院检验科）

【案例介绍】

患者，男，61岁，于2022年6月2日以"乙状结肠癌术后24个月余"入院。

起病情况：1年半前患者无明显诱因出现大便时出血，便前、便后均有，每次量约10mL，症状时有反复，大便不成形，3～4次/天，伴有右下腹部间断疼痛，在当地医院以"痔疮"治疗，效果不佳，后在当地医院行肠镜检查，提示直肠恶性肿瘤，病理回报提示距肛缘10cm处和距肛缘20cm处腺癌。自发病以来，患者精神状态良好，体力情况良好，食欲食量可，睡眠情况良好，小便正常，大便同上，体重无明显变化。

查体：T 36.5℃、P 80次/分、R 19次/分、BP 110/80mmHg，心肺查体未见明显异常，腹部平坦，未见胃肠型蠕动波，下腹部可见一长约7cm切口，愈合良好，腹壁柔软，全腹部未触及明显包块，无压痛、反跳痛，肝脾肋下未触及，叩诊鼓音，移动性浊音阴性，肠鸣音正常。肛门指诊（胸膝位）：进指约7cm，直肠壁光滑，未触及明显异常，退指指套无血染。

辅助检查：术后病理提示溃疡型中分化腺癌，侵及浆膜下，肠周淋巴结（3/12）查见癌转移，周围脂肪组织查见1枚癌结节。病理分期：AJCC PT3N1b。

实验室检查：肿瘤六项：癌胚抗原（CEA）16.5ng/mL↑。*Septin9*甲基化检测：使用实时荧光定量PCR仪对患者血浆样本进行检测分析，3个平行PCR管同时检测内参基因（*ACTB*）和*Septin9*基因，3个平行PCR管检测的内参基因（*ACTB*）Ct值均＜37.00，证明结果有效；3个平行PCR管出现一个及以上*Septin9*检测有扩增（Ct＜39.61）即可判读该结果为阳性；检测结果ACTB-1Ct =30.81，ACTB-2Ct =30.86，ACTB-3Ct =30.95；*Septin9*-1Ct =31.03，*Septin9*-2Ct =30.82，*Septin9*-3Ct =31.16，Ct值均＜37.00。结果显示阳性。

临床诊断：①乙状结肠溃疡型中分化腺癌术后化疗（pT3N1b）；②肝继发恶性肿瘤射频消融术后。

【案例分析】

该病例于2020年5月22日第一次在笔者所在医院住院，于外院进行肠镜检查，提示直肠恶性肿瘤，病理回报提示距肛缘10cm处和距肛缘20cm处腺癌，于笔者所在医院完善相关检查后，无明显手术禁忌，于2020年5月24日在全麻下行腹腔镜下乙状结肠癌切除术，手术顺利，手术后在笔者所在医院行4次XELOX+贝伐珠单抗化疗后患者暂停化疗，后在当地医院尝试行中药治疗，效果不佳。2021年1月于笔者所在医院复查CT提示肝脏转移瘤，给予射频消融治疗，于2021年2月再次行6次XELOX+贝伐珠单抗化疗后，效果可。2021年12月，来笔者所在医院复查，癌胚抗原：19.10ng/mL↑；肝肾功离子+葡萄糖测定：谷丙转氨酶55U/L↑，碱性磷酸酶160U/L↑，γ-谷氨酰基转移酶127U/L↑，亮氨酸氨基肽酶55U/L↑。2022年6月，患者再次入院，查体：腹部平坦，未见胃肠型蠕动波，下腹部可见一长约7cm切口，愈合良好，腹壁柔软，全腹部未触及明显包块，无压痛、反跳痛，肝脾肋下未触及，叩诊鼓音，移动性浊音阴性，肠鸣音正常。肛门指诊（胸膝位）：进指约7cm，直肠壁光滑，未触及明显异常，退指指套无血染。进行人Septin9基因甲基检测：阳性，结合入院后超声造影提示肝脏转移瘤，提示乙状结肠癌复发。行射频治疗，建议行化疗，化疗方案FOLFIRI+贝伐珠单抗注射液，家属同意，给予保肝、抑酸等对症治疗，临床继续对症治疗，建议拟行免疫-靶向（信迪利单抗注射液+贝伐珠单抗注射液）对症治疗，密切观察病情变化。

## 【案例拓展】

液体活检作为一种新的诊断概念于2010年被引入，用于分析癌症患者血液中的循环肿瘤细胞（circulating tumor cell，CTC），现在已扩展到分析循环肿瘤衍生因子，比如循环肿瘤DNA（circulating tumor DNA，ctDNA）、细胞外囊泡（extracellular vesicle，EV）和肿瘤教化血小板（tumor educated platelet，TEP）。在这些分析物中，研究最多和应用最广的是ctDNA，它是由肿瘤细胞释放到血液循环中的DNA片段。随着NGS技术的发展，ctDNA已成为一种廉价、无创的癌症早筛标志物。与ctDNA突变检测相比，ctDNA甲基化表现出更强的特异性，并且具有组织可溯源等优势，在癌症早筛方面具有广泛的应用前景。

Septin基因广泛存在于各类真核细胞中，该基因具有多个不同的亚型，其中Septin9基因位于染色体17q25.3[1]。研究证实，Septin9基因参与细胞分裂与凋亡，若Septin9基因的表达受到小干扰RNA（siRNA）的影响，则可造成细胞分裂不完全，从而形成双核细胞[2]。Septin9基因中央鸟核苷酸序列结构域若发生突变，可消除细胞的正常极性，导致细胞分裂调节紊乱，使细胞趋于癌变[3]。哺乳动物正常细胞中大约60%编码基因中的胞嘧啶-磷酸-鸟嘌呤（CPG）岛不会甲基化，然而在人类几乎所有类型的癌症中，都存在相关基因的异常甲基化，并引起下游基因的异常表达[4]，有研究者通过对比正常结直肠上皮与结直肠癌组织样本的相关候选生物标志物，发现超过90%的癌组织存在Septin9基因的异常甲基化，所以结直肠癌中甲基化的Septin9基因具有明显的特异性[5]。

位于CPG岛上的基因启动子约占人类基因启动子的一半，其胞嘧啶甲基化主要通过DNA甲基转移酶完成。特定癌症相关基因（尤其是肿瘤抑制基因）异常甲基化导致相应基因的异常表达，最终导致生理功能异常，是癌症诱导的主要机制之一[6]。在结直肠癌发展过程中，Septin9基因起到了抑癌基因的作用。Septin9基因甲基化抑制了该基因的正常表达，导致其肿瘤抑制功能丧失，最终致细胞过度分裂[7]。随着诸多研究的进展，结果表明*Septin9*基因在结直肠癌发生、发展中起重要作用。结果提示*Septin9*基因甲基化水平可用于结直肠癌早期诊断、术后监测肿瘤标志物，以及作为基因治疗的理想靶点，并可作为新型预后标志物，且临床操作方便，患者容易接受。

结肠直肠癌俗称大肠癌，是胃肠道常见的恶性肿瘤，以早期症状不明显为特点，发病率全世界排名在前三位，如何做好早癌筛查是关注热点。

结直肠癌已知相关病因如下。①饮食因素：高脂肪和动物蛋白、低纤维饮食。②遗传因素：遗传性非息肉性结肠癌的错配修复基因突变携带者。③癌前病变：家族性息肉病、绒毛状腺瘤、结肠血吸虫病肉芽肿、直肠血吸虫病肉芽肿、溃疡性结肠炎、直肠慢性炎症、结肠腺瘤、管状腺瘤、直肠腺瘤。

病理表现：结肠直肠癌的大体形态可分为三种，各型癌肿的好发部位和临床表现均有不同。①息肉型：好发于盲肠、升结肠等右半结肠，癌体较大，外形似菜花样，向肠腔突出，表面容易溃烂、出血、坏死。②狭窄型：好发于直肠、乙状结肠和降结肠等左半结肠，癌体不大，但质地硬，常围绕肠壁浸润而导致肠腔呈环形狭窄，容易引起肠梗阻。③溃疡型：好发于左半结肠，癌体较小，早期形成凹陷性溃疡，容易引起出血、穿透肠壁侵入邻近器官和组织。

临床症状：血便为结肠癌的主要症状，也是直肠癌最先出现和最常见的症状。由于癌肿所在部位的不同，出血量和性状各不相同。①息肉型：患者可出现右下腹部局限性腹痛和腹泻，粪便呈稀水样、脓血样或果酱样，粪隐血试验多为阳性，随着癌肿的增大，在腹部的相应部位可以摸到肿块。②狭窄型：容易引起肠梗阻，出现腹痛、腹胀、腹泻或腹泻与便秘交替，粪便呈脓血便或血便。③溃疡型：可出现腹痛、腹泻、便血或脓血便，并易引起肠腔狭窄和梗阻，一旦发生完全性梗阻，则腹痛加剧，并可出现腹胀、恶心、呕吐，全身情况急剧变化。

在肿瘤的晚期：由于持续性小量便血，可引起贫血；长期进行性贫血、营养不良和局部溃烂、感染毒素吸收所引起的中毒症状，导致患者消瘦、精神萎靡、全身无力和恶病质；由于急性穿孔可引起急性腹膜炎、肝脏肿大、腹水、颈部及锁骨上窝淋巴结肿大，常提示为肿瘤的晚期并发生转移。

辅助检查：①隐血试验（OB）：可发现早期结直肠癌，用于高危人群初筛和普查，但诊断的特异性和敏感性低。②直肠指检：简便，有效，但多适用于下段直肠癌的检出。③腹部B超：可以明确有无肝脏及腹膜后淋巴结的转移，临床上常用于直肠癌的分期诊。④内镜检查：同时采集病理标本确诊，检查最有效、最可靠，可发现绝大多数早期病例。⑤血清癌胚抗原（CEA）测定：在早期结直肠癌的敏感度仅有10%，大多数患者早期CEA无明显变化，不适用于早期诊断，但血清CEA水平与Dukes分期呈正相关，可以预测直肠癌的预后、监测复发。⑥腔内超声：可检测癌肿浸润肠壁的深度。

## 【案例总结】

在结直肠癌中，基于实时荧光PCR方法检测血浆ctDNA样本中*Septin9*甲基化，已获

FDA批准用于CRC的筛查，血浆*Septin9*是一种针对结直肠癌的肿瘤标志物，患者接受度高，对临床结直肠癌早期筛查及化疗后的监测有重要意义。随着研究的深入，靶向治疗、免疫治疗的出现使癌症治疗水平得到不断进步，逐步实现精准治疗，这离不开分子生物学及诊断技术的发展，液态活检作为新兴的检测技术在临床中的应用日趋成熟。

液态活检通过采取癌症患者的脑脊液、唾液、胸腔积液、血液、腹水、尿液等对疾病进行诊断，能在一定程度上避免组织异质性对肿瘤分子分型的影响。目前，基于血液的液态活检是最主要的研究方向，主要检测血液中游离的ctDNA、CTC和外泌体（exosome），相比于组织活检，液态活检技术主要具有无创、可重复性强、可实现早期诊断、可进行动态监测、能克服肿瘤异质性等优势。①肿瘤基因检测如液体活检，可以检测结直肠癌*Septin9*基因甲基化，亦可检测其他瘤种、其他基因位点突变信息，进一步指导临床治疗。②评估治疗效果。在免疫治疗过程中，借助液体活检技术，对患者用药后的体内微观变化进行分析评估，有利于帮助医生评估肿瘤是否发生进展。③发现临床手段无法检测到的肿瘤组织。体液活检可以检测到包含点突变、基因片段插入缺失、融合基因等各类基因突变信息，在影像学检查未发现占位的情况下可实现肿瘤早期筛查及术后复发风险的预测。

液体活检技术主要包括数字PCR（dPCR）、实时定量PCR（qPCR）和二代测序（NGS）。其中，dPCR通常用于单位点检测，qPCR可用于单基因多位点检测，NGS则可同时检测大量基因的不同突变类型。NGS技术获得信息更加全面，可获得ctDNA中各个基因的突变信息，有助于进一步避免肿瘤异质性问题，全面分析肿瘤突变情况，同时在用药监测、微小残留病（MRD）监测、肿瘤突变负荷（TMB）监测等方面为临床提供更多依据。

## 参 考 文 献

[1] 徐峰，王娟. 结直肠癌患者血清SEPT9基因甲基化检测的研究进展[J]. 继续医学教育，2016，30（6）：134-136.

[2] Wu D，Zhou G，Jin P，et al. Detection of colorectal cancer using a simplified SEPT9 gene methylation assay is a reliable method for opportunistic screening[J]. J Mol Diagn，2016，18（4）：535-545.

[3] 郭婉，汪钰翔，丁先锋. Septin9基因及甲基化检测在结直肠癌中的研究进展[J]. 临床检验杂志，2018，36（2）：133-134.

[4] Jones PA，Baylin SB. The fundamental role of epigenetic events in cancer[J]. Nat Rev Genet，2002，3（6）：415-428.

[5] 陈纪飞，戴盛明. 血浆甲基化Septin9基因：一个有潜力的结直肠癌早期筛查标志物[J]. 分子诊断与治疗杂志，2017，9（2）：132-136.

[6] 夏常青，徐忠法. 血浆Septin 9甲基化在结直肠癌治疗中的监测作用[J]. 中国肛肠病杂志，2019，39（3）：6-8.

[7] 中华医学会检验医学分会分子诊断学组. 早期结直肠癌和癌前病变实验诊断技术中国专家共识[J]. 中华检验医学杂志，2021，44（5）：372-380.

药物基因篇

# 58　奥卡西平药物致使血小板急剧减少

杨帆[1,2]，胡孝刚[3]，闫秀梅[3]，周大金[3]，秦胜营[1]

（1.上海交通大学Bio-X研究院遗传发育与精神神经疾病教育部重点实验室；2.遵义医科大学附属医院贵州省细胞工程重点实验室；3.丽水市第二人民医院精神内科）

## 【案例介绍】

患者，男，34岁。因"精神障碍，伴言行异常"入院就诊。主诉：精神异常。既往有糖尿病，窦性心动过速，否认药物过敏史、食物过敏史。有口腔出血，背部皮肤多处瘀斑，无发热、咳嗽咳痰、咯血等不适。小便量多，大便颜色和次数正常。

体格检查：体温36.7℃，脉搏82次/分，呼吸20次/分，血压135/95mmHg，意识清，双肺呼吸音清，未闻及明显干湿啰音，心率（HR）100次/分钟，律齐，腹软，无压痛及反跳痛。

辅助检查（2019年9月30日）：粪便常规、补体二项（补体C3、补体C4）、血清免疫球蛋白三项（免疫球蛋白A、G和M）、凝血功能（凝血酶原时间、凝血酶原活度、凝血酶时间、纤维蛋白原和D-二聚体等）、尿常规生化、电解质、血脂、血清肌酸激酶同工酶（CK-MB）、葡萄糖、乳酸脱氢酶、血清肌酸激酶、肾功能、肝功能、血清超敏-C反应蛋白（hs-CRP），以及锂测定均未见明显异常。糖化血红蛋白+血常规（全血）：白细胞$10.00×10^9$/L，糖化血红蛋白A1 8.30%，血小板$321.00×10^9$/L，血液流变学轻度异常。2019年9月30日检查甲状腺功能、贫血三项（叶酸、维生素和铁蛋白）、生殖激素（血清）泌乳素1 459.83mIU/L，血清维生素$B_{12}$ 124.40pmol/L。治疗上予"碳酸锂缓释片0～0.90g/d，利培酮胶囊0～4.00mg/d，奥卡西平0～0.90g/d，氯硝西泮片6.00mg/d"，抗躁狂稳定情绪及助眠。急诊血常规检查（2019年10月12日）：血型（全血）血小板$4.00×10^9$/L，手工血小板$6.00×10^9$/L，血小板数量急剧偏低，急诊凝血功能正常。血常规（全血）检查（2019年10月13日）：白细胞$7.00×10^9$/L，中性粒细胞百分比73.70%，红细胞$4.15×10^{12}$/L，血红蛋白129.00g/L，血小板$7.00×10^9$/L，手工血小板$8.00×10^9$/L，血小板数量持续减少。

诊断：①血小板减少症（考虑是奥卡西平药物不良反应）；②双相情感障碍，目前为不伴有精神病性症状的躁狂发作；③2型糖尿病；④窦性心动过速。

遂转入诊疗计划：①一级护理、心电监护，血氧饱和度监测，低盐低脂糖尿病膳食。②输血小板A型Rh（+）10U补充血小板，予重组人血小板生成素注射液15 000.00IU皮下注射刺激血小板生成，利可君片20.00mg每日3次口服补充血小板；氨甲苯酸注射液0.20g每日1次+酚磺乙胺注射液2.00g每日1次静脉滴注止血，注射用矛头蝮蛇血凝酶（商品名：巴曲亭）2.00IU一次性肌内注射止血；复方氨基酸注射液18-AA 500.00mL+丙氨酰谷氨酰胺注射液20.00g每日1次静脉滴注营养支持治疗，注射用环磷腺苷葡胺180.00mg每日

1次静脉滴注营养心肌；碳酸锂缓释片0.60g每日1次口服抗精神病性症状，盐酸二甲双胍缓释片0.50g每日1次口服及瑞格列奈片0.50mg每日3次口服控制血糖。③注意监测血小板，及时根据病情变化调整治疗方案。

2019年10月14日急诊血常规检查：血常规（全血）白细胞10.00×10⁹/L，中性粒细胞百分比75.40%，红细胞4.50×10¹²/L，血红蛋白143.00g/L，血小板71.00×10⁹/L，血小板数量显著上升。

2019年10月15日急诊血常规检查：血常规（全血）白细胞10.30×10⁹/L，中性粒细胞百分比82.70%，红细胞4.62×10¹²/L，血红蛋白143.00g/L，血小板128.00×10⁹/L，血小板数量恢复到正常水平。

2019年10月17日血常规检查：血常规（全血）白细胞10.10×10⁹/L，中性粒细胞百分比71.60%，红细胞4.28×10¹²/L，血红蛋白134.00g/L，血小板305.00×10⁹/L，血小板数量持续维持在正常水平。

2019年10月20日血常规检查：血常规（全血）白细胞10.20×10⁹/L，中性粒细胞百分比70.90%，红细胞4.10×10¹²/L，血红蛋白130.00g/L，血小板459.00×10⁹/L，血小板数量上升。

基因组测序与分析：采用全外显子组测序（WES）对该例患者的血液细胞基因组的蛋白质编码序列进行测序，分析导致奥卡西平药物引发的血小板急剧减少药物不良反应的潜在遗传变异。WES数据质控结果显示，共检测到77 446 684条读长（reads），其中76 700 652条读长通过质检，Q20为97.57%，Q30为93.57%，序列GC含量为48.06%（图58-1～图58-3），测序数据质量达标，满足后续分析要求。

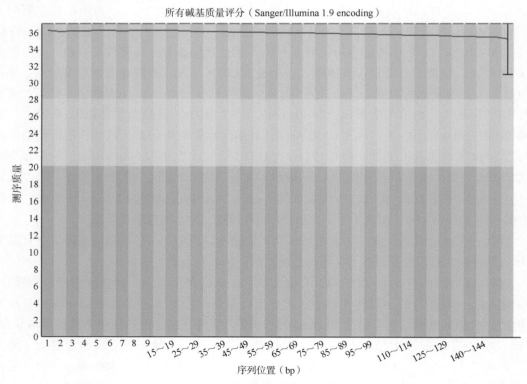

所有碱基质量评分（Sanger/Illumina 1.9 encoding）

**图58-1** 碱基序列质控结果

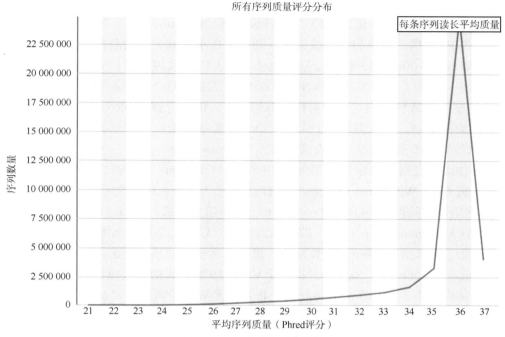

图58-2 序列质量评分结果

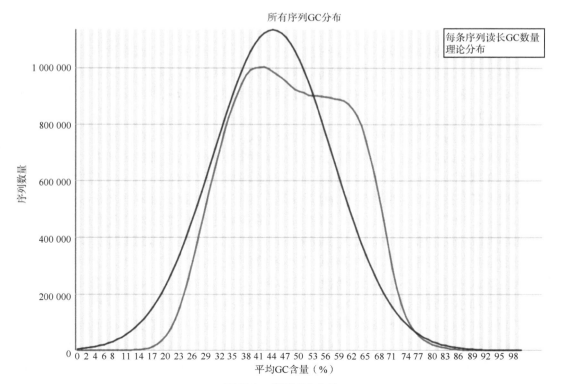

图58-3 序列GC含量

通过调研相关文献，以及查询OMIM和ClinVar等数据库，收集注释血小板减少症（thrombocytopenia，THC）的致病基因和致病性变异，并结合千人基因组数据库东亚人群数据，以及突变有害性预测SIFT、PolyPhen-2和MutationTaster等数据库。深度分析该例患者的WES数据，筛选和分析该例患者药源性血小板减少症的潜在致病性的罕见变异（突变频率低于0.001），位于第12号染色体12p13.31区域的*VWF*（von Willebrand factor）基因中存在一个杂合型的罕见变异NM_000552：c.2281+1G＞C，该变异位于*VWF*基因中第17号外显子和第17号内含子的衔接和剪切位点，该突变破坏mRNA剪接，进而干扰正常的蛋白编码活动。千人基因组计划和ExAC数据库均未收录该变异，MutationTaster和FATHMM等数据库预测该变异为有害性变异（Damaging）。

根据OMIM数据库检索结果可知，*VWF*（MIM number：613160）基因突变可导致血管性血友病（von Willebrand disease，VWD），通常为常染色体显性（autosomal dominant，AD）或常染色体隐性（autosomal recessive，AR）遗传模式。VWF 2B型突变蛋白对血小板GP1BA（MIM number：606672）的亲和力增加，导致血小板聚集增加，VWF亚基的蛋白水解增加，导致大的VWF多聚体减少。患者常因消耗血小板而出现继发性血小板减少症（thrombocytopenia）[1]。Saba等[2]在一个VWD 2B型家族的患病成员中发现了慢性血小板减少、体内血小板聚集形成和体外血小板自发聚集，并确认该家系4名受影响的成员，包括1名男子及其2个儿子和1个女儿。综上推测*VWF*：c.2281+1G＞C变异可能是奥卡西平引发该例患者血小板减少的遗传病因。

## 【案例分析】

奥卡西平是一种以抗癫痫为主要适应证的药物，用于治疗局部癫痫发作，神经性疼痛和三叉神经痛。它通常也被用作双相情感障碍的情绪稳定剂。其常见的不良反应有呕吐、恶心、头痛、乏力、嗜睡和皮疹等。由奥卡西平引发的血小板减少药物不良反应罕见，发生率小于0.01%。

近些年，国内外陆续有奥卡西平致使血小板减少的临床案例报道。例如，Mahmud等[3]报道了1例63岁的亚裔美籍女性精神病患者，有精神病症状的抑郁症史和多次精神病住院治疗史，在服用奥卡西平药物后出现了血小板急剧减少的不良反应。Yeh等[4]报道1例精神分裂症患者在接受奥卡西平药物治疗后出现了伴有白细胞减少症和血小板减少症的迟发型过敏反应。He等[5]报道了1例10岁的中国汉族癫痫患儿在接受奥卡西平药物治疗后出现了血小板减少性紫癜（thrombocytopenic purpura）。李焕芬等[6]报道1例26岁的中国汉族精神分裂症患者在服用奥卡西平药物后血小板数量减少至$27.40×10^9$/L，达到危急值，即刻二次复查血常规，血小板数量仍然处于低水平（$25.40×10^9$/L），随即停用奥卡西平并予以利可君片和小檗胺片治疗，于9天后血小板数量恢复至正常值范围。同样，郭濠宁等[7]报道了1例80岁的记忆力下降伴精神行为异常的中国患者，出现了奥卡西平致皮疹合并重度血小板减少的不良反应。此外，仇锦春等[8]也报道了同样的临床案例。然而，以上临床报道均未深入研究奥卡西平致使血小板减少的遗传病因，推测其发病机制与奥卡西平或其代谢产物对循环血小板的直接毒性无关，而主要是某种特异性免疫反应，且与奥卡西平药物剂量相关，绝大部分患者在停药后不良反应能够好转。

本文介绍了1例34岁的男性患者，诊断为双相情感障碍并伴有间歇性的精神病性症状狂躁发作。予以碳酸锂缓释片、利培酮胶囊、奥卡西平和氯硝西泮片药物治疗，以抗躁狂、稳定情绪及助眠。2019年10月12日急诊血常规检测结果显示，血小板数量急剧减少至$4.00 \times 10^9$/L，达到危急值。考虑为奥卡西平药物不良反应，随即予以停用奥卡西平，并予以重组人血小板生成素和利可君片等药物治疗，刺激生成和补充血小板。此外，为了鉴定奥卡西平引发的血小板减少症的遗传病因，对该例患者的血细胞基因组DNA进行WES分析，并最终鉴定了*VWF*：c.2281+1G＞C变异可能是奥卡西平诱导的血小板减少症的致病变异。在未来研究中，需要进一步验证该变异与奥卡西平诱导的血小板减少症的临床相关性，以确定该变异的临床意义。

### 【案例拓展】

外显子是蛋白质的编码区域。外显子区域仅占人类基因组的1%～2%，但却包含多达85%疾病相关的基因突变。全外显子组测序（WES）是指利用序列捕获技术将全基因组外显子区域DNA捕获富集后进行高通量测序。作为一项研究工具，结合大量的公共数据库提供的外显子数据，WES可以有效地调查在复杂的人类疾病中发挥重要作用的与蛋白质功能变异相关的常见遗传变异和稀有遗传变异。相比于全基因组测序（WGS），WES具有如下优势：直接针对蛋白编码序列进行测序，找出影响蛋白结构的变异；测序深度高，可发现常见变异及频率低于1%的罕见变异；测序区域仅占基因组的1%，有效降低检测费用和工作量。WES基本工作流程：基因组DNA经破碎仪随机打断成长度为180～280bp的片段，经末端修复和加A尾后在片段两端分别连接上接头制备DNA文库。带有特异标签序列的文库混合后与生物素标记的探针进行液相杂交，再使用带链霉素的磁珠将基因上的外显子捕获下来，经PCR线性扩增后进行文库质检，合格后即可进行高通量测序，随后进行生物信息学分析。分析原理和流程：使用BWA+GATK的流程进行外显子组测序的原始数据分析，流程主要由3个部分组成。首先，对数据进行质控和预处理，得到可供进一步分析的BAM文件，再利用GATK HaplotypeCaller进行SNV和INDEL的比对获取（Calling）步骤，得到原始变异（Raw variants）集合，进一步利用GATK变异质量重新校准器（GATK variant quality recalibrator）或硬质控方法对得到的原始变异（Raw variants）进行评估和筛选，得到一个优化过的可供进一步分析的变异集合，最后利用ANNOVAR对得到的变异进行注释，注释突变影响的位置和可能的效用。

综上，WES技术目标性强、性价比高，能够最大限度地鉴定错义突变、无义突变、剪切变异和罕见变异等，为鉴定常见遗传性疾病、罕见遗传病及复杂疾病的遗传病因提供了坚实的技术保障。

### 【案例总结】

WES是一种检测全基因组全部编码序列变异的高通量测序技术，由于WES的低成本和高有效数据产出率，近几十年来，WES被广泛用于临床诊断，并成功鉴定了诸多常见或罕见遗传病、癌症、慢性病和精神神经类疾病的遗传病因和易感基因。此外，得益于测序深度的提高，WES更加容易鉴定到罕见变异（突变频率＜0.001），为揭示罕见的药物不良反应的遗传本质奠定了基础。

本案例通过对1例双相情感障碍患者基因组进行WES分析，以及生物信息学挖掘分析，最终鉴定 *VWF* 基因中存在一个c.2281+1G＞C变异，该基因突变可导致血管性血友病，通常为AD或AR遗传模式，且患者常因消耗血小板而出现继发性血小板减少症。因此，推测该突变可能是该例患者服用奥卡西平药物诱发血小板减少症的遗传致病因素。在未来研究中，需要进一步验证该变异与奥卡西平诱导的血小板减少症的临床相关性，以明确 *VWF*：c.2281+1G＞C变异的临床意义。

综上所述，本文报道了1例双相情感障碍患者因服用奥卡西平导致血小板急剧减少严重不良反应病例，并利用WES技术初步鉴定了奥卡西平诱导血小板减少症的潜在致病变异情况，这为揭示其背后的分子机制奠定了前期基础，并对精神疾病患者接受奥卡西平药物治疗的临床诊断，以及规避严重药物不良反应有一定的理论价值和实践指导意义。

## 参 考 文 献

[1] Sadler JE，Budde U，Eikenboom JC，et al. Update on the pathophysiology and classification of von Willebrand disease：a report of the Subcommittee on von Willebrand factor[J]. J Thromb Haemost，2006，4（10）：2103-2114.

[2] Saba HI，Saba SR，Dent J，et al. Type IIB Tampa：a variant of von Willebrand disease with chronic thrombocytopenia，circulating platelet aggregates，and spontaneous platelet aggregation[J]. Blood，1985，66（2）：282-286.

[3] Mahmud J，Mathews M，Verma S，et al. Oxcarbazepine-induced thrombocytopenia[J]. Psychosomatics，2006，47（1）：73-74.

[4] Yeh YW，Wang TY，Huang CC，et al. Late-onset hypersensitivity reaction with leukopenia and thrombocytopenia induced by oxcarbazepine treatment in a patient with schizoaffective disorder[J]. J Clin Psychiatry，2008，69（4）：676-678.

[5] He X，Kang S，Wang F，et al. Oxcarbazepine-related thrombocytopenic purpura[J]. J Clin Psychopharmacol，2011，31（1）：137-138.

[6] 李焕芬，陈建华，朱利芳. 奥卡西平片致血小板减少1例[J]. 中国药物警戒，2015，12（11）：700.

[7] 郭濠宁，吴思霖，张莉，等. 奥卡西平片致皮疹合并重度血小板减少1例[J]. 中国药物警戒，2018，15（6）：368-369.

[8] 仇锦春，廖清船，张永，等. 奥卡西平致皮疹、血小板减少性紫癜1例[J]. 中国现代应用药学，2011，28（11）：1067-1068.

# 59  索磷布韦/维帕他韦治疗慢性活动性丙型肝炎

钟佳伶

（四川省医学科学院·四川省人民医院临床医学检验中心）

## 【案例介绍】

患者，男，60岁，因在外院进行超声检查，发现多发性占位团块，诊断为肝癌，现服用索拉菲尼治疗。在进行感染性疾病筛查时发现该患者乙型肝炎病毒（HBV）表面抗原阴性、丙型肝炎病毒（HCV）抗体阳性，遂到笔者所在医院感染科进一步就诊。

实验室检查：①肿瘤标志物检查：甲胎蛋白（AFP）151.81ng/mL。②感染性疾病核酸检测排除HBV感染；HCV-RNA定量检查结果 $1.10 \times 10^6$ IU/mL；HCV分型检测结果丙型肝炎病毒3b型（图59-1）。③瞬时弹性成像检查：LSM 50.5kPa、CAP 127dB/m。

诊断：①慢性活动性肝炎（丙型）；②肝硬化；③肝脏结节。因索磷布韦/维帕他韦（丙沙通）与患者当时服用的索拉菲尼无药物相互作用，嘱索磷布韦/维帕他韦联合利巴韦林（RBV）治疗，疗程3个月。1个月后，复查显示：血常规及肝功能正常；HCV-RNA定量检查结果 < 15.00IU/mL。3个月后复查显示血常规及肝功能正常；HCV-RNA定量检查示未检测到靶核酸（TND，target undetected），治疗结束。

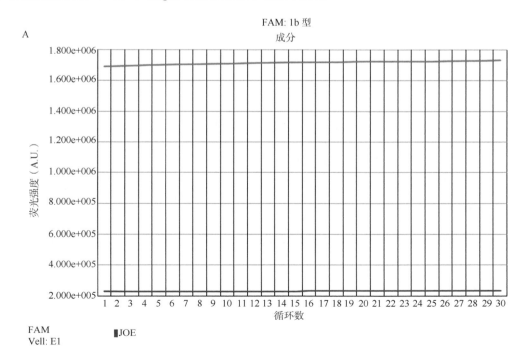

FAM: 2a 型　　JOE: 6a型

B

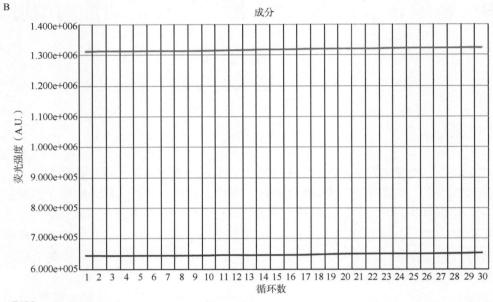

FAM　　　JOE
Nell: E2

FAM: 3a 型　　JOE: 3b 型

C

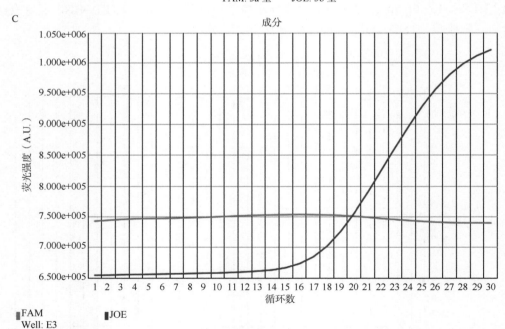

FAM　　　JOE
Well: E3

**图59-1** 丙型肝炎分型检测结果

A. 1b型别阴性；B. 2a型别阴性、6a型别阴性；C.3a型别阴性、3b型别阳性

　　停药1个月后复查显示血常规及肝功能正常，HCV-RNA定量检查示$5.18×10^3$IU/mL。诊断慢性活动性肝炎（丙型）复发，遂进行HCV耐药基因突变检测。检查结果如下。①NS5A存在突变位点：A30K、L31M、D62E（图59-2）。②NS3/4A无突变位点。③NS5B无突变位点。嘱索磷布韦/维帕他韦联合RBV治疗，疗程6个月。1个月后复查结果：血常规及肝功能正常、HCV-RNA定量检查示36.90IU/mL。2个月后复查结果：血常规及肝功能正常，HCV-RNA定量检查示TND。6个月后复查结果：血常规及肝功能正常、HCV-RNA定量检查示TND。嘱停药8周后复诊。

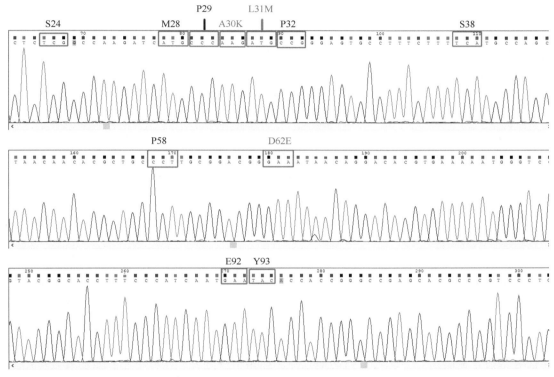

**图59-2　NS5A位点测序及分析结果**

A30K、L31M、D62E发生突变

**【案例分析】**

　　在评估HCV感染时，抗-HCV检测可用于HCV感染者的筛查，对于抗-HCV阳性者，应进一步检测HCV RNA，以确定是否为现症感染。HCV RNA定量检测适用于HCV现症感染的确认、抗病毒治疗前基线病毒载量分析，以及治疗结束后的应答评估。HCV RNA定量检测采用实时荧光定量PCR技术，与传统方法相比，该技术具有特异性强、灵敏度高、线性范围广等优点。该患者丙型肝炎病毒抗体阳性，HCV-RNA定量检查结果为$1.10×10^6$IU/mL，表明为现症感染。四川地区HCV基因3型比例超过5%，在治疗前需先分辨基因型，故行

HCV基因分型检测。基因型检测方法采用实时荧光定量PCR技术，对不同HCV基因型进行辨别。检查结果显示，该患者为HCV 3b型肝硬化患者，选择索磷布韦/维帕他韦联合RBV治疗12周。12周后HCV-RNA定量结果转阴，疗程结束。

停药1个月后，HCV-RNA再次出现，载量为$5.18 \times 10^3$IU/mL，慢性活动性肝炎（丙型）复发。HCV易变异，感染宿主后，经一定时期，HCV感染者体内的HCV变异株类型会发生变化，在药物靶点上可能出现突变，从而影响抗病毒治疗的敏感性，并可能与治疗失败有关。为指导临床用药，故行HCV耐药基因检测。病毒耐药基因检测采用Sanger测序法，耐药基因检测结果显示，维帕他韦靶向位点NS5A存在A30K、L31M、D62E突变位点。因在最初治疗前未进行HCV耐药基因检测，故无法判断该三个突变位点是初始存在还是后来突变所导致。但针对目前检测结果，根据《丙型肝炎防治指南（2019年版）》[1]含 NS5A 抑制剂的直接抗病毒药物（direct antiviral agent，DAA）经治患者，选择索磷布韦/维帕他韦方案，需要联合RBV疗程24周，故选择索磷布韦/维帕他韦联合RBV治疗，疗程6个月。6个月后该患者病毒转阴，目前已停药。

若停药12周或24周后患者病毒持续阴性意味着该患者获得持续病毒学应答（sustained virological response，SVR）。若停药12周或24周内检测到HCV RNA，表示该患者复发，在后续治疗中，可采用索磷布韦/维帕他韦/伏西瑞韦联合，或索磷布韦联合格卡瑞韦/哌仑他韦，同时加用RBV（体重＜75kg者1000mg/d，体重≥75kg者1200mg/d）治疗12周或16周。

## 【案例拓展】

实时荧光定量PCR（qPCR）技术，可对人血清或乙二胺四乙酸（EDTA）抗凝血浆中的HCV-RNA含量进行检测。检测分为以下三个主要步骤：①HCV-RNA核酸提取，获得纯净的核酸模板；②针对目标RNA进行逆转录，获得互补DNA（cDNA）；③实时PCR扩增及荧光定量检测扩增时产生荧光信号，荧光信号强度与扩增产物的量成正比关系。在荧光信号指数扩增阶段，产物量的对数值与起始模板量之间存在线性关系，可以在这个阶段进行定量分析[2]。利用已知起始拷贝数的标准品HCV RNA的阈值循环数（Ct）值可作出标准曲线，并从该曲线上计算出未知样本的HCV-RNA起始拷贝数[2]。

实时荧光定量PCR技术进行基因分型检测时，其反应体系中存在多个针对不同型别的特异性荧光探针，并采用不同的荧光基团进行标记，最后通过对不同波长进行检测，分析产生的荧光信号的探针通道，从而确定HCV的型别。

目前，实时荧光定量PCR技术已广泛用于感染性疾病的诊疗，可用于针对淋球菌、沙眼衣原体、解脲支原体、人乳头瘤病毒、EB病毒等常见病原体的定性/定量检测。通过定性检查帮助临床寻找感染病原体并进行型别鉴定，为临床提供诊疗的病原学证据；通过定量检测对治疗前的基线确定、治疗中的疗效监测，以及患者的预后评估，具有重要意义[3]。此外，该技术在产前诊断、肿瘤基因检测等领域均有应用。

Sanger法测序的原理是利用4种2′, 3′-ddNTP-双脱氧核苷酸（ddNTP）代替部分脱氧核苷酸（dNTP）作为底物进行DNA合成反应。当4种dNTP混合物中含有少量的ddNTP

时，由于ddNTP没有3′-羟基，不能继续与下个5′-磷酸基团形成磷酸二酯键，使延长的寡聚核苷酸选择性地在G、A、T或C处终止，因此DNA链的延伸与碱基特异链终止之间展开竞争，DNA引物链不断合成与偶然终止，产生并形成一系列长短不等的核苷酸链，可以用高分辨率变性凝胶电泳分离大小不同的片段，再通过检测4种ddNTP同位素/荧光信号从而得知DNA的序列信息[1]。将测得的序列与已知的标准样本序列比较，寻找突变，分析突变与疾病间的关系。Sanger测序流程包括：①分离纯化模板DNA；②DNA模板定量分析；③测序PCR反应；④测序PCR反应后纯化；⑤变性电泳和检测；⑥数据分析。随着毛细管电泳技术、信息技术的不断进步，目前Sanger测序技术越发自动化，并被广泛使用。

Sanger测序技术作为基因检测的金标准，目前在临床中应用广泛，包括以下几个方面：①病原体耐药基因：如HCV/HBV/HIV等病毒耐药基因进行检测分析，可指导临床用药[4]。②肿瘤相关基因检测：如对*p53*基因、*BRCA*基因、*APC*基因等肿瘤相关基因进行检测分析，可早期发现相关肿瘤的易感人群；对*K-ras*、*EGFR*突变基因进行检测，指导抗肿瘤靶向药物的使用[5]。③病原体鉴定：通过对病原体16S rDNA等基因进行测定，实现对病原体的检测和鉴定。此外，Sanger测序技术在单基因遗传病、个体化用药，以及血液和器官配型等领域均有应用。

## 【案例总结】

对于病毒感染性疾病，传统检测技术主要为病毒的分离培养及免疫学检测，但是这些传统方法因灵敏度或特异性不高，在临床对疾病的诊断和治疗中存在较大的缺陷，无法满足临床需求。荧光定量PCR技术、Sanger测序技术可对病毒载量、病毒基因分型和亚型进行鉴定，以及对病毒耐药基因进行分析，对于明确病因、判断病情、制订治疗方案均有重要的意义。

本案例通过对HCV-RNA定量检测确定患者HCV的现症感染，并根据HCV分型检测结果，制订针对该患者的治疗方案。在随访过程中发现HCV后，及时进行HCV耐药基因检测，根据检测结果及时调整治疗方案，对患者进行精准诊疗，以获得更佳的抗病毒疗效。

重庆、四川和云南地区HCV基因3型比例超过5%，在基因3型中，基因3b亚型流行率超过基因3a亚型。因此，对于这些地区的HCV感染者在治疗前有必要进行HCV分型检测。中国基因3b型代偿期肝硬化患者的SVR12率（停药12周时的持续病毒学应答率）仅为50%[1]，针对这一类型患者的HCV抗病毒治疗需密切关注其疗效。此外，提高此类患者的SVR率还有待进一步研究。

参 考 文 献

[1] 中华医学会肝病学分会，中华医学会感染病学分会. 丙型肝炎防治指南（2019年版）[J]. 中华肝脏病杂志，2019，27（1）：962-979.

[2] 夏邦顺，何蕴韶. 临床分子诊断学[M]. 广州：中山大学出版社，2012.

[3] Scagnolari C，Turriziani O，Monteleone K，et al. Consolidation of molecular testing in clinical virology[J]. Expert Rev Anti Infect Ther，2017，15（4）：387-400.

[4] Ceccherini-Silberstein F，Cento V，Di Maio VC，et al. Viral resistance in HCV infection[J]. Curr Opin Virol，2018，32：115-127.

[5] Klee EW，Hoppman-Chaney NL，Ferber MJ. Expanding DNA diagnostic panel testing：is more better?[J]. Expert Rev Mol Diagn，2011，11（7）：703-709.

# 60 乙肝核苷酸类似物多重耐药突变

张桦挺[1]，程琦[2]，胡婷婷[1]

（复旦大学附属华山医院：1.检验科；2.感染科）

## 【案例介绍】

患者，男，53岁。因"确诊为慢性乙型病毒性肝炎10余年，皮肤、巩膜黄染10余天"收治入院。患者10余年前确诊"慢性乙型病毒性肝炎"，5年前于他院随访时肝功能异常，予以"恩替卡韦0.5mg每天1片"抗病毒治疗。后长期规律服用药物，其间未曾监测病毒载量。此次入院前10余天，患者无明显诱因出现皮肤、巩膜黄染，小便颜色加深。为求进一步治疗至笔者所在医院就诊。

就诊当天实验室检查结果如下。①凝血功能：国际标准化比值1.27；凝血酶原时间15.7s。②肝功能：总胆红素492.2μmol/L；直接胆红素380.5μmol/L；γ-谷氨酰转移酶（GGT）94U/L；丙氨酸氨基转移酶（ALT）42U/L；总胆汁酸114.1μmol/L；天冬氨酸氨基转移酶（AST）34U/L。③HBV-DNA $2.77 \times 10^5$ IU/mL。④上腹部增强CT：胆囊结石，胆囊炎；肝硬化、脾大，肝门部淋巴结增大；腹腔及腹膜后多发淋巴结影，部分增大；门静脉稍粗，脾静脉迂曲扩张；腹腔积液、渗出。诊断为：①慢加急性肝衰竭；②慢性乙型病毒性肝炎；③乙型肝炎肝硬化；④脾大；⑤胆囊结石。遂收入病房，予以保肝降酶、退黄、抗病毒等治疗。

入院后（2022年6月23日）检查结果如下。①肝功能：总胆红素445μmol/L；GGT 83U/L；ALT 43U/L；AST 40U/L。②HBV DNA $7.56 \times 10^4$ IU/mL。予以"拉米夫定300mg每天1片"抗病毒治疗。其间病毒载量检测不降反升。入院后14天（7月7日）实验室检查：①肝功能：总胆红素 292μmol/L；GGT 43U/L；ALT 31U/L；AST 37U/L。②HBV-DNA $7.46 \times 10^5$ IU/mL；③乙型肝炎病毒（HBV）耐药突变检测提示拉米夫定、恩替卡韦耐药。遂于7月8日改变治疗方案，改用替诺福韦酯25mg每天1片口服抗病毒药物治疗。1个月后，患者HBV载量由 $7.46 \times 10^5$ IU/mL下降到 $2.22 \times 10^3$ IU/mL，肝功能趋于稳定：总胆红素303.8μmol/L；GGT 48U/L；ALT 28U/L；AST 32U/L。提示抗病毒治疗有效（图60-1）。

### HBV耐药突变检测

入院后完善乙肝耐药突变检测，结果提示：rtL180M突变阳性（＋），rtS202G突变阳性（＋），rtM204V突变阳性（＋）（图60-2）。药物敏感水平结论参照欧洲肝脏研究协会乙型肝炎病毒感染管理的临床实践指南（2017）[1]，并将耐药结果分为3个等级：敏感（S）；中度敏感（I）；耐药（R）（表60-1）。综合评估用药建议：恩替卡韦耐药，拉米夫定耐药，替比夫定耐药，恩曲他滨耐药，阿德福韦敏感，替诺福韦酯敏感。

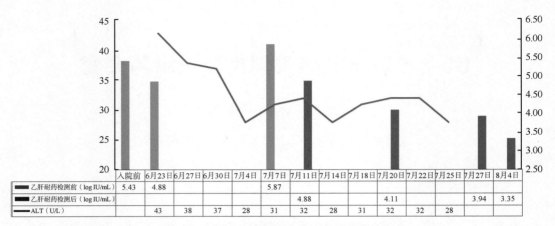

| | 入院前 | 6月23日 | 6月27日 | 6月30日 | 7月4日 | 7月7日 | 7月11日 | 7月14日 | 7月18日 | 7月20日 | 7月22日 | 7月25日 | 7月27日 | 8月4日 |
|---|---|---|---|---|---|---|---|---|---|---|---|---|---|---|
| 乙肝耐药检测前（log IU/mL） | 5.43 | 4.88 | | | | 5.87 | | | | | | | | |
| 乙肝耐药检测后（log IU/mL） | | | | | | | 4.88 | | | 4.11 | | | 3.94 | 3.35 |
| ALT（U/L） | | 43 | 38 | 37 | 28 | 31 | 32 | 28 | 31 | 32 | 32 | 28 | | |

**图60-1** 患者HBV载量和ALT水平变化趋势

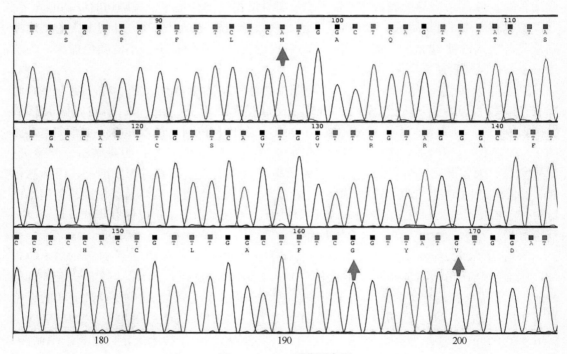

**图60-2** HBV耐药测序图

蓝色箭头由上至下示rtL180M突变阳性（＋）、rtS202G突变阳性（＋）、rtM204V突变阳性（＋）

**表60-1** HBV药物敏感水平判定

| HBV突变 | LAM | LdT | ETV | ADV | TDF/TAF |
|---|---|---|---|---|---|
| 野生型 | S | S | S | S | S |
| M204V | R | S | I | I | S |
| M204I | R | R | I | I | S |
| L180M+M204V | R | R | I | I | S |
| A181T/V | I | I | S | R | I |
| N236T | S | S | S | R | I |

续表

| HBV突变 | LAM | LdT | ETV | ADV | TDF/TAF |
|---|---|---|---|---|---|
| L180M+M204V/<br>I±I169T±V173L±M250V | R | R | R | S | S |
| L180M+M204V/<br>I±T184G±S202I/G | R | R | R | S | S |

注：敏感（S）；中度敏感（I）；耐药（R）。LAM，拉米夫定；LdT，替比夫定；ETV，恩替卡韦；ADV，阿德福韦酯；TDF，富马酸替诺福韦二吡呋酯；TAF，替诺福韦艾拉酚胺。

## 【案例分析】

Sanger技术测序读长可达1000bp，准确性高，是最为经典的HBV耐药基因检测方法，多数学者将该技术作为检测HBV耐药基因的金标准[2]。本病例为慢性HBV感染患者，乙型肝炎表面抗原（HBsAg）阳性多年，长期使用恩替卡韦进行抗病毒治疗但未进行HBV病毒脱氧核糖核酸定量检测及乙肝耐药基因突变的监测，使得患者HBV-DNA载量长期处于高次方复制水平，造成乙型肝炎肝硬化发生失代偿。入院后使用Sanger测序技术对该患者HBV-DNA进行耐药性检测，检测得到的结果序列与数据库进行对比后提示HBV的耐药突变位点，发现存在rtL180M突变阳性（+），rtS202G突变阳性（+），rtM204V突变阳性（+），即患者存在恩替卡韦、拉米夫定耐药。与临床医生沟通后建议使用替诺福韦酯进行抗病毒治疗，目前患者HBV-DNA水平下降为换药前的1/100倍，肝功能水平趋于稳定，提示更换抗病毒药治疗有效。

## 【案例拓展】

临床上针对慢性HBV感染治疗的常用药物是α干扰素和核苷/核苷酸类似物（NAs），其中NAs类药物包括拉米夫定（lamivudine，LAM）、替比夫定（tebivudine，LdT）、阿德福韦酯（adefovir dipivoxil，ADV）、恩替卡韦（entecavir，ETV）、富马酸替诺福韦二吡呋酯（tenofovir disoproxil fumarate，TDF）和替诺福韦艾拉酚胺（tenofovir alafenamide fumarate，TAF）[3]。相较于α干扰素，NAs在临床上应用更为广泛，其作用原理为直接靶向HBV逆转录酶（RT）区，以达到有效抑制病毒复制的目的。由于HBV逆转录酶缺乏校正能力，长期使用单一NAs容易引发多种突变。在药物选择压力下，适应性强的变异病毒获得选择性存活，继而成为优势毒株，引起耐药[4]。

在临床工作中，导致病毒对多个药物敏感性下降的因素取决于所需氨基酸突变的数目及组合。LAM、LdT和ADV属于低耐药基因屏障药物，即抗病毒药物耐药产生所需的原发性突变数量较少，只需LAM耐药突变（LAMr）为rtM204I/V氨基酸突变即可引起耐药；ETV、TDF和TAF属于高耐药基因屏障药物，需要同时出现多个氨基酸突变才会导致耐药。常见的ETV耐药突变（ETVr）是在LAMr基础上，还需要同时出现rtI169T、rtV173L、rtT184G、rtS202（I/G）和rtM250V中的一个位点突变，即可引起耐药[5-7]。同一病毒基因组中存在不同耐药突变是导致多重耐药的根本原因。相对于只有单一突变仅涉及一种药物耐受的情况，多个位点突变的病毒毒株则可能对至少2种无交叉耐药谱的NAs耐药。

HBV耐药基因检测（Sanger测序）是将HBV基因组的逆转录酶区进行扩增后直接进行测序分析的方法，该检测方法基于聚合酶链反应，在反应体系中掺入四种脱氧核苷三磷酸，同时混有一定比例带有荧光标记的双脱氧核苷三磷酸。由于双脱氧核苷三磷酸缺乏延伸所需要的3′-OH基团，在反应过程中延长链上的寡核苷酸会选择性地在A、T、C、G处终止。反应最终会得到一组具有共同的起始点，终止在不同的核苷酸上相差一个碱基的连续的链终止产物。这一组长几百至上千碱基的链终止产物通过高分辨率变性凝胶电泳分离大小不同的片段并呈梯度排列，根据片段末尾的荧光标记物，由CCD采集荧光信号，从而获得可见DNA碱基序列[8]。相较于荧光探针法、数字PCR法等其他分子诊断技术，Sanger测序准确度高，可同时检测已知和可能的未知耐药变异位点并以高质量进行结果输出，在多重耐药的药物疗效评估中占优势。

基于以上诸多特性，Sanger测序常被建议在用药前进行，协助临床医生精准选择可用药物。虽然Sanger测序技术不及荧光探针及数字PCR检测技术的灵敏度高，但是一旦检测出突变，该变异株往往超过HBV准种池的20%[9]，提示临床需引起重视。

## 【案例总结】

应用NAs曾被认为是可以彻底治愈慢性乙型病毒性肝炎的治疗方式，但该类药物的长期应用使得耐药突变发生的概率增加。研究资料显示使用NAs治疗1年以上的乙型肝炎患者，HBV的耐药性逐步增强，耐药比例每年增加14%～20%[10]。耐药会降低病毒对药物作用的敏感性，致使患者病情加重甚至发生肝硬化失代偿，从而抵消抗病毒治疗的临床获益。因此，除了在用药前，在乙肝治疗过程中进行实时耐药监测亦十分必要。长期应用NAs类药物时定期（如每半年）进行乙肝耐药基因检测，及时采取不同的药物进行治疗或许可能是临床最有效、简便、可行的当下慢性乙型肝炎病患的用药管理方案。

### 参 考 文 献

[1] European Association for the Study of the Liver. EASL 2017 Clinical Practice Guidelines on the management of hepatitis B virus infection[J]. J Hepatol，2017，67（2）：370-398.

[2] Morando F，Rosi S，Fasolato S，et al. Severe acute hepatitis B in a treatment-naive patient with antiviral drug resistant mutations in the polymerase gene [J]. J Med Virol，2013，85（2）：210-213.

[3] Orlando R，Foggia M，Maraolo AE，et al. Prevention of hepatitis B virus infection：from the past to the future [J]. Eur J Clin Microbiol Infect Dis，2015，34（6）：1059-1070.

[4] Thai H，Lara J，Xu X，et al. Complex genetic encoding of the hepatitis B virus on-drug persistence [J]. Sci Rep，2020，10（1）：15574.

[5] Meadowcraft L，Mospan G，Morrisette T，et al. Drug updates and approvals：2016 in review[J]. Nurse Pract，2016，41（12）：20-27.

[6] Wang Y，Liu S，Chen YU，et al. Lamivudine-resistant rtL180M and rtM204I/V are persistently dominant

during combination rescue therapy with entecavir and adefovir for hepatitis B [J]. Exp Ther Med，2016，11（6）：2293-2299.

[7] Tripples GA，Ma MM，Fischer KP，et al. Mutation in HBV RNA dependent DNA polymerase confers resistance to lamivudine in vivo [J]. Hepatology，1996，24（3）：714-717.

[8] Ridgwell K. Genetics tools：PCR and sequencing[J]. Vox Sang，2004，87（7）：6-12.

[9] Lok AS，Zoulim F，Locarnini S，et al. Monitoring drug resistance in chronic hepatitis B virus（HBV）-infected patients during lamivudine therapy：evaluation of performance of INNOLiPA HBV DR assay [J]. J Clin Microbiol，2002，40（10）：3729-3734.

[10] Levrero M，Subic M，Villeret F，et al. Perspectives and limitations for nucleo（t）side analogs in future HBV therapies [J]. Curr Opinion Virol，2018，30：80-89.

# 61  *SLCO1B1*和*ApoE*基因检测指导临床调整用药

冯景泓，苏明，赵晓涛

（北京大学人民医院检验科）

## 【案例介绍】

患者，女，65岁，因"胸口游走性疼痛7～8天"前来就诊。患者既往高血压5～6年，冠心病诊断6年，血脂始终控制不佳，口服阿托伐他汀钙片（立普妥）出现肝功能异常，停用即正常。因葡萄膜炎需注射环孢素后血脂升高不可控制，目前服用氟伐他汀钠胶囊（来适可）及依折麦布。

无家族性遗传病、传染病史，无冠心病早发家族史，无高血压家族史，无糖尿病家族史，无吸烟史，无饮酒史。体温37.0℃，脉搏76次/分，呼吸18次/分，血压140/80mmHg。发育正常，营养良好，神志清楚，自主体位，无病容，表情自如，步态自如，查体合作。皮肤、黏膜色泽正常。全身浅表淋巴结无肿大。头颅无畸形，外耳道通畅，无分泌物，鼻道正常，无异常分泌物，口唇红润，咽部不充血，扁桃体无肿大。颈部无抵抗，气管位置居中，甲状腺正常，胸廓无畸形，肺部叩诊清音，呼吸规则，左肺呼吸音清，右肺呼吸音清，左肺无啰音，右肺无啰音。心前区无隆起，心尖搏动正常。叩诊双侧浊音界正常。心率76次/分，心律齐，各瓣膜区未闻及病理性杂音。腹部平坦，腹壁柔软，无压痛，腹肌无紧张，无反跳痛。Murpphy征阴性，肝脏未触及，脾脏未触及，双侧肾区无叩痛。脊柱正常，棘突无压痛，无叩痛，四肢活动正常，双侧下肢无可凹性水肿。肛门、外生殖器未查。膝腱反射正常，巴氏征阴性。

生化检查：甘油三酯（TG）2.41mmol/L，总胆固醇（TC）6.63mmol/L，高密度脂蛋白胆固醇（HDL-C）1.49mmol/L，低密度脂蛋白胆固醇（LDL-C）4.16mmol/L，肌酸激酶（CK）1690U/L。诊断为：①高血压；②高脂血症；③原发性甲状腺功能减退症。由于患者服用他汀类药物控制血脂效果不佳，并且出现CK升高、肝功能异常的情况，遂进行*SLCO1B1*和*ApoE*基因检测进一步评估治疗。

*SLCO1B1*和*ApoE*基因检测：采用实时荧光定量PCR仪分析患者基因型，显示*SCO1B1*基因为*1b/*15型，*ApoE*基因为E3/E4型。*SLCO1B1*、*ApoE*基因多态性结果见表61-1～表61-4。

表61-1　*SLCO1B1*基因多态性

| 基因型 | 基因位点（388A、388G） | 基因位点（521T、521C） |
| --- | --- | --- |
| *1a/*1a | AA | TT |
| *1a/*1b | AG | TT |

续表

| 基因型 | 基因位点（388A、388G） | 基因位点（521T、521C） |
|---|---|---|
| *1b/*1b | GG | TT |
| *1a/*5 | AA | TC |
| *1a/*15 | AG | TC |
| *1b/*15 | GG | TC |
| *5/*5 | AA | CC |
| *5/*15 | AG | CC |
| *15/*15 | GG | CC |

表61-2 *ApoE*基因多态性

| 基因型 | 基因位点（526C、526T） | 基因位点（388T、388C） |
|---|---|---|
| E2/E2 | TT | TT |
| E2/E3 | CT | TT |
| E2/E4 | CT | TC |
| E3/E3 | CC | TT |
| E3/E4 | CC | TC |
| E4/E4 | CC | CC |

表61-3 *SLCO1B1*基因型

| 检测基因型 | 风险提示 | 用药指导 |
|---|---|---|
| *1a/*1a | 提示肌溶解风险较低 | 可以考虑使用正常或较大剂量他汀类药物 |
| *1a/*1b | | |
| *1b/*1b | | |
| *1a/*5 | 提示肌溶解风险增加 | 建议减少他汀类药物使用剂量 |
| *1a/*15 | | |
| *1b/*15 | | |
| *5/*5 | 提示肌溶解风险明显增加 | 建议大幅减少他汀类药物使用剂量 |
| *5/*15 | | |
| *15/*15 | | |

表61-4 *ApoE*等位基因

| ApoE等位基因 | ApoE基因表型 | 生物功能表现型 | 临床意义 | 药效提示 |
|---|---|---|---|---|
| ε2 | E2/E2<br>E2/E3 | 与HDL-C亲和力较高；与LDL-C受体亲和力较低；将极低密度脂蛋白（VLDL）和乳糜微粒从血浆中转移到肝脏的效率较低；从血液中清除膳食脂肪的速度较慢；较低的心脑血管疾病风险；与Ⅲ型高脂蛋白血症之间存在关联；他汀类药物降脂效果较好 | 此类基因型不易患老年痴呆症、冠心病、脑梗死等疾病，易患黄斑变性，其血脂表现为胆固醇、甘油三酯水平升高，LDL-C降低 | 应用他汀类药物治疗效果较好 |

续表

| ApoE等位基因 | ApoE基因表型 | 生物功能表现型 | 临床意义 | 药效提示 |
|---|---|---|---|---|
| ε3 | E3/E3<br>E2/E4 | 与HDL-C亲和力较高；将VLDL和乳糜微粒从血浆转移到肝脏的效率较高；从血液中清除膳食脂肪的速度较快；心脑血管疾病风险正常；他汀类药物降脂效果正常 | 此类基因型属于常见型，对心脑血管疾病的发病无明显倾向性 | 应用他汀类药物治疗效果正常 |
| ε4 | E3/E4<br>E4/E4 | 与低密度脂蛋白（LDL）受体亲和力高，使乳糜微粒和VLDL残粒代谢加速，肝细胞内游离胆固醇增加，肝细胞表面LDL-C受体下调，体内LDL分解代谢减少，最终使血TC和LDL-C水平升高，导致代谢紊乱；心脑血管疾病风险增加，特别容易发生播散性冠状动脉病变，冠心病（CHD）死亡的风险增加；他汀药物降脂疗效降低 | 此类基因型的个体易患阿尔茨海默病、冠心病、脑梗死、视网膜色素变性等疾病，其血脂表现为胆固醇升高、甘油三酯升高、LDL-C升高、HDL降低 | 应用他汀类药物治疗效果较差 |

ROX通道内参均有效，按表61-1～表61-4标准进行结果判读。此患者检测结果：SLCO1B1*1b FAM通道无Ct值，VIC通道Ct值＜38，即为SLCO1B1*1b 388G/G 纯合突变；SLCO1B1*5 FAM通道Ct值＜38，VIC通道Ct值＜38，即为SLCO1B1*5 521T/C 杂合突变；SLCO1B1基因型结果为SLCO1B1*1b/*15，提示肌溶解风险增加，建议使用中等剂量他汀类药物；ApoE2 FAM通道 Ct值＜38，VIC通道无Ct值，即为ApoE2 526C/C 野生型；ApoE4 FAM通道 Ct值＜38，VIC通道Ct值＜38即为ApoE4 388C/T杂合突变；ApoE基因型结果为E3/E4，提示与LDL受体亲和力高，使乳糜微粒（CM）和极低密度脂蛋白（VLDL）残粒代谢加速，肝细胞内游离胆固醇增加，肝细胞表面LDL-C受体下调，体内LDL-C分解代谢减少，导致代谢紊乱[5]；心脑血管疾病风险增加，特别容易发生播散性冠状动脉病变。此类基因型的个体易患老年痴呆症、冠心病、脑梗死、视网膜色素变性等疾病，其血脂表现为胆固醇升高、甘油三酯升高、LDL-C升高、HDL-C降低，应用他汀类药物治疗效果较差。

## 【案例分析】

该患者长期应用他汀类降血脂药物，血脂控制不佳，检验结果显示：甘油三酯2.41mmol/L，总胆固醇6.63mmol/L，高密度脂蛋白胆固醇1.49mmol/L，低密度脂蛋白胆固醇4.16mmol/L，肌酸激酶1690U/L，丙氨酸氨基转移酶104U/L，天冬氨酸氨基转移酶112U/L。疑似由长期服用他汀类药物导致CK升高、肝功能异常等情况，需停止用药进一步行SLCO1B1和ApoE基因检测评估患者情况，检测结果显示SLCO1B1*1b/*15基因型提示肌溶解风险增加，建议减少他汀类药物使用剂量。E3/E4基因型提示与LDL受体亲和力高，使CM和VLDL残粒代谢加速，肝细胞内游离胆固醇增加，肝细胞表面LDL-C受体下调，体内LDL分解代谢减少，最终使血TC和LDL-C水平升高，导致代谢紊乱，他汀类药物降脂疗效降低[5]。以上结果整体符合患者病情，遂立即调整用药改为PCSK9抑制剂进行治疗，2个月后的检测结果显示：甘油三酯1.74mmol/L，总胆固醇4.05mmol/L，高密度脂蛋白胆固醇1.24mmol/L，低密度脂蛋白胆固醇2.33mmol/L，肌酸激酶86U/L，丙氨酸氨基转移酶23U/L，天冬氨酸氨基转移酶28U/L。应用PCSK9抑制剂进行治疗，患者血脂控制较为良好，CK、ALT、AST水平恢复正常，治疗有效。

【案例拓展】

糖代谢、脂代谢和蛋白质代谢作为人体三大营养物质代谢，在维持正常生命活动中起着重要作用，脂代谢异常指血液中的低密度脂蛋白胆固醇、高密度脂蛋白胆固醇、甘油三酯、总胆固醇等水平异常，与冠心病、动脉粥样硬化、心肌梗死等多种疾病有关[1]。有机阴离子转运蛋白1B1基因（SLCO1B1）和载脂蛋白E基因（ApoE）作为在脂代谢异常过程中发挥重要作用的基因，不仅与心脑血管疾病、阿尔茨海默病等疾病有密切联系，也参与了他汀类药物的代谢。药物基因组学认为，基因多态性是决定药物反应个体差异的重要因素，对药物疗效、不良反应、使用剂量等产生影响[2, 3]。正常情况下，大部分脂类物质存在于脂肪组织中，脂代谢主要有三大途径，分别为内源性代谢途径、外源性代谢途径及胆固醇逆转运途径，与这些途径有关的过程被打破均可产生脂代谢异常，脂代谢异常包括血脂异常升高或血脂异常降低[4]，从基因层面对脂代谢异常进行研究，对指导合理用药有积极意义。

他汀类药物（statins）自从问世以来就成为世界上临床使用最为广泛的降脂药物，该类药物对抑制心脑血管疾病也有显著作用。他汀类药物通过竞争性抑制三羟基甲基戊二酰辅酶A（HMG-CoA）还原酶从而减少胆固醇的生物合成，进而达到降解血脂的作用。

有机阴离子转运多肽（OATP1B1）参与多种药物的转运，在他汀类药物代谢中负责将血液中的药物转移至肝脏中直接发挥药效或代谢转化为有活性的物质，由定位在12号染色体上的SLCO1B1基因编码。研究表明SLCO1B1基因具有遗传多态性，其中388A＞G、521T＞C是两种常见的单核苷酸多态性，可以形成4种单倍型SLCO1B1*1a（388A-521T）、SLCO1B1*1b（388G-521T）、SLCO1B1*5（388A-521C）和SLCO1B1*15（388G-521C）。突变型SLCO1B1基因引起编码的OATP1B1转运蛋白活力减弱，表现为肝脏摄取药物能力降低，引起他汀类药物血药浓度上升，增加横纹肌溶解症或肌病的发生风险。

载脂蛋白E（ApoE）通过多种途径参与机体的脂质代谢调节，是影响机体血脂水平的重要内在因素。ApoE基因多态性被认为是高脂蛋白血症及动脉粥样硬化性血管病的易感基因。人类ApoE基因定位于19号染色体上，有4个外显子和3个内含子，主要有两种单核苷酸多态性526C＞T和388T＞C，可以形成3种单倍型，分别是ApoE3（388T-526C）、ApoE2（388T-526T）、ApoE4（388C-526C）。文献报道，ApoE4携带者患冠心病的风险增加40%，并且他汀类药物对ApoE4携带者的疗效往往不佳或无疗效，而对ApoE2携带者的降脂作用较强[6]。

## 【案例总结】

近年来，分子生物学领域的飞速发展加快了新诊断方法的研发，这对于临床疾病筛查至关重要。研究证实，某些基因与人类疾病密切相关，在此基础上建立的产前筛查诊断、癌症排查和心血管疾病检测等"个体化诊断"在临床实际工作中发挥了重要的作用，应用这些技术可以评估患者对某种疗法的易感性进而完善诊断、治疗，给临床带来了极大帮助[7]。

他汀类药物可能会引起肌肉骨骼及结缔组织病（如肌痛、肌无力及肌病，严重者还可导致横纹肌溶解）、肝胆疾病、血管性疾病、胃肠道疾病和免疫系统疾病等[8]。因此，在他汀类药物治疗前进行 SCO1B1 及 ApoE 基因检测有重要的指导作用。对于已经应用他汀类药物治疗的高脂血症患者，定期进行血脂检测及肝功能、CK 等检测尤为重要。通过调整药物类型及剂量，防止患者产生一系列其他的并发症，当发现患者出现 CK 升高、肝功能异常，以及用药后治疗效果不佳时应及时进行基因检测，进而评估患者是否适用于此类药物，并根据患者基因多态性适当调整剂量，以获得最大收益。

### 参 考 文 献

[1] 莫中成，唐朝克. 脂代谢与心血管病 [J]. 生物化学与生物物理进展，2015，42（9）：785-787.

[2] 赵可新，石蕊，李岑，等. 药物基因组学对个体化药物治疗的影响 [J]. 中国药师，2016，19（6）：1162-1166.

[3] 吕园，邱樊，薛雪，等. SLCO1B1&APOE 基因多态性检测性能验证 [J]. 临床检验杂志，2017，35（11）：868-871.

[4] 梁蓓蓓，薛邦德，刘箐，等. 脂肪代谢与肿瘤 [J]. 肿瘤防治研究，2016，43（6）：531-533.

[5] 钱杰，蒋卫民，陈晓虎，等. 高脂血症患者载脂蛋白 E 基因测序分布及其与血脂谱改变的关系 [J]. 中国全科医学，2011，14（8）：840-842.

[6] Stengard JH，Weiss KM，Sing CF. An ecological study of association between coronary heart disease mortality rates in men and the relative frequencies of common allelic variations in the gene coding for apolipoprotein E[J]. Hum Genet，1998，103（2）：234-241.

[7] Bianchi DW. From prenatal genomic diagnosis to fetal personalized medicine：progress and challenges[J]. Nat Med，2012，18（7）：1041-1051.

[8] 刘青青，陈霞. 他汀类药物不良反应文献分析 [J]. 西北药学杂志，2015，30（3）：309-312.

# 62　CYP2C19基因罕见突变体*3/*17

谢怡怡，平颖，段秀枝

（浙江大学医学院附属第二医院检验科）

## 【案例介绍】

患者，男，61岁，因"发作性意识丧失1次，右侧肢体乏力5天"入院。主诉：患者无明显诱因下突发右侧肢体乏力，伴口角右歪、流涎、口齿不清。既往史：1年前行肠穿孔修补术并输血，无输血反应，否认高血压、心脏病、冠心病、肾炎、慢性支气管炎、糖尿病等病史，否认药物、食物过敏史。

查体：运动性失语，右睑闭眼稍乏力，右侧鼻唇沟变浅，示齿不全，鼓腮右侧漏气，口角伸舌右歪，左侧上肢肌力5级，下肢肌力4级，右上肢近端肌力2级，远端0级，右下肢近端肌力3级，远端0级。右侧浅感觉减退，右侧巴氏征阳性。动态血压：全程收缩压117～156mmHg，平均135mmHg；舒张压74～101mmHg，平均83mmHg。影像学检查：行CT（头部）检查提示左侧额颞顶枕叶、基底节区脑梗死考虑；行磁共振（头部）检查提示脑动脉硬化，左侧大脑中动脉分叉后下干闭塞，左侧大脑中动脉供血区新近脑梗死。实验室检查：肾小球滤过率85.28mL/min↓、甘油三酯2.28mmol/L↑、低密度脂蛋白2.26mmol/L。基因检测结果：CYP2C19基因681位点GG、CYP2C19基因636位点GA、CYP2C19基因806位点CT，CYP2C19基因型CYP2C19*3/*17。诊断为脑梗死（左侧，大动脉粥样硬化型）；大脑中动脉闭塞（左侧）；脑动脉硬化；高脂血症；高血压病；失语。

入院后予氯吡格雷1片（每日1次）、阿司匹林1片（每日1次）抗血小板治疗，阿托伐他汀钙1片（每晚1次）调脂稳定斑块。美金刚1片（每日2次）改善语言功能。予沙库巴去缬沙坦钠（诺欣妥）1片（每日2次）、氨氯地平片（安内真）1片（每日1次）控制血压。

### CYP2C19基因检测结果

#### 1. ARMS-qPCR检测结果

使用Combas Z480实时荧光定量PCR仪对患者外周血细胞中提取的基因DNA进行分析，采用CYP2C19基因多态性检测试剂盒一次性在一条ZC6联PCR反应条上对CYP2C19*2、CYP2C19*3和CYP2C19*17基因的3种基因多态性进行检测。2个检测通道分别为FAM和VIC。其中，FAM通道用于检测目的基因，VIC通道用于检测内标基因。检测结果显示，患者CYP2C19基因681位点GG、CYP2C19基因636位点GA、CYP2C19基因806位点CT，CYP2C19基因型CYP2C19*3/*17。

## 2. Sanger测序结果

使用Sanger测序对患者外周血细胞中提取的基因组DNA进行分析，结果显示患者 *CYP2C19* 基因681位点GG、*CYP2C19* 基因636位点GA、*CYP2C19* 基因806位点CT，*CYP2C19* 基因型 *CYP2C19*\*3/\*17（图62-1）。与扩增阻滞突变系统PCR（amplification refractory mutation system PCR，ARMS-PCR）结果一致。

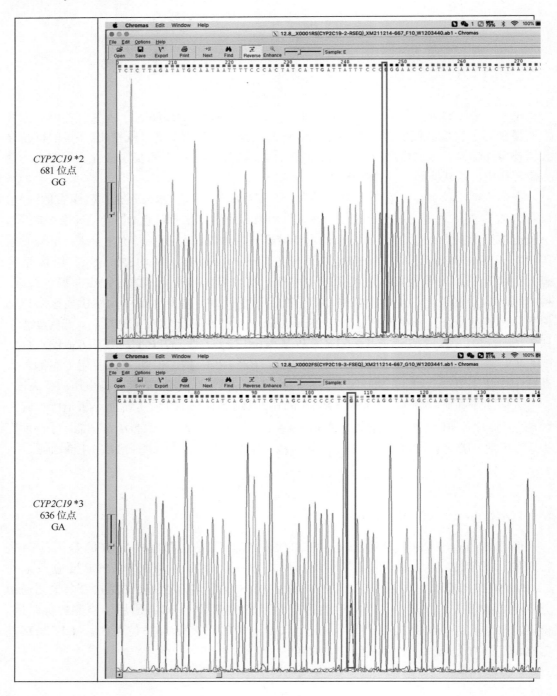

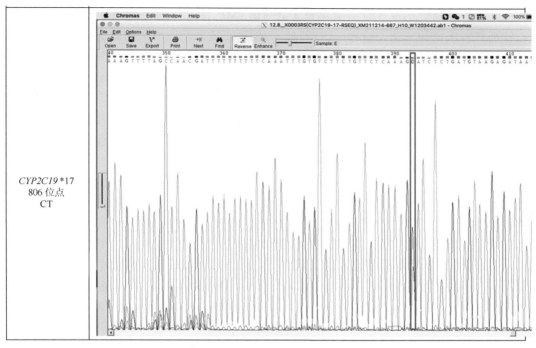

CYP2C19 \*17
806位点
CT

**图62-1**　患者外周血 *CYP2C19* 基因测序结果

【案例分析】

该病例由于脑梗死、大脑中动脉闭塞、脑动脉硬化、高脂血症、高血压病，给予氯吡格雷和阿司匹林抗血小板治疗。为更好地指导氯吡格雷的用药，对患者 *CYP2C19* 基因多态性进行检测。患者 *CYP2C19* 基因检测结果显示 \*3/\*17 杂合突变型，对标本进行复测，两次结果一致。此型别罕见，在中国乃至全世界人群中都鲜有报道。考虑到可能存在其他同源性较高、其他多态性位点的交叉反应，或者可能存在内源性干扰物胆红素、血红蛋白，以及外源性药物阿司匹林、双嘧达莫等对实验造成的干扰，将标本送至公司进行测序复核，以进一步验证检测结果，测序结果仍显示为 \*3/\*17 杂合突变型。

*CYP2C19* 基因多态性主要由两类突变引起：一类是降低酶活性的突变，如 *CYP2C19*\*2、\*3 等；另一类是增强酶活性的突变，目前仅发现 *CYP2C19*\*17。*CYP2C19* 基因 \*2、\*3、\*17 位点占所有变异的98%以上，但同时出现 \*3 和 \*17 位点突变的情况稀少。*CYP2C19* 基因 \*3/\*17 杂合突变携带者，临床药物基因组学实施联盟将其归为 CYP2C19 中间代谢人群，CYP2C19 酶活性表达能力有所减弱，不能完全将氯吡格雷转化为活性成分，可能无法发挥良好的抗血小板作用。该患者后改为服用西洛他唑100mg 每日2次，1年后随访，患者情况良好，病情稳定。

【案例拓展】

ARMS-PCR 又称为等位基因特异性PCR（allele-specific PCR，AS-PCR），其基本原理：

针对不同基因位点分别设计野生型和突变型两条上游引物，两条引物在3′端核苷酸序列不同，分别对野生型和突变型特异。扩增时，与模板不能完全匹配的上游引物将不能完全形成互补碱基对，形成错配，延伸受阻，不能产生PCR产物，而与模板匹配的引物体系则可以扩增出相应的PCR产物。ARMS-PCR利用实时荧光PCR技术，收集荧光探针上相应的荧光基团产生的荧光信号，并分析荧光数据确认其基因型。ARMS-PCR具有操作简单、时间快速、成本较低、灵敏度高（可检测低至1%的突变）的优点[1]，通过实时荧光PCR平台在扩增时采用一个闭管操作，不需要产物的后处理，很大限度上避免了扩增产物的污染[2]。

氯吡格雷是一种噻吩并吡啶类无活性前体药物，必须经过肝脏细胞色素酶P450系统代谢成有活性药物，才能发挥抗血小板作用。CYP2C19是氯吡格雷代谢作用的关键酶，在其转化过程中发挥着重要作用。*CYP2C19*基因的多态性引起酶活性的个体差异，目前已知的*CYP2C19*至少含25个等位基因，*CYP2C19*的 * 1、* 2、* 3、* 17 这 4 个位点在不同人群中所占的比例相对稳定且比较高[3]，其中*2、*3、*17是我国人群中最常见的突变等位基因。野生型 *CYP2C19*\*1是CYP2C19介导代谢的功能等位基因，其编码的酶活性正常，最常见的非功能等位基因是*CYP2C19*\*2（c.681G＞A，rs4244285），其次是*CYP2C19*\*3（c. 636G＞A，rs4986893），非功能等位基因均能够降低CYP2C19酶的活性，携带此类等位基因突变者，氯吡格雷代谢减慢，抗血小板聚集作用下降；*CYP2C19*\*17是功能增强等位基因，能够增强酶的活性，氯吡格雷活性物质的血药浓度增加，抑制血小板聚集能力增强，容易发生出血风险[4]。根据*CYP2C19*等位基因表型的差异，可以将个体分为超快代谢型（UM）、快代谢型（RM）、正常代谢型（NM）、中间代谢型（IM）和慢代谢型（PM）。其中，超快代谢型（\*17/\*17）或快代谢型（\*1/\*17）患者对氯吡格雷反应性很好，可使用常规氯吡格雷剂量（75mg/d）或降低用量；正常代谢型（\*1/\*1）患者对氯吡格雷反应性很好，可发挥良好的抗血小板作用，建议使用常规氯吡格雷剂量（75mg/d）；中间代谢型（\*1/\*2，\*1/\*3，\*2/\*17，\*3/\*17）患者不能完全将氯吡格雷转化为活性成分，可能无法发挥良好的抗血小板作用，建议加大氯吡格雷剂量或排除禁忌证后使用标准剂量的普拉格雷或替格瑞洛；慢代谢型（\*2/\*2，\*3/\*3，\*2/\*3）患者难以将氯吡格雷转化为活性成分，常规剂量疗效较差，建议避免使用氯吡格雷，如果没有禁忌证，则使用替代的抗血小板药物，如普拉格雷或替格瑞洛[5]。

## 【案例总结】

本案例为*CYP2C19*基因罕见突变体\*3/\*17患者，通过对*CYP2C19*基因型的检测，确定患者对氯吡格雷的代谢类型，从而指导氯吡格雷用药，减少因氯吡格雷抵抗给患者病情造成的延误或因氯吡格雷超强代谢型给患者造成的出血风险。随着分子诊断技术和遗传学的不断发展和完善，临床医师应从遗传学角度出发，对患者进行个体化评估，并制订合理的诊疗方案。

*CYP2C19*基因突变体 \*3/\*17是一种罕见的稀有变异体，在中国人群的*CYP2C19*基因突变检测中占比极少，尽管*CYP2C19*基因 \*3/\*17被列为氯吡格雷代谢药物的中间代谢型，

但是本案例患者携带该基因型并且发生了脑梗死，入院前期的氯吡格雷用药效果欠佳，更改为西洛他唑100mg（每日2次）后，病情趋于稳定，故建议临床医师和检验医师遇到此型变异时可对氯吡格雷药物用药的效果进行持续监测并根据监测结果调整用药，才能更好地帮助患者预防脑梗死的再次发生。

## 参 考 文 献

[1] Lacera G，Musolino G，Di Noce F，et al. Genotyping for known Mediteranean alpha-thalasemia point mutations using a multiplex amplification refractory mutation system [J]. Haematologica，2007，92（2）：254-255.

[2] 李晓锋，刘希，张冠军，等. ARMS法检测肺腺癌EGFR基因突变及临床意义[J]. 现代检验医学杂志，2022，33（2）：42-45.

[3] Scott SA，Sangkuhl K，Gardner EE，et al. Clinical pharmacogenetics implementation consortium guidelines for cytochrome P450-2C19（CYP2C19）genotype and clopidogrel therapy[J]. Clin Pharmacol Ther，2011，90（2）：328-332.

[4] 黄晓晖，刘雪姣. 氯吡格雷个体化用药研究进展[J]. 医学研究生学报，2019，32（4）：443-447.

[5] Lee CR，Luzum JA，Sangkuhl K，et al. Clinical Pharmacogenetics Implementation Consortium Guideline for CYP2C19 genotype and clopidogrel therapy：2022 update[J]. Clin Pharmacol Ther，2022，112（5）：959-967.